Allergiefrei!

Lebensmittelallergien und Unverträglichkeiten
Verstehen. Lindern. Heilen.

Nadja Polzin

Allergiefrei!

Allergiefrei!

Lebensmittelallergien und Unverträglichkeiten
Verstehen. Lindern. Heilen.

Nadja Polzin

Veröffentlicht durch
Foodlinx GmbH
foodlinx publishing
Dorotheenstr. 48
22301 Hamburg

Internet: www.foodlinx.de
E-Mail: support@foodlinx.de

ISBN-13: 9-781978-039353
ISBN-10: 1978039352

Allergiefrei!

Weitere Bücher von Nadja Polzin

Julia Tulipan und Nadja Polzin

Diagnose: Nebennierenerschöpfung
Wie chronischer Stress die Hormon-Balance stört
Vitalität und Lebensfreude zurück gewinnen

ISBN: 9-781540-439383

Weitere Informationen auf www.nebennierenhilfe.de

Inhaltsverzeichnis

Inhaltsverzeichnis

Für Werner.
Danke für deinen unerschütterlichen Glauben
und für deine Liebe.

Für alle meine Freunde in der Paläo-Welt.
Es ist wunderbar den Weg mit euch zu gehen.

Haftungsausschluss

Dieses Buch ersetzt keine Diagnose durch medizinisches Fachpersonal. Suche bei Beschwerden immer einen Arzt oder Heilpraktiker auf und sichere dich ab, dass nicht eine andere ernsthafte Erkrankung vorliegt.

Es wird kein Anspruch auf Vollständigkeit und Richtigkeit der Angaben erhoben.

Anaphylaktische Schocks, die durch Allergien hervorgerufen werden können, sind ein ernst zu nehmendes Symptom, das jederzeit auftreten kann und lebensbedrohlich ist. Experimentiere daher keinesfalls ohne ärztliche Aufsicht mit Lebensmitteln oder Stoffen, auf die du in der Vergangenheit allergische Reaktionen gezeigt hast.

Sprich mit deinem Arzt oder Heilpraktiker, bevor du Veränderungen an deiner Ernährung oder bei der Einnahme von Medikamenten vornimmst.

Über die Autorin

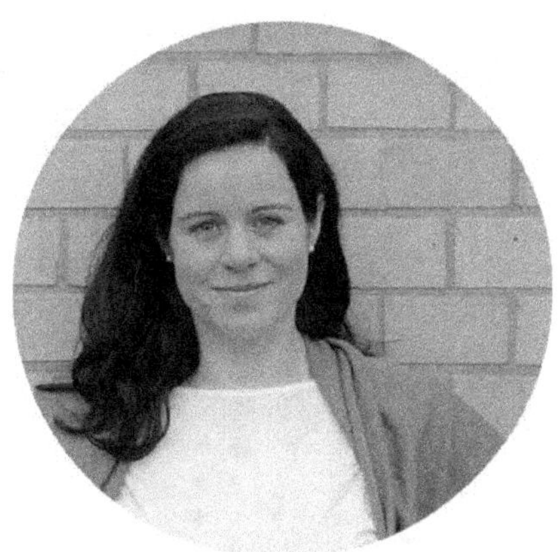

Nadja Polzin ist ganzheitliche Ernährungsberaterin, Heilpraktikerin i.A., Autorin, Referentin und Bloggerin. Seit 2003 zieht es sie trotz verschiedener Auslandsaufenthalte immer wieder in ihre Wahlheimat Hamburg zurück.

Sie trinkt gern Kaffee, kauft auf jedem Flohmarkt ein Buch und vergisst den Tag schon mal über wissenschaftlichen Studien zum Thema Ernährung und ihrem Einfluss auf unsere Gesundheit.

Nadja Polzin litt selbst unter verschiedenen Allergien und Unverträglichkeiten. Die fehlenden Antworten der Ärzte, die sie aufsuchte, motivierten sie, die Problematik der Allergien und Unverträglichkeiten auf eigene Faust zu studieren, zu experimentieren, Seminare zu besuchen und sich mit Gleichgesinnten auszutauschen.

Das Ergebnis von mehr als fünf Jahren persönlicher Forschung zu diesem Thema und der Erfahrung mit ihren Klienten findet sich in diesem Buch.

Über die Autorin

Ihr Motto:

Einleitung

Allergien und Unverträglichkeiten auf die verschiedensten Substanzen aus unserer Umwelt haben in den letzten Jahrzehnten weltweit dramatische Ausmaße angenommen. Allergische Erkrankungen werden aufgrund ihrer Häufigkeit, ihrer Auswirkungen auf die Lebensqualität des Einzelnen und auf die Kosten des Gesundheitssystems mit gutem Grund als Volkskrankheit bezeichnet. Fast jeder von uns kennt jemanden, der etwas nicht gut verträgt oder gar mit allergischen Symptomen zu kämpfen hat. Rund 30 Prozent der Deutschen sind sogar selbst von Allergien betroffen.

Während die meisten Allergiker auf Inhalationsallergene wie Gräser, Pollen oder Hausstaub reagieren, treten auch Allergien und Unverträglichkeiten von Lebensmitteln in den letzten Jahrzehnten immer häufiger auf. Und zwar nicht nur, wie in der Vergangenheit üblich, bei Kindern. Auch Erwachsene sehen sich zunehmend mit dieser Problematik konfrontiert.

Bereits jeder 20. Erwachsene reagiert auf einen oder mehrere Bestandteile der Nahrung mit typischen allergischen Symptomen, wie einem Jucken in Mund und Hals, Fließschnupfen oder Hautausschlägen bis hin zu Neurodermitis und Asthma. Dabei sind Männer und Frauen nicht gleichermaßen betroffen. Eine Untersuchung des Robert-Koch-Instituts aus dem Jahr 2013 zeigt, dass 6,4 Prozent der Frauen, aber nur 2,9 Prozent der Männer unter Lebensmittelallergien leiden. Rechnet man die möglichen Reaktionen durch Kreuzallergien hinzu, dann können allergische Reaktionen auf Nahrungsmittel im Prinzip auch jeden Pollen- oder Hausstauballergiker treffen.

Allerdings kann längst nicht bei jedem, der bei sich Reaktionen auf bestimmte Lebensmittel beobachtet, eine Allergie nachgewiesen werden. Denn während sich Allergien einwandfrei diagnostizieren lassen, ist das bei Unverträglichkeiten leider keinesfalls so einfach. Eine Umfrage von *SPIEGEL ONLINE* unter 2.450 Menschen im Alter von 18 bis 65 Jahren aus dem Jahr 2014 zeigt auf, dass rund 23 Prozent der Befragten auf bestimmte Lebensmittel verzichten, weil sie der Ansicht sind, diese nicht gut zu vertragen. Doch nur 21 Prozent dieser Menschen konnten mit einer ärztlichen Diagnose aufwarten, weitere 7 Prozent erhielten die Diagnose von einem Heilpraktiker.

Verschiedenen Studien zufolge leiden in Deutschland rund 15 bis 20 Prozent der Bevölkerung unter Laktoseintoleranz; rund 30 Prozent können Fruktose nicht gut verdauen, obwohl nur wenige von ihnen tatsächlich über Symptome beim Verzehr von Fruktose klagen. Die Autoimmunerkrankung Zöliakie (Glutenunverträglichkeit) betrifft rund 1 Prozent der Bevölkerung, während die Nicht-Zöliakie-Glutensensitivität bei rund 5 bis 7 Prozent der Deutschen als Ursache für verschiedene Beschwerden vermutet wird. Für die Unverträglichkeit von Histamin, Salicylaten, Sulfiten und Lebensmittelzusatzstoffen sind hingegen derzeit kaum Zahlen bekannt.

Durch neue Ernährungskonzepte und -bewegungen gelangt das Thema der Allergien und Unverträglichkeiten von Nahrungsbestandteilen in den letzten Jahren immer häufiger in die Medien. Dabei wird die Ernsthaftigkeit der Problematik oft unterschätzt, denn selbst eine vermeintlich einfache Unverträglichkeit kann den Körper nachhaltig schädigen.

Einige Wissenschaftler warnen derweil, dass die schnelle Zunahme von Beschwerden mit dem Essen mit genetischer Disposition nicht mehr erklärt werden kann. Das legt den Schluss nahe, dass verschiedene Umweltfaktoren eine Rolle bei der Entwicklung von Allergien und Unverträglichkeiten spielen könnten. Diese These ist nicht neu. Bereits zu Beginn der 90er Jahre erhielt die Hygienehypothese Einzug in die öffentliche Wahrnehmung. Demnach ist eine veränderte mikrobielle Umwelt einer der wesentlichen Faktoren bei einer Fehlregulation des Immunsystems, wie sie etwa bei Allergien auftritt. Diese Hygienehypothese wird in den letzten Jahren durch die technologiegestützte, intensivere immunologische und mikrobielle Forschung immer wahrscheinlicher. Einige Zusammenhänge, die wir schon länger vermuten, können dank moderner Hochleistungscomputer und genetischer Analysen heute besser verstanden werden, als das vor 30 Jahren der Fall war. So kann die Wissenschaft sich heute einen kleinen Einblick in die Mikrobenwelt verschaffen, die mit uns lebt und ihre Bedeutung für uns nach und nach beginnen zu verstehen.

Gerade in den letzten 20 Jahren haben wir viele neue Erkenntnisse im Bereich der Allergien und Unverträglichkeiten gewinnen können. Die Forschung macht jeden Tag Fortschritte und findet neue Zusammenhänge, die uns helfen das komplexe Zusammenspiel zwischen unserem Körper und unserer Umwelt zu verstehen. Leider gehören diese Erkenntnisse aber noch lange nicht zum medizinischen Mainstream. Von der Forschung bis zur Übertragung in die Praxis braucht es nicht selten Jahrzehnte. Manche Ergebnisse kommen aufgrund mangelnder wirtschaftlicher Interessen sogar nie in der breiten Öffentlichkeit an. So finden Medikamente beispielsweise schnell Einzug in die

Praxis, die positiven Effekte natürlicher Verfahren verschwinden aber oft in den Untiefen der medizinischen Datenbanken oder werden nur in Gegenden genutzt, in denen ein Mangel an finanziellen Ressourcen die pharmazeutische Behandlung verhindert. Dabei musste ich bei meinen Recherchen lernen, dass die medikamentösen Therapien keinesfalls sicherer oder wirksamer sind, als natürliche Methoden. Das gilt auch, wenn uns das mit dem Argument der Wissenschaftlichkeit oft glauben gemacht wird.

Je mehr ich mich in den vergangenen Jahren in das Thema vertieft habe, desto klarer wurde mir, dass es in der Naturheilkunde, der Erfahrungs- oder Volksmedizin bereits seit Jahrhunderten erfolgreich praktizierte Methoden gibt, mit denen sich das Immunsystem hervorragend und effektiv modulieren lässt. Zu vielen Methoden gibt es auch Untersuchungen, die ihre Wirksamkeit bestätigen. Das Interesse, diese Methoden zu verbreiten, ist jedoch äußerst gering ausgeprägt, denn es lässt sich vergleichsweise wenig Geld damit verdienen.

In der Folge wir die Meinung der Gesellschaft so manipuliert, dass natürliche Heilmittel und Methoden in der Ecke esoterischer Spinnereien verschwinden. Was nicht evidenzbasierte Schulmedizin ist, ist falsch. Können wir es uns wirklich so einfach machen? Ich meine, dass das ein grober Fehler ist.

Die Naturheilkunde ist keinesfalls eine alternative Medizin, sondern die Medizin, die wir seit Jahrtausenden praktizieren. Historisch betrachtet ist die Schulmedizin die eigentliche Alternative, die erst seit wenigen Jahrzehnten den Globus übernimmt. Nicht, weil sie immer und in jedem Fall besser funktioniert, sondern auch, weil wir ein Wirtschaftssystem etabliert haben, das Geld nicht mehr als Tauschmittel sieht, sondern als Wirtschaftsgut an sich. Wer es besitzt, beeinflusst das Leben, das Denken, das Handeln von Menschen. Mit Sauerkraut und Kräutertee lässt sich eben nicht genug Geld verdienen.

Zweifelsohne hat die Schulmedizin viel erreicht, das will ich natürlich nicht vergessen. Viele Epidemien und Krankheiten konnten mit ihrer Hilfe und der unermüdlichen Forschung zurückgedrängt werden. Die Akutmedizin ist ein Geschenk des Fortschritts.

Nun stehen wir aber vor neuen Problemen. Antibiotika funktionieren nicht mehr, multiresistente Keime entwickeln sich und auf die chronischen Epidemien der Neuzeit, wie Allergien, Autoimmunerkrankungen, Unverträglichkeiten, und eine massive Übergewichtswelle hat die Schulmedizin bisher keine zufriedenstellenden Antworten.

Fest steht, dass wir die Beschwerden der Betroffenen und ihre eigenen Beobachtungen ihres Körpers ernst nehmen müssen. Als Ernährungsberaterin kann ich die Menschen nicht wegschicken und alles für psychosomatisch erklären, was ich noch nicht ausreichend verstehe. Und selbst dann, wenn die Ursache psychosomatischer Natur ist, haben Betroffene - in meinem Verständnis des hippokratischen Eids - Anspruch auf Hilfe. Selbst dann, wenn sie "nur" in Form eines Gespräches stattfindet. Denn seien wir ehrlich: was ist besser, als wenn ich die Leiden meines Gegenübers durch Verständnis, Zuneigung und ein offenes Ohr lindern kann? In meinem Verständnis von Heilkunde übertrifft kein Medikament der Welt diese nebenwirkungsarme Form der Heilung.

Für mich ist klar: mit dem Schulterschluss zwischen Schulmedizin und Naturheilkunde können Methoden Anwendung finden, die funktionieren, lange bevor wir jedes Molekül und jede biochemische Reaktion eindeutig beschreiben können.

In diesem Buch habe ich versucht einen Beitrag zu diesem Schulterschluss zu leisten. Nicht als Medizinerin, sondern als Betroffene und als Ernährungsberaterin, für die das Zurückgewinnen von Lebensqualität im Mittelpunkt steht. Mit vielen Allergien und Unverträglichkeiten lässt sich prima leben und mit der richtigen Lebensweise lassen sich nicht nur die Symptome lindern, sondern auch das Immunsystem nachhaltig modulieren. Eine Unverträglichkeit ist nur in wenigen Fällen eine chronische Krankheit, die ein Leben lang bleibt. In vielen Fällen sind sie reversibel, ja, selbst Allergien können sich zurückbilden.

Habe Mut die Veränderungen zu leben, die ich dir in diesem Buch ans Herz lege und vertraue jederzeit auf deinen Körper. Es lohnt sich.

Mein Weg zu mehr Lebensqualität

Ich habe die Sache mit den Unverträglichkeiten vor einigen Jahren selbst erlebt. Zwar bin ich seit meiner Kindheit Allergikerin, aber mit Ende 20 kam noch mehr dazu.

Scheinbar aus heiterem Himmel bekam ich Hautausschläge, meine Allergien waren plötzlich ein täglicher Begleiter. Ohne Medikamente war ein Tag kaum zu schaffen. Mein ganzer Körper war geschwollen, vom Gesicht über den Bauch bis hin zu den Füßen. Nach und nach wurde alles immer unangenehmer, bis letztlich Depressionen meinem Lebensstil ein Ende setzten. Ich wollte so nicht weitermachen. Ich hatte gerade einen erstklassigen Studienabschluss in der Tasche. Ich wollte weder abhängig von Pillen sein, noch von Nasensprays oder Alkohol, mit dem ich versuchte meine mentalen Symptome zu ertränken. Ich wollte ein wertvoller Teil der Gesellschaft sein und eines Tages dankbar, zufrieden und glücklich auf mein Leben zurückblicken. Also nahm ich alle Kraft zusammen und ging die ersten Schritte in mein neues Leben.

Für mich begann alles mit Sport. Nach und nach tastete ich mich zurück ins Leben. Ich biss und lernte meinen Körper wieder mehr zu fordern. Ich wollte sportliche Ziele erreichen. 5 km Laufen können, ein paar Liegestütze machen - nichts Beeindruckendes, sondern einfach nur fit sein. Dass das ohne eine angemessene Ernährung nicht geht, wurde mir schnell klar. Also probierte ich mich aus. Das Fitnessstudio, in dem ich auch heute noch trainiere, stellte mir einen Personal Trainer zur Seite. Der gab mir etwas schüchtern den Rat etwas sparsamer mit Kohlenhydraten umzugehen. Weniger Kohlenhydrate? Aber die sind doch die Grundlage einer gesunden Ernährung?

Weit gefehlt, wie sich schnell herausstellte! Ich las mich ins Thema ein und verlor innerhalb von nur drei Monaten ganze 12 Kilogramm Gewicht. Mit einem etwas geringeren Gewicht, lebt es sich schon deutlich leichter, aber meine gesundheitlichen Probleme waren damit noch nicht gelöst.

Ich begann Ärzte aufzusuchen, die mir helfen sollten meine psychischen Beschwerden in den Griff zu bekommen - doch da waren keine Antworten. Gegen meine starken Stimmungsschwankungen, Aggressionen und Depressionen sollte die Anti-Baby-Pille helfen, obwohl meine Hormonspiegel unauffällig waren. Meine Akne und meine Neurodermitis sollten mit Kortison und anderen Cremes behandelt werden. Gegen alles schien es das passende Medikament zu geben. Mir war das mehr als suspekt.

Das Ergebnis meiner Tour durch die Wartezimmer in meiner Wahlheimat Hamburg war für mich äußerst unbefriedigend. Warum sollte ich mit gerade einmal 27 Jahren abhängig von Hormonen sein, für die es nachweislich keinen Bedarf gab? Warum sollte ich mich mit Kortison, einem Immunsuppressiva, einreiben, das nachweislich die Haut dünner und damit anfälliger macht? Dass meine Ernährung und mein Lebensstil damit in Verbindung stehen könnten, wurde von Ärzten wie Ökotrophologen gleichermaßen in Abrede gestellt. Ich bedankte mich höflich, schüttelte den Kopf und recherchierte mit Ehrgeiz weiter.

Ein kleines E-Book des amerikanischen Kampfkünstlers und Trainers Scott Sonnon, brachte mich dann auf den Weg. Sonnon litt selbst als Kind an Osteochondrose (einer Knorpel- und Knochenkrankheit), Übergewicht und massiven Lern- und Aufmerksamkeitsstörungen, die es ihm nicht erlaubten am normalen Schulbetrieb regelmäßig teilzunehmen. Er wurde aufgrund seiner Verhaltensauffälligkeiten als Kind erfolglos in psychiatrischen Einrichtungen untergebracht. Die Erwartungen an seine Zukunft sollte er nur nicht allzu hoch stecken, so seine Lehrer. Dass unsere Lehrer nicht immer Recht haben, beweist Sonnon seither. Er gehört heute zu den einflussreichsten Kampfkünstlern der Welt und durfte in seinem TED Talk im Jahr 2013 über die unterschiedlichen Lernstile von Menschen berichten. Physische und psychische Gesundheit steht für Sonnon im Zentrum und so verschlang ich seine Weisheiten zum Thema Ernährung. Was der Mann macht, kann nicht falsch sein. Schließlich hat er auf diesem Weg fünf Weltmeistertitel in Martial Arts und ein kleines Imperium rund um verschiedene Trainingsmethoden aufgebaut. Sein Patentrezept: zurück zu den Wurzeln. Kein Getreide, keine Milchprodukte; von Zucker, Fertiglebensmitteln und Junk Food ganz zu schweigen.

Für mich war die Sache sofort klar: das probiere ich aus. Weil Veränderungen nichts bringen, wenn sie nicht nachhaltig sind, entschloss ich mich für kleine Schritte. Den Anfang machte der Verzicht auf das gute täglich Brot.

Mein Mann sah mich damals mit großen Augen an. "Kein Brot mehr?" "Nein, kein Brot mehr." antwortete ich entschlossen. Nach drei Wochen war ich ein neuer Mensch. Ich hatte zwar immer noch Akne und war durch meine Allergien und Unverträglichkeiten aufgequollen, aber meine Psyche machte eine 180° Wendung. Die Ärzte zuckten mit den Schultern. Die Ökotrophologin scheiterte an meiner Verweigerung des guten, vollen Korns, die ich seither beibehalte.

Erst ein Heilpraktiker, den ich mir vom Mund absparen musste, half mir meinen Weg zu finden und bestärkte mich in meinen Beobachtungen. Ja, das ist alles möglich. Unser Essen kann uns krankmachen. Vor allem dann, wenn unser Darm, das Zentrum unseres Immunsystems, durch Umwelteinflüsse in Mitleidenschaft gezogen wurde. Es folgten vier Jahre der Suche nach den Auslösern meiner Hautausschläge, Depressionen und Allergieschübe. Vier Jahre auf und ab mit immer neuen Methoden aus der Natur, die helfen sollten. Heute bin ich gewappnet. Ich habe nur sehr selten Histaminschübe, die ich aber in wenigen Stunden im Griff habe und ich weiß grundsätzlich, wie ich sie vermeiden kann. Ich betrachte mich nicht als geheilt, sondern habe gelernt mit meiner Konstitution zu leben und die Schäden, die mein Körper und mein Immunsystem durch zahlreiche Antibiotikatherapien in Kindheit und Jugend, Hormonpräparate, Umweltgifte und Stress erlitten haben, zu minimieren. Und ich lebe gut damit; bin voller Zuversicht, dass der Weg der richtige ist, um über immer längere Zeiträume symptomfrei zu bleiben. Alles, was ich dafür brauche, ist ein Ohr für die Stimme meines Körpers, meinen Verstand und den Willen Verantwortung für mich und meine Gesundheit zu übernehmen.

So wie mir, geht es heute vielen Menschen. Eine westliche Ernährung, chronischer Stress, Schadstoffe, Chemikalien und Medikamente von Antibiotika bis Schmerzmittel können unseren Körper so schwächen, dass Allergien und Unverträglichkeiten wie aus heiterem Himmel entstehen und lebensverändernde Beschwerden hervorrufen.

Verdauungsbeschwerden sind dabei die offensichtlichen Vorboten, die schnell mit unserer Ernährung in Verbindung zu bringen sind. Gelenkschmerzen, Depressionen, Angstzustände oder Hautausschläge werden jedoch deutlich seltener mit dem Essen auf unseren Tellern assoziiert. Das Wissen, das ich aus zahlreichen Büchern und meiner unermüdlichen Lektüre der medizinischen Datenbanken in den letzten Jahren zusammengetragen habe, möchte ich dir in diesem leicht verständlichen Buch an die Hand geben. Es soll dir dabei helfen deine Gesundheit selbst in die Hand zu nehmen, wenn dir niemand mehr glaubt und du niemanden findest, der dich ernst nimmt.

Die gute Nachricht ist: mit der Veränderung unseres Lebensstils und insbesondere unserer Ernährung haben wir die kraft- und wirkungsvollste Medizin selbst in der Hand. Wir sind auf niemanden angewiesen, wenn es darum geht uns selbst zu heilen anstatt Symptome zu unterdrücken.

Sei mutig und vertraue dir selbst und den Beobachtungen, die du an dir machst. Kein Arzt und kein Ernährungsberater verbringt so viel Zeit mit dir, dass sie deine Erfahrungen mit deinem Körper nachvollziehen können. Sei der selbstbewusste Herr deines Tempels. Nimm dein Leben und deine Gesundheit in die Hand. Es wird gute und weniger gute Tage geben. Oft läuft es eine Zeit lang ganz gut, bis man unwissentlich neue Fehler begeht und wieder neu lernen und suchen muss. Der Prozess ist manchmal nervenaufreibend, zermürbend und frustrierend. Der Alltag kann zum Spießrutenlauf werden und das Verständnis von Freunden, Verwandten und der Gesellschaft ist meist sehr eingeschränkt.

Egal an welchem Punkt du gerade stehst: gib nicht auf. Mit den Hilfen in diesem Buch wird es dir gelingen deine Lebensqualität zurück zu erobern. Schritt für Schritt und Tag für Tag. Es spielt keine Rolle, ob du zwei oder vier

Jahre brauchst. Bei einer durchschnittlichen Lebenserwartung von 78 Jahren, liegen vor den meisten Lesern noch Jahrzehnte in denen es dir so gut geht, wie du heute entscheidest. Und das ist alle Mühe und Überwindung wert.

Ich wünsche dir dafür viel Kraft.

Abschließende Anmerkung
Ich habe bewusst auf Fußnoten zur Literatur verzichtet, um den Lesefluss zu erleichtern. Eine Übersicht der Literatur findest du am Ende des Buches.

Ich habe mich außerdem beim Schreiben für das freundschaftliche "Du" entschieden, um dir auf Augenhöhe zu begegnen.

Trotz aller Sorgfalt kann es außerdem passieren, dass du Fehler in diesem Buch findest. Ich nehme an, das ist dir bei deiner Arbeit auch schon einmal passiert.

Ich hoffe trotzdem, dass dir dieses Buch hilft schon bald gesünder und beschwerdefrei zu leben.

"Allergie ist heilbar. Mir als Arzt neu. Habe ich so nicht gelernt. Weshalb ich meine Meinung geändert habe? Weil Sie mir das schreiben. Ein ganz entscheidender Punkt. In der Medizin zählt einzig und allein der Erfolg. Wer heilt, hat recht. Und wenn Sie durch irgendeinen Trick Ihre Allergie verlieren, dann ... ist Allergie eben heilbar. Auch wenn die Schulmedizin das niemals akzeptieren wird."

Dr. Ulrich Strunz, News auf strunz.com vom 01.03.2012

Viele Beschwerden – eine Ursache

Fühlst du dich manchmal müde und erschöpft, obwohl du genug geschlafen hast? Sind deine Augen geschwollen, läuft dir ständig die Nase, ist sie verstopft oder bekommst du schwer Luft? Hast du ständig Durst, ist dein Bauch nach dem Essen oft gebläht, leidest du unter Durchfällen oder Verstopfungen? Bist du depressiv, lethargisch, kraftlos? Kannst du mit Stress nicht mehr so gut umgehen, wie früher? Hast du immer noch Akne, obwohl du längst aus der Pubertät raus bist, oder leidest du unter juckenden Hautausschlägen, Schuppenflechte, Neurodermitis, wiederkehrenden Pilzinfektionen, einer vernebelten Wahrnehmung, Stimmungsschwankungen, Aggressionen oder mangelnder Konzentration? Hast du Migräne, Gelenkschmerzen, starken Harndrang, Schlafstörungen, Sodbrennen oder hartnäckiges Übergewicht, obwohl du dich gut ernährst und Sport treibst?

Die Liste der Beschwerden, die sich mit Allergien und Unverträglichkeiten von Nahrungsmitteln in Verbindung bringen lassen, ist nahezu unerschöpflich. Jedes Körpersystem, jede Stelle unseres Körpers kann in Mitleidenschaft gezogen werden, wenn unser Immunsystem aus der Balance gerät. Die Ursache für all diese Beschwerden zu sehen, ist nicht immer einfach. Das gilt nicht nur für Laien. Selbst für die meisten Ärzte, ist es unmöglich. Das spezialisierte schulmedizinische Gesundheitswesen in der westlichen Welt lässt einen übergreifenden Blick auf ganzheitliche Symptombilder kaum zu. So kann der Hautarzt zwar die Ausschläge behandeln und der Gastroenterologe die Durchfälle, der Gynäkologe die hormonellen Ungleichgewichte und der Neurologe die Migräne - dass alle Beschwerden aber zusammenhängen und die gleiche Ursache haben könnten, wird in der Praxis nur von sehr, sehr wenigen Ärzten bemerkt.

Dennoch können Allergien und Unverträglichkeiten von Lebensmitteln und anderen Stoffen ein riesengroßes Symptomspektrum auslösen. Wenn wir wissen, welche Stoffe in unserem Essen als Verursacher in Frage kommen und welche Prozesse den unerwünschten Reaktionen des Körpers zugrunde liegen, sind wir in der Lage so einige Beschwerden kurzfristig zu beseitigen und langfristig die Überreaktionen des Immunsystems zu mildern.

In der Literatur zum Thema Lebensmittelallergien findet sich vor allem ein Symptombild, das dem der Sofortallergie zuzuordnen ist. Diese typischen und am häufigsten auftretenden Symptome betreffen überwiegend den Verdauungstrakt. Das orale Allergiesyndrom beschreibt ein Anschwellen der Mundschleimhaut und der Zunge nach dem Verzehr von Lebensmitteln, auf die das Immunsystem reagiert. Übelkeit, Erbrechen, Durchfall, geschwollene Augen, Fließschnupfen, Nesselsucht (Urtikaria), Stuhl- oder Harndrang, Bewusstseinsstörungen und eine Veränderung der Herzfrequenz bis hin zum anaphylaktischen Schock, der zum Tod führen kann, sind die gängigsten Symptome einer Allergie vom Sofort-Typ.

Darüber hinaus können aber auch alle anderen Organsysteme des Körpers und eine Reihe von chronischen Krankheiten, die wir heute als gegebenes Schicksal akzeptieren, mit einer Allergie oder einer Unverträglichkeit in Verbindung stehen. Der Grund ist einfach: neben dem klinischen Bild der Anaphylaxie, die in ihren leichten Graden schwer zu erkennen ist, laufen bei einer allergischen, pseudoallergischen oder einer Unverträglichkeitsreaktion Entzündungsprozesse im Körper ab, die sich im Prinzip auf jeden Körperteil auswirken können. Auf die gängigsten von ihnen, die jedoch kaum bekannt sind, möchte ich im Folgenden eingehen.

Müde, erschöpft und antriebslos?
Während unser Leben in manchen Phasen erschöpfend sein kann, ist anhaltende Erschöpfung und Müdigkeit oft ein Zeichen von dauerhafter Überlastung des Körpers. Bereits zu Beginn des 20. Jahrhunderts wurde Erschöpfung und anhaltende Müdigkeit als ein Symptombild bei Allergien auf Lebensmitteln beschrieben. Dr. Raymond Hoobler, seinerzeit Kinderarzt in Detroit, brachte seine Beobachtungen aus der Kinderheilkunde 1916 zu Papier und beschrieb die allergischen Kinder aus seiner Praxis als "rastlos, schlaflos und quengelig".

Das *Allergic Tension-Fatigue Syndrom* (zu Deutsch: allergisches Anspannungs- und Erschöpfungssyndrom) tritt vor allem als Reaktion auf Milch, Schokolade, Weizen oder Mais bei Kindern wie auch Erwachsenen auf. Seltener kommen Pollenallergien in Betracht. Die Symptome umfassen schnelle Ermüdung, Allergien der Atemwege, Verdauungsstörungen, Kopfschmerzen, Verspannungen, Reizbarkeit, Konzentrationsstörungen, Blässe und Muskelschmerzen. Auch wenn die Herleitung 1916 noch nicht eindeutig war und sicherlich methodische Mängel aufwies, so wissen wir heute doch, dass all diese Symptome mit systemischen Entzündungen, wie sie bei Allergien, Pseudoallergien und Unverträglichkeiten auftreten können, in Verbindung stehen.

Läuft deine Verdauung "unrund"?
Durchfall, Verstopfungen, Blähungen, Sodbrennen, Reiz-

darm - kaum ein Symptomkomplex ist so eindeutig mit der Unverträglichkeit von Lebensmitteln in Verbindung zu bringen, wie die funktionellen Störungen des Verdauungsapparates. Leider nehmen viele Menschen die täglichen Beschwerden als gegeben hin. Sie werden Teil des Alltags und nach Jahren oft kaum noch bemerkt. Musst du am Abend den Gürtel weiter schnallen? Hast du mehr als einmal am Tag Stuhlgang? Brauchst du Unmengen Toilettenpapier, weil dein Stuhl schmiert? Die Ursache könnten Lebensmittel sein, die du nicht vollständig verdauen kannst und die in der Folge Beschwerden auslösen können.

Wirklich viele Menschen bringen das, was sie essen, nicht mit ihren Durchfällen, Magenschmerzen, Verstopfungen oder ähnlichen Beschwerden in Verbindung. Sie glauben, dass etwas mit ihrem Körper nicht stimmt, schieben es aber leider viel zu selten auf die zum Teil völlig unverdauliche Nahrung, die sie zu sich nehmen. Nicht selten geht nach einiger Leidenszeit auch beides Hand in Hand: die Verdauungsleistung ist geschwächt und die künstliche Nahrung der Industrie tut ihr übriges.

Festzustellen, ob die eigene Verdauung normal ist, ist tatsächlich nicht so einfach, denn unser Stuhlgang, seine Frequenz und Konsistenz ist selten Thema beim gemütlichen Sonntagskaffee - und das, obwohl Krankheiten selbst sehr wohl ausgiebig besprochen werden. Der Stuhlgang wird in meiner Erfahrung nicht so häufig verglichen.

Allergien und Unverträglichkeiten von Lebensmitteln und Nahrungsbestandteilen haben immer einen Bezug zum Darm. Wir müssen also auch schauen, wie unsere Verdauung eigentlich funktioniert. Um das herauszufinden, ist es wichtig, dass du deine Verdauung beobachtest und weißt, was normal ist und was nicht. Wer von sich behaupten kann, eine normale Verdauung zu haben, leidet nicht regelmäßig unter Blähungen, Sodbrennen, Reflux, Durchfall, Verstopfungen, Flatulenzen, Magenschmerzen oder anderen Beschwerden. Wer regelmäßig solche Symptome an sich beobachtet, hat ein Thema, das ihn beschäftigen sollte.

In der Regel besteht unser Stuhl zu rund 70-80 Prozent aus toten Bakterien, die in unserem Darm nicht mehr gebraucht werden. Der Rest besteht aus - je nach Ernährung - unverdauten Pflanzenfasern (Ballaststoffen), etwas Wasser und einigen Abfallprodukten aus deinem Körper, wie z.B. Bestandteilen deiner Verdauungssäfte, die nicht wiederverwendet werden.

Sofern du mindestens dreimal täglich eine Mahlzeit zu dir nimmst, ist eine tägliche, schmerzfreie Darmentleerung in Form einer oder mehrerer brauner Würste das, was wir als normal bezeichnen. Dein Stuhlgang sollte weder zu flüssig, noch so fest sein, dass dir dabei Schmerzen entstehen. Ein gesunder Stuhl riecht auch wenig bis gar nicht. Der penetrante Geruch, den wir manchmal hinterlassen, ist unverdauten Eiweißen geschuldet, die aus unterschiedlichen Gründen unseren Dickdarm erreichen können und dort durch die Bakterien vergärt werden.

Wer bei normaler Nahrungsmenge mehr als zwei Mal täglich für den Stuhlgang das stille Örtchen aufsuchen muss, hat in meinen Augen keine normale Verdauung mehr.

Blähungen sind ebenfalls sehr schwer zu bemerken. Viele Menschen sehen es als völlig normal an, dass die Hose abends etwas enger sitzt oder der Bauch etwas hervorsteht.

Vor einigen Jahren habe ich eine Fotocollage auf einem der sozialen Kanäle gesehen, in der eine Frau behauptete, dass das völlig normal sei, abends dicker als morgens zu sein. Ich kann dir versichern, dass es das nicht ist. Das sind Blähungen. Sie sind ein Zeugnis einer unzureichenden Verdauung der aufgenommenen Nahrung und erhöhte Fermentationsprozesse, die durch deine kleinen Mitbewohner, die Bakterien, ausgelöst werden.

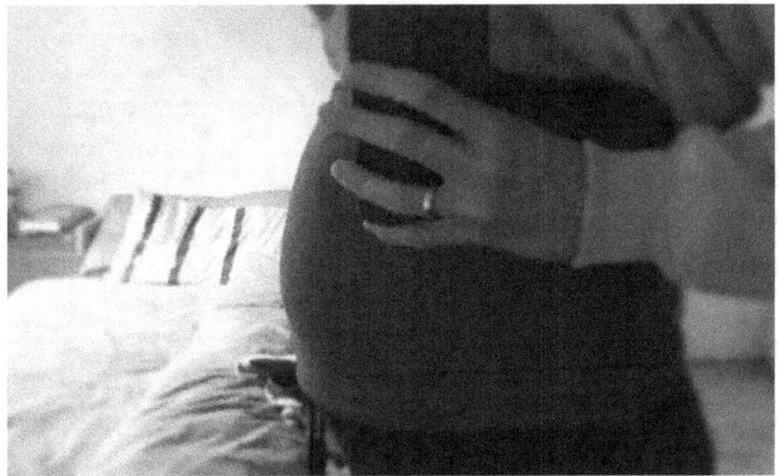

Mein eigener Blähbauch nach Exposition von Gluten

Blähungen haben mit Flatulenzen, also dem Ablassen von Luft über den Darmausgang, übrigens wenig zu tun. Das ist ein grundsätzliches Missverständnis. Blähungen bleiben in der Regel im Darm und die dabei entstehenden Gase werden über das Blut in die Lunge transportiert, von wo sie irgendwann abgeatmet werden. Ursachen können sowohl Erkrankungen des Verdauungstraktes sein, als auch hastiges Essen im Gehen oder eine grundsätzlich unphysiologische Ernährung, wie das heute immer öfter der Fall ist.

Aber auch Verstopfungen sind nicht selten. Der Grund für seltene Stuhlgänge sind nicht immer zu wenige Ballaststoffe oder zu wenig Wasser, sondern - wie übrigens bei allen Beschwerden - auch häufiger psychologische Faktoren. Ich habe beobachtet, dass gerade bei Verstopfungen das Thema "Loslassen" ganz besonderer Aufmerksamkeit bedarf. Das klingt zunächst banal und wird leider oft nicht ausreichend beachtet.

Wer sich unsicher ist, ob und wie seine Verdauung eigentlich funktioniert, der sollte einmal für einige Tage ein Protokoll über den eigenen Stuhlgang führen.

Ein Hilfsmittel, anhand dessen du deinen Stuhl einordnen kannst, ist die Bristol-Stuhl-Skala. Sie wurde von Kenneth Heaton und S. J. Lewis von der University of Bristol 1997 veröffentlicht und gibt Auskunft über die Dauer der Darmpassage. Diese nimmt von Typ 1 (mehr als 100 Stunden) bis zu Typ 7 (weniger als 10 Stunden) ab.

Eine normale Verdauung wäre in dieser Skala bei Typ 4 einzuordnen.

Bristol-Stuhlformen-Skala

Typ 1		Einzelne, feste Kügelchen (schwer auszuscheiden)
Typ 2		Wurstartig, klumpig
Typ 3		Wurstartig mit rissiger Oberfläche
Typ 4		Wurstartig mit glatter Oberfläche
Typ 5		Einzelne weiche, glattrandige Klümpchen, leicht auszuscheiden
Typ 6		Einzelne weiche Klümpchen mit unregelmäßigem Rand
Typ 7		Flüssig, ohne feste Bestandteile

Leidest du unter Muskel- oder Gelenkschmerzen?
Der Zusammenhang zwischen starken Muskelschmerzen und einer chronisch verstopften Nase wurde zuerst im Jahr 1992 beschrieben. Seither häufen sich Studien, die den Zusammenhang zwischen Lebensmittel- sowie Metallallergien und Muskelschmerzen beschreiben. Insbesondere die Fibromyalgie, eine chronische Erkrankung mit starken Muskelschmerzen, wurde in den letzten Jahren immer häufiger mit Allergien in Verbindung gebracht. Gleiches

gilt für die juvenile idiomatische Arthritis, einer chronischen Gelenkerkrankung bei Kindern, und rheumatische Erkrankungen, die mit Zöliakie und der Nicht-Zöliakie Glutensensitivität in Verbindung stehen können. Die HUNT und Young-HUNT Studie aus Norwegen kommt im Jahr 2008 zu dem Schluss, dass allergische Erkrankungen in einem engen Zusammenhang zu Muskel- und Kopfschmerzen stehen und stellt die Frage, ob Allergien tatsächlich eine systemische Erkrankung sein können.

Hast du regelmäßig Kopfschmerzen?
Kaum eine Verbindung ist so gut dokumentiert, wie die zwischen Lebensmittelallergien- und Unverträglichkeiten und Kopfschmerzen. Der Entzündungsprozess und insbesondere der Botenstoff Histamin kann bei anfälligen Personen - zumeist Frauen - zu Migräne und zu allergischen Kopfschmerzen führen.

Leidest du unter Depressionen, Aggressionen oder Stimmungsschwankungen?
Der Zusammenhang zwischen Allergien und sämtlichen neurologischen Erkrankungen ist seit Jahrzehnten gut beschrieben, wird allerdings insbesondere im ambulanten Bereich, selten untersucht. Viel zu schnell sind wir dabei, Tabletten zu schlucken, anstatt nach den Ursachen zu suchen. Wir wissen heute, dass Menschen mit psychiatrischen Erkrankungen auffällig hohe Entzündungswerte aufweisen und gehen derzeit davon aus, dass die Entzündung für das Entstehen fast aller psychischen Erkrankungen eine wesentliche Ursache ist. Allergien und Unverträglichkeiten resultieren beide in einem Ansteigen des Entzündungsniveaus im Körper. Es ist also nicht verwunderlich, dass sie auch zu psychiatrischen Erkrankungen beitragen, ja sogar ihre einzige Ursache sein können.

Jucken, Quaddeln, Schuppenflechte?
Das bekannteste Beispiel einer Reaktion der Haut auf ein Allergen ist das Kontaktekzem oder die Kontaktallergie, die zum Beispiel als Antwort auf den Kontakt mit Latex oder Nickel zu Symptomen wie Juckreiz, Urtikaria (Nesselsucht) oder Quaddeln führen kann.

Neben allergischen Reaktionen, die unmittelbar nach dem oberflächlichen Kontakt mit einem Allergen entstehen, ist die Haut aber auch eine Projektionsfläche für allergische oder pseudoallergische Reaktionen auf Lebensmittel und andere Allergene.

Das klassische Beispiel für eine Beteiligung einer allergischen oder pseudoallergischen Reaktion ist die Neurodermitis und die Urtikaria, bei der, wie beim Kontakt mit Brennnesseln, kleine Quaddeln entstehen. Darüber hinaus können Akne, Sonnenallergien und eine Vielzahl anderer Hauterkrankungen auf einen allergischen Zusammenhang hinweisen.

Die Hauterkrankung Dermatitis herpetiformis Duhring gilt als sicheres Indiz für eine vorliegende Zöliakie (Sprue) und auch Autoimmunerkrankungen, wie Lichen planus (Knötchenflechte) und Psoriasis (Schuppenflechte) stehen im engen Kontakt zu einer krankhaften Veränderung des Immunsystems.

Die häufigste Hauterkrankung in der westlichen Welt, ist die Neurodermitis. Rund 3,5 Prozent der Erwachsenen in Deutschland darunter. Das Auftreten der Krankheit scheint in den letzten Jahren zugenommen zu haben, wobei die Häufigkeit mit zunehmendem Alter zurückgeht. Bei den unter 30-jährigen sind fast 7 Prozent von Neurodermitis betroffen.

> *"Ein Mensch ist aber nicht krank, weil er Neurodermitis hat, sondern er hat eine Neurodermitis, weil er krank ist."*
> Lothar Ursinus

Rund 80 Prozent der Neurodermitis-Patienten leiden unter einer Allergie auf Lebensmittel oder auf Allergene aus der Luft und der Umwelt, wie Pollen, Hausstaubmilben, oder Schimmelpilze. Etwa die Hälfte aller Neurodermitis-Patienten weist eine oder mehrere Lebensmittelallergien auf, wobei die häufigste Kombination eine Allergie auf Ei und Milch zu sein scheint. Die Allergieproblematik bei Neurodermitis betrifft sowohl Kinder als auch Erwachsene. Die weite Verbreitung von Allergien unter Neurodermitikern weist darauf hin, dass die Diagnose und Berücksichtigung der Allergene und Unverträglichkeiten zu den wichtigsten Therapiemöglichkeiten bei der Behandlung einer Neurodermitis zählt.

Tatsächlich ist der Zusammenhang zu einer Lebensmittelallergie oder einer –Unverträglichkeit nicht immer sofort ersichtlich, da es bis zu 24 Stunden oder länger dauern kann, bis eine Verschlechterung der Symptomatik sichtbar wird.

Erst in den letzten Jahren konnten Wissenschaftler nachweisen, dass Mastzellen bei Menschen mit Neurodermitis vermehrt in der Haut vorkommen. Das heißt, dass die allergische Reaktion auf der Haut sichtbar und leider eben auch durch Juckreiz spürbar wird. Diese Mastzellen enthalten bei Neurodermitikern außerdem die aktive Form eines bestimmten Proteins, das sie für die spezifischen neurodermitischen Beschwerden anfälliger macht, als andere Menschen. Wissenschaftler haben gezeigt, dass die Blockierung des Proteins STAT5 bei Mäusen dazu führt, dass sie praktisch immun gegen Neurodermitis werden. Es bleibt abzuwarten, ob es in Zukunft möglich ist dieses Protein durch ein Enzym zu hemmen und so die Neurodermitis langfristig zu lindern. Bis dahin bleibt das Mittel der Wahl, die Degranulation der Mastzellen in der Haut zu reduzieren.

Das können wir kurzfristig am effektivsten erreichen indem wir unsere Allergene kennen und unser Leben den Umständen entsprechend anpassen. Hier liegt ein riesiges Potential für alle, die - wie ich - anstreben, ein Leben ohne Neurodermitis und vor allem ohne Kortisonsalben und andere Medikamente zu leben.

Auch wenn es nur anekdotischen Wert hat, aber mir begegnet auf fast jeder Netzwerk-Veranstaltung, die ich in den letzten Jahren besucht habe, zumindest eine Person, die ihre Neurodermitis durch die Ernährungsumstellung nach dem Vorbild unserer Vorfahren besiegt hat. Leider gibt es darüber noch keine wissenschaftlichen Untersuchungen, aber ich kann dir versichern, dass du nicht allein wärst, wenn die Neurodermitis auch für dich schon bald der Vergangenheit angehört.

Die Vielzahl der eher unbekannten Symptome, die mit einer Allergie auf Lebensmittel oder einer Unverträglichkeit einhergehen können, sind letztlich genauso oft anzutreffen, wie die häufigeren und oft zitierten Symptome, die du auch in jedem anderen Buch zum Thema findest. Treten mehrere der hier beschriebenen Beschwerden gleichzeitig auf, ist das in jedem Fall ein gutes Zeichen dafür, dass entspre-

Viele Beschwerden - eine Ursache

chende Allergietests eingeleitet werden sollten.

Nachfolgende Übersicht gibt dir noch einmal einen Überblick über die möglichen Symptome, die mit einer Allergie oder einer Unverträglichkeit einhergehen können. Sie sind auf alle in diesem Buch aufgeführten Unverträglichkeiten anwendbar, erschöpfen sich hier jedoch längst nicht.

Bitte vergiss nicht, dass auch andere Allergene, wie Schimmel, Metalle, Pollen, Abgase, Chemikalien und vieles andere mehr als Auslöser in Frage kommen können.

Anaphylaktischer Schock
(nur bei Allergien möglich)

Haut und Haare
- Ekzeme / Rötungen
- Neurodermitis
- Psoriasis (Schuppenflechte)
- Urtikaria (Nesselsucht)
- Akne
- Haarverlust

Gelenke und Muskulatur
- Gelenkschmerzen
- Muskelschmerzen
- Rheumatische Erkrankungen
- Fibromyalgie

Herz-Kreislauf-System
- Niedriger Blutdruck
- Herzrasen
- Herzstolpern
- Niedrige Körpertemperatur

Atmungssystem
- Chronischer Schnupfen
- Asthma bronchiale
- Niesen
- Husten
- Auswurf
- Polypen

Nervensystem und Gehirn
- Migräne, Kopfschmerzen
- Depressionen / Lethargie
- Autismus
- ADHS / ADS
- Stimmungsschwankungen
- Aggressionen
- Schlafstörungen
- Konzentrationsstörungen
- Vergesslichkeit / Blackouts
- Schwindelgefühle
- Halluzinationen
- Angstzustände
- Psychosen
- Somnolenz
- (Bewusstseinsstörung)
- Schüttelkrämpfe
- Schizophrenie

Verdauungstrakt
- Orales Allergiesyndrom
- Magenschmerzen
- Blähungen
- Durchfall
- Übelkeit / Erbrechen

- Verstopfungen
- Sodbrennen
- Reizdarm
- Morbus Crohn / Colitis Ulcerosa

- **Uro-Genital-Trakt**
- Häufiger Harndrang
- Menstruationsschmerzen
- Häufige Pilzinfektionen
- Unfruchtbarkeit
- Amenorrhö (Ausbleiben der Menses)

Das Immunsystem

Mit jedem Atemzug nehmen wir Bakterien und Viren in unsere Lungen auf; mit jedem Bissen unserer Nahrung schlucken wir kleinste Lebewesen; mit jedem Handschlag tauschen wir Mikroben aus, die wir auf unserer Haut tragen. Wir sind in jeder Sekunde unseres Lebens im Austausch mit einer Welt, die für uns weitgehend unsichtbar ist: der Welt der Mikroben. Entgegen der Annahme der letzten Jahrzehnte, ist das im Großen und Ganzen eine gute Sache. Vor den schädlichen unter ihnen, den sogenannten Pathogenen, schützt uns dennoch in jeder Sekunde unseres Lebens unser Immunsystem.

Unser Immunsystem ist ein komplexes System von Zellen und Molekülen, das die Fähigkeit besitzt, fremde Bakterien, Viren, Pilze und Parasiten für unseren Organismus unschädlich zu machen. Um den Schutz vor Fremdem zu ermöglichen, bilden unsere Organe, Abwehrzellen und löslichen Eiweiße ein beeindruckend umfangreiches Netzwerk, das bei äußeren Angriffen auf den Organismus sofort reagieren kann. Die Zellen des Immunsystems finden sich nahezu überall in unserem Körper: im Blut, im Lymphsystem, in den Zellschichten der Haut und der Schleimhäute, dem sogenannten Epithel.

Die ersten Erkenntnisse um dieses wichtige Zusammenspiel der Zellen und Moleküle in uns, stammen aus einer Zeit, in der die Wissenschaft davon ausging, dass wir uns ständig gegen unsere Umwelt wehren müssen. Begriffe wie Abwehrsystem, Fresszellen und Antikörper zeugen vom Säbelrasseln der Kaiserzeit, wie die Ärztin Dr. Anne Katharina Zschocke in ihrem Bestseller *Darmbakterien als Schlüssel zur Gesundheit* schreibt. Dabei geht es bei unserem

Immunsystem gar nicht nur um deinen Körper gegen den Rest der Welt.

Heute wissen wir, dass unsere Gesundheit und die Fähigkeit mit unerwünschten Eindringlingen umzugehen, einem vielschichtigen Kommunikationssystem zu verdanken ist. In diesem System stellen unsere eigenen Körperzellen nur einen kleinen Teil dar. Wie du später sehen wirst, geht es bei der gesunden Immunantwort nicht nur um Verteidigung, sondern ganz wesentlich auch um ein symbiotisches Miteinander mit zahlreichen Mikroorganismen, mit denen wir in jeder Sekunde unseres Lebens in Kontakt stehen und über komplexe Signalwege kommunizieren.

Bleiben wir aber zunächst bei den Barrieren, Zellen und Botenstoffen unseres Körpers, die maßgeblich an den Prozessen des Immunsystems beteiligt sind.

Bereits zu Beginn der immunologischen Forschung zu Beginn des 20. Jahrhunderts war klar, dass eine Vielzahl unterschiedlicher Mechanismen zu unserem Abwehrsystem beitragen. Heute unterteilen wir das menschliche Immunsystem klassischer Weise in zwei Bereiche: das angeborene und das erworbene Immunsystem. Beide sind für die gesunde Immunantwort eng miteinander verwoben und beeinflussen sich über Botenstoffe ständig gegenseitig. Eines kann nicht ohne das andere. Für eine gesunde Immunantwort brauchen wir beide Teile, die ich dir deshalb in ihrer Funktion kurz genauer vorstellen möchte.

Das angeborene Immunsystem

Das angeborene Immunsystem ist unsere Grundausstattung an Abwehrkräften, die jeder von uns in einer genetisch festgelegten Struktur in sich trägt. Es ist für viele allgemein vorkommende, bakterielle Infektionen von großer Bedeutung und kann die Krankheitserreger bereits beim ersten Kontakt unschädlich machen.

Die Haut und unsere Schleimhäute stellen die erste Linie der physikalischen Abwehr dar. Zu den Zellen des angeborenen Immunsystems im Organismus gehören vor allem die weißen Blutkörperchen, sogenannte Leukozyten, die in verschiedene Zelltypen unterteilt werden. Sie werden im Knochenmark als Stammzelle gebildet und wandern dann in den Blutkreislauf und bei Bedarf ins Gewebe.

Beginnen wir aber mit der Rolle der offensichtlichen, physikalischen Barrieren.

Die Haut: funktionale Körperhülle

Lange galt die Haut als unsere größte Kontaktfläche zur Außenwelt. Mit etwas mehr als 2qm ist sie nach dem Darm eines der größten Organe, welches unser Körperinneres von unserer Umwelt abgrenzt. Kein Wunder also, dass unsere Haut einen wichtigen Teil unseres Immunsystems darstellt.

Grundsätzlich erlaubt die zelluläre Beschaffenheit der Haut kein Eindringen von Viren, Pilzen oder Bakterien in den Organismus. Schon kleinste, kaum wahrnehmbare Verletzungen der Haut reichen jedoch aus, um das zu ändern. Sie machen den Weg frei für unerwünschte Besucher in unseren Lymph- und Blutbahnen, die sofort unsere Immunabwehr aktivieren.

Neben dem dichten Zellnetz in den drei Hautschichten verfügt unsere Haut aber zusätzlich über eine für unser

Auge unsichtbare Abwehrschicht: den Säureschutzmantel, auch Hydrolipidmantel genannt.

Wie der Name schon sagt, ist der Säureschutzmantel ein saures Milieu, das unsere Haut wie ein Schutzmantel umgibt. Der niedrige pH-Wert sorgt dafür, dass Bakterien verklumpen und in ihrer Fortbewegung eingeschränkt werden. Der Säureschutzmantel umfasst außerdem eine dünne Schicht Fettsäuren, die eine bakterizide Wirkung haben. Das bedeutet, dass in diesem Fettsäurenfilm Enzyme vorkommen, die die Zellwände der Bakterien zerstören und sie so abtöten können.

Neben den schädlichen Mikroorganismen leben auf unserer Haut aber auch nützliche Bakterien, die uns ebenfalls vor Pathogenen schützen und ihr Revier verteidigen. Sie sind auch diejenigen, die einen Teil des freien, bakteriziden Fettsäurenfilms überhaupt erst produzieren. Ohne sie ist ein gesunder und funktionierender Säureschutzmantel nicht möglich.

Häufiges Waschen, Duschen und die Anwendung desinfizierender Produkte kann das Milieu auf unserer Haut empfindlich beeinträchtigen und so einen Teil unserer natürlichen Immunabwehr schwächen.

Zwar ist Hygiene wichtig, aber wir übertreiben es heute vielfach deutlich. Ich kenne Mütter, die wahllos alles mit Desinfektionstüchern reinigen. Das ist nicht nur eine unnötige Chemikalienkur für den Nachwuchs, sondern in Bezug auf unsere Immunsystem sogar überaus schädlich.

Allerdings sind auch weniger aggressive Reinigungsverfahren eine Bedrohung für unsere natürliche und nützliche

Bakterienkolonie. Wusstest du zum Beispiel, dass du bei jedem Duschvorgang ganze 30 bis 40 Prozent deiner Hautflora verlierst? Wer mit Seife duscht, eliminiert sogar noch mehr. "Unsere Haut wurde von der Evolution nicht darauf hin konzipiert, dass wir sie jeden Tag mit 37 Grad warmen Wasser durchwaschen" sagt etwa John Heywood, Direktor von Aobiome, einer Firma, die sich auf Sprays mit nützlichen Hautbakterien spezialisiert hat. Wer allergische Hautprobleme hat, profitiert von einem reduzierten Reinigungsprogramm sowieso. Eine "Katzenwäsche" oder eine sehr kurze, nicht zu warme Dusche sorgt dafür, dass genügend nützliche Bakterien auf der Haut bestehen bleiben und für ihren Schutz sorgen.

Der Darm: das Zentrum unserer Gesundheit

"Der Tod sitzt im Darm"
Hippokrates von Kos

In der Naturheilkunde wird die Ansicht, dass sämtliche Allergien und Unverträglichkeiten einen sehr engen Bezug zum Darm haben, schon lange vertreten. Im Prinzip sind ihr zufolge hier sämtliche Krankheiten zu Hause. In den letzten 15 Jahren liefert die Forschung nun immer mehr Hinweise darauf, dass der Darm bei sämtlichen Immunprozessen eine ausschlaggebende, wenn nicht gar die einzig relevante Rolle spielt.

Mit mehr als 500qm Fläche, bildet unser Darm die größte Kontaktfläche unseres Körpers zur Außenwelt. Er stellt neben der Haut die wichtigste Barriere zwischen der Außenwelt und unserm Körperinneren dar. Zwar liegt er in unserem Körper, ist aber, ähnlich einem nach innen gestülpten Schlauch, eigentlich eine äußere Oberfläche. In ihm und den Schleimhäuten unseres gesamten Verdauungssystems sitzen nach heutigen Erkenntnissen bis zu 80 Prozent der Antikörper produzierenden Zellen unseres Immunsystems. Der Darm ist damit der wesentliche Ort unserer immunologischen Abwehr.

Die Gesundheit und Funktionalität des Magen-Darm-Traktes ist deshalb aus immunologischer Sicht absolut grundlegend. Entstehen hier Ungleichgewichte oder funktionale Störungen, hat dies Auswirkungen auf alle Systeme des Körpers. Allergien und Unverträglichkeiten sind dann meist nur die Spitze des Eisbergs. Damit wir wissen, auf was wir gezielt achten sollten, schauen wir uns zunächst einmal die gesunde Funktionsweise des Magen-Darm-Traktes an.

Erst kauen, dann schlucken
Wie du sicher schon einmal gehört hast, beginnt die Verdauung des Menschen im **Mund**. Hier wird die Nahrung mechanisch durch das Kauen zerkleinert und gleichzeitig durch die Vermischung mit Speichel chemisch bearbeitet.

Der Speichel hat für unser Immunsystem eine wichtige Funktion. Zwar besteht er zu 99 Prozent aus Wasser, aber zu 0,5 Prozent auch aus wichtigen Eiweißen und molekularen Bestandteilen unseres Immunsystems, wie Immunglobulinen und Lysozymen.

Die Proteine und Moleküle des Speichels dienen im Mund der ersten Zerkleinerung der Nahrung, aber auch der Neutralisation von Giftstoffen und der Abwehr von Bakterien, Pilzen und Viren, die mit der Nahrung aufgenommen werden.

Auch deshalb ist es so wichtig die Nahrung gründlich zu kauen und einzuspeicheln, bevor wir sie an das nächste Verdauungsorgan weiterleiten. Essen wir hastig unterwegs und kauen nicht ausreichend, wird unsere Nahrung nicht ausreichend eingespeichelt und wir berauben uns dem ersten wichtigen Schritt bei der Verdauung. Der französische Star-Koch Paul Bocuse fasste das Phänomen unserer Zeit einst zusammen:

"Viele Menschen haben das Essen verlernt. Sie können nur noch schlucken."

Durch die Speiseröhre gelangt die Nahrung dann in den **Magen**. Dort wird sie durch den Magensaft weiter chemisch zersetzt. Der Magensaft enthält vor allem Wasser und Salzsäure, die für die Zerkleinerung des Speisebreis sorgt. Der pH-Wert eines gesunden Magens liegt zwischen 1 und 1,5. Ist der Magen sauer genug, können hier die Bakterien, Viren und Pilze, die wir mit der Nahrung aufnehmen und die uns schaden könnten, abgetötet werden. Der Magen ist heute für viele Menschen ein Problem. Sehr oft wird aufgrund mangelhafter Ernährungsweisen, Medikamentenkonsum und Stress nicht mehr ausreichend Magensäure gebildet, wodurch nicht nur Sodbrennen entsteht, sondern auch die Abtötung verschiedener Pathogene aus der Nahrung nicht richtig funktioniert und diese in die unteren Darmabschnitte gelangen können, wo sie weitere Beschwerden verursachen können.

Ist die Nahrung durch die Magensäure ausreichend zersetzt, öffnet sich der Magen für das Passieren des Speisebreis in den Darm, den größten Abschnitt unseres Verdauungstraktes. Der Mensch verfügt im Wesentlichen über sechs Darmabschnitte, die zwei großen Organeinheiten zugeordnet werden: dem Dünndarm und dem Dickdarm.

Der **Dünndarm** schließt sich direkt an den Magen an und ist das wichtigste Organ, wenn es um eine gute Verdauung, eine ausreichende Nährstoffversorgung und vor allem um ein gesundes Immunsystem geht, denn hier entscheidet sich, was in den Organismus eintreten kann und was nicht. Im Dünndarm werden 99 Prozent aller Nährstoffe, Vitamine und Mineralstoffe aufgenommen. Die Schleimhaut des Dünndarms besteht aus einem dichten Zellsystem - dem Epithel -, das wie eine strenge Grenzkontrolle funktioniert. Es lässt nur durch, was in unserem Organismus, genauer im Lymph- oder Blutsystem keinen Schaden anrichten kann.

Der Dünndarm ist stark gefaltet, die Oberfläche ist mit Darmzotten (Vili) bedeckt, die wiederum mit mikroskopisch kleinen Zotten, den sogenannten Mikrovili, überzogen sind. Diese mehrfache Faltung und die kleinen Zotten sind enorm wichtig, denn sie vergrößern die Oberfläche des Dünndarms so enorm, dass eine ausreichende Nährstoffversorgung überhaupt erst möglich wird. Um das zu gewährleisten, besitzt die Dünndarmschleimhaut eine gewisse Durchlässigkeit für Nährstoffe und Nahrungsmoleküle, die auf zwei Wegen sichergestellt wird. Zum einen sind die Membranen der Zellen selbst durchlässig für Nährstoffmoleküle. Für den Transport durch die Zellen sorgen sogenannte Enzyme, also Eiweiße, die als Begleiter und Schlüssel für die Zellmembran dienen. Der Milchzucker Laktose und der Fruchtzucker Fruktose sind beispielsweise solche Nährstoffe, die ein Enzym für den Transport durch die Zellen benötigen - das Enzym Laktase bzw. den GLUT5-Transporter. Ist die Schleimhaut beschädigt oder werden nicht genügend Enzyme gebildet, bekommen wir Probleme bei der Verdauung dieser beiden Nährstoffe. Ist die Darmschleimhaut also gesund, kann ganz spezifisch das aufgenommen werden, was für unseren Körper wertvoll ist.

Zum anderen gibt es für bestimmte Moleküle einen Durchlass zwischen den Zellen, die sogenannten *tight junctions* oder zu Deutsch: Kittleisten. Sie werden durch Signalstoffe geöffnet und lassen dann einzelne Moleküle zwischen den Schleimhautzellen hindurch in das Gewebe und damit die Blut- und Lymphbahnen. Einer der Nahrungsbestandteile, der die Öffnung der Kittleisten bewirkt ist beispielsweise das Klebereiweiß Gluten. Für Gluten wissen wir heute sicher, dass es diesen Mechanismus über das Signalmolekül Zonulin beeinflusst und so auch größeren Molekülen und eventuellen Schädlingen die Passage zwischen den Schleimhautzellen ermöglicht. Jedoch ist Gluten nicht der einzige Stoff, der das kann. Auch andere Nahrungsbestandteile und Bakterien lösen diesen Mechanismus aus, wobei die Forschung hier noch in den Kinderschuhen steckt. In jedem Fall ist dieser Mechanismus beim gesunden Menschen ganz natürlich und keinesfalls nur krankhaft, wie oft angenommen wird.

Zwischen den Schleimhautzellen im Darm sitzen auch eine Vielzahl unterschiedlicher Immunzellen, die Pathogene "verschlucken", sie anderen Immunzellen präsentieren und sie anschließend zerstören können. Wir werden diese später noch kennenlernen.

Unter der obersten Zellschicht wird die Dünndarmschleimhaut von einem dichten Netz an mikroskopisch kleinen Blutgefäßen und Lymphbahnen durchzogen, die die Nährstoffe aus dem Dünndarm in unseren Organismus transportieren.

Über das feine Netz der Lymphbahnen, das sogenannte darmassoziierte lymphatische Gewebe oder darmassoziierte Immunsystem, werden Fremdkörper und Krankheitserreger durch Immunzellen zu den Lymphknoten geleitet. In den Lymphknoten vermehren sich bei Präsentation der Fremdkörper andere Antikörper-produzierende Immunzellen, die anschließend für die passende Immunantwort sorgen. Auch darauf kommen wir noch zurück.

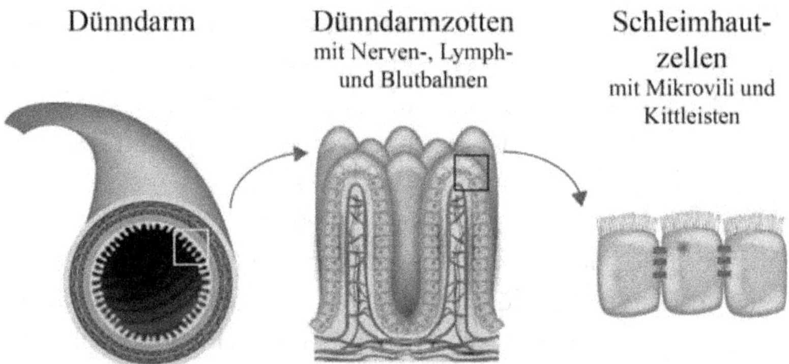

Die Zotten des Dünndarms vergrößern die Absorptionsoberfläche des Dünndarms und ermöglichen die maximale Aufnahme Nährstoffen

Wie die Haut, ist auch die Schleimhaut des Darms mit einem Schutzmantel überzogen: dem Mucus. Diese dünne, basische Schleimschicht sorgt nicht nur für den Schutz der Epithelzellen, sondern hat auch eine wichtige immunologische Funktion. Der Mucus auf der Darmschleimhaut teilt sich in zwei Ebenen auf. Eine innere, undurchlässige Schicht und eine äußere, etwas lockerere Schicht, in der sich zahlreiche Bakterienspezies tummeln. Im Mucus befinden sich auch Antikörper und andere Stoffe, die Pathogene binden und zerstören können noch bevor sie überhaupt mit den Zellen der Darmschleimhaut in Kontakt kommen. Diese immunologische Funktion des Mucus ist für ein gesundes Immunsystem überaus wichtig. Darüber hinaus bietet der Mucus mit verschiedenen Zuckerverbindungen ein optimales und nährstoffreiches Zuhause für unser Mikrobiom.

Im **Dickdarm**, der über eine Art Schließmuskel vom Dünndarm getrennt wird, werden keine Nährstoffe mehr direkt aufgenommen. Der Dickdarm ist etwa 1,5 bis 2m lang und seine Hauptaufgabe besteht darin Wasser und Elektrolyte, die im Verdauungsprozess in den Darm geflossen sind, zurück zu resorbieren. Im Dickdarm befindet sich der größte Teil unseres Mikrobioms, also der Bakterien, Hefen und Viren, die unserem Immunsystem als Sparringspartner dienen. Ihre Aufgabe ist es hier nicht verdaute Nahrungsbestandteile zu vergären. Auch diese Funktion ist wichtig für unser Immunsystem, denn die Stoffe die dabei entstehen dienen uns als Nahrung und haben auch eine gewisse Signalfunktion für unsere Darmschleimhautzellen.

Die Darm-Hirn-Achse

Wie dir sicher schon einmal aufgefallen ist, existiert der Darm nicht im luftleeren Raum, sondern ist Teil unseres Organismus und steht mit sämtlichen anderen Organsystemen im regen Austausch.

Vielleicht hast du selbst schon einmal erlebt, dass dir eine stressige Situation auf den Magen geschlagen ist, du Schmetterlinge im Bauch hattest, du Durchfall bekommen hast, wenn dir etwas zu schnell ging oder du mit Verstopfungen zu kämpfen hattest, weil du etwas nicht loslassen konntest. Diese Situationen zeigen schon, dass unser Darm und unser Gehirn auf irgendeine Weise miteinander kommunizieren. Und tatsächlich ist die Verbindung zwischen unserem Gehirn und unserem Darm sehr eng.

Das dichte Signalnetzwerk zwischen unserem Verdauungstrakt und unserem zentralen Nervensystem bezeichnet man als Darm-Hirn-Achse. Zu ihr gehören zum einen unsere Nervenzellen und das daraus bestehende Nervennetzwerk, zum anderen aber auch unser Mikrobiom. Die Signalübertragung funktioniert in beide Richtungen. Vom Darm zum Gehirn und umgekehrt. Die Vermutung, dass manche Verdauungsbeschwerden psychologischer Natur sind, ist also nicht komplett aus der Luft gegriffen - auch, wenn das bei weitem nicht die Erklärung für jeden "Reizdarm" ist.

Fast unser gesamter Verdauungstrakt ist mit einem sehr dichten Netz an Nervenzellen überzogen. Die Anzahl der Nervenzellen hier übersteigt die in unserem Rückenmark etwa um ein fünffaches. Dieses Darm-Hirn wird in der Biologie als enterisches Nervensystem (ENS) bezeichnet und zieht sich vom Mund bis zu unserem Darmausgang, dem Anus.

Viele Jahre ist man davon ausgegangen, dass sich dieses Nervennetzwerk ausschließlich auf die Funktionsfähigkeit des Verdauungstraktes beschränkt. So steuert das ENS beispielsweise die Darmperistaltik, die Ausschüttung von Enzymen und auch die Produktion von Neurotransmittern, wie beispielsweise Serotonin und Dopamin. Was viele nicht wissen: Serotonin und Dopamin, unsere beiden "Glückshormone" werden überwiegend im Darm und nicht im Gehirn gebildet.

Man geht heute davon aus, dass 90 Prozent der peripheren Serotoninproduktion in der Darmwand stattfindet und rund 50 Prozent der Dopaminproduktion hier vonstattengeht. Wenn wir uns schlapp, flau oder gar depressiv fühlen, dann hat das also auch viel mit unserem Verdauungstrakt und unserem Darm-Hirn, dem ENS, zu tun.

Die Zellen des angeborenen Immunsystems

Die Zellen unseres Immunsystems zirkulieren also vor allem in der Haut und in den Schleimhäuten, Lymphbahnen und im Blut. Im Folgenden sollst du die einzelnen Zellen näher kennenlernen. Es hilft für die späteren Ausführungen einen groben Überblick zu haben. Du kannst nachher auch noch einmal zu dieser Stelle zurückkehren und nachschlagen, wenn du einmal nicht genau weißt, für was der jeweilige Zelltyp nun zuständig war. Ich gebe zu, dass das vor allem für Neulinge in Sachen Immunsystem nicht ganz einfach zu merken ist.

Neutrophile Granulozyten

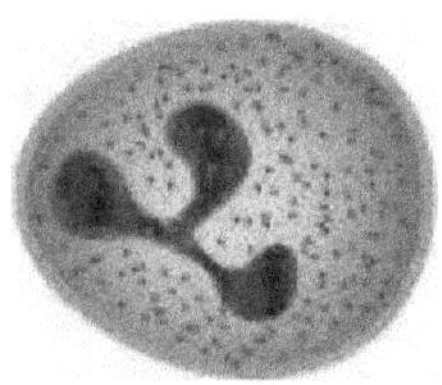

Die neutrophilen Granulozyten bilden mit bis zu 70 Prozent den größten Anteil unter den weißen Blutkörperchen. Die kugelförmigen Zellen werden im Knochenmark gebildet und wandern dann für eine Lebensdauer von bis zu 4 Tagen im Blut durch unseren Körper. Im Kampf gegen unspezifische Krankheitserreger wechseln sie in das jeweils betroffene Gewebe, sobald dort eine Verletzung oder ein Angriff durch Pathogene gemeldet wird. Sofern sie nicht innerhalb von acht Stunden mit einem Erreger in Kontakt kommen, erfahren sie den programmierten Zelltod, die Apoptose. Durch diese kurze Lebensdauer ist sichergestellt, dass die Granulozyten zu jedem Zeitpunkt intakt sind und unsere grundlegende Immunität immer gewährleistet ist.

Monozyten

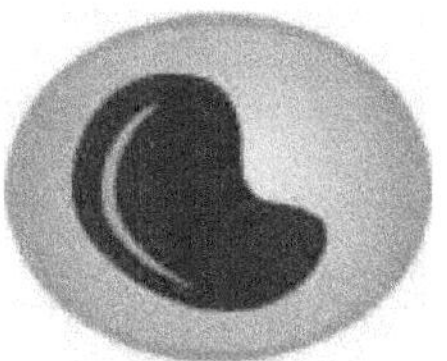

Monozyten sind mit einem Durchmesser von 5-20 Mikrometer die größten unter den weißen Blutkörperchen. Sie sind sowohl für das angeborene, als auch für das erworbene Immunsystem wichtig, da aus ihnen andere wichtige Immunzellen entstehen können. Monozyten entwickeln sich aus Monoblasten im Knochenmark und zirkulieren nach ihrer Ausreifung für rund 24 bis 72 Stunden im Blut. Der wichtigste Speicherort für Monozyten ist die Milz, von wo aus sie bei Bedarf in großer Menge in den Blutkreislauf abgegeben werden können. Kommt der Organismus mit einer Infektion in Kontakt, wandern auch die Monozyten in das betroffene Gewebe. Hier werden sie durch das Signal von Zytokinen, einer Gruppe von entzündungsfördernden Botenstoffen, zu Fresszellen umgewandelt.

Makrophagen (Fresszellen)

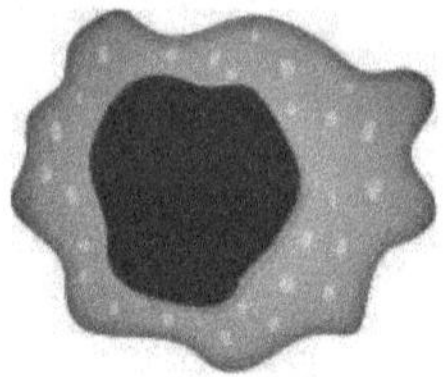

Die als Fresszellen bekannten Makrophagen gehören vermutlich zu den entwicklungsgeschichtlich ältesten Bestandteilen unseres Immunsystems. Ihre Hauptaufgabe ist das Beseitigen von schädlichen Mikroorganismen durch Phagozytose, einem Prozess in dem schädliche Einzeller zersetzt werden. Im Prozess der Phagozytose nehmen die Makrophagen die Zelle des Erregers in sich auf und zersetzen sie mit Hilfe von Enzymen. Im Anschluss transportieren sie Bestandteile dessen an ihre Oberfläche und informieren so die Zellen des erworbenen Immunsystems über die Beschaffenheit des Eindringlings. Dieser Prozess wird als Antigen-Präsentation bezeichnet. Sie trägt auch dazu bei, dass sich die immunologisch wichtigen T-Zellen der erworbenen Immunabwehr vermehren und entsprechend ausbilden. Während dieses Prozesses werden außerdem zahlreiche Botenstoffe freigesetzt, die dazu beitragen, dass sich am Ort des Geschehens mehr weiße Blutkörperchen einfinden. Die Ausschüttung von Zytokinen sorgt zudem für eine Entzündung in dem betroffenen Gewebe.

Mastzellen

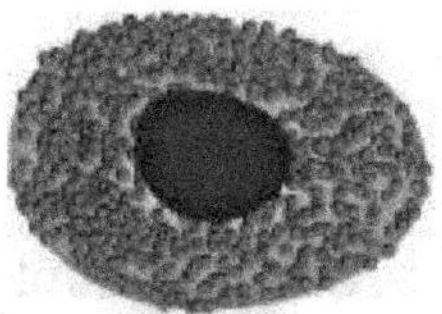

Die Mastzellen sind die für Allergiker und Menschen mit einer Unverträglichkeit interessantesten Zellen des angeborenen Immunsystems. Mastzellen entstehen ebenso aus Stammzellen des Knochenmarks und sind im Prinzip überall in den Bindegeweben, Schleimhäuten und in der Nähe von Gefäßen, Nerven und im Gehirn anzutreffen. Sie enthalten eine Vielzahl von Botenstoffen, die für den Ablauf immunologischer und allergischer Prozesse besonders relevant sind. Die wichtigsten der Botenstoffe, die in Mastzellen gespeichert werden, sind Histamin, Heparin, Prostaglandine, Zytokine und Tryptasen, die allesamt Entzündungen in unserem Körper auslösen können.

Der vielfältigste und bedeutendste Botenstoff der Mastzellen ist Histamin. Histamin ist ein Gewebshormon und Neurotransmitter, der für zahlreiche Prozesse in unserem Körper verantwortlich ist, darunter auch die Auslösung der allergischen Reaktion. Finden sich bei einem Allergiker eine erhöhte Konzentration der Immunglobuline des Typs E (IgE) im Blut und tritt ein Allergen in den Organismus ein, binden die Immunglobuline an die Mastzellen, wodurch Histamin ausgeschüttet wird. Dieser Prozess wird als Degranulation der Mastzellen bezeichnet. Die Degranulation führt in der Folge zu den typischen allergischen Reaktionen wie Fließschnupfen, juckende Augen oder Kopfschmerzen.

Die Zellen des angeborenen Immunsystems

Neben der Bindung von Antigenen und Immunglobulinen an die Andockstellen der Mastzellen, können auch chemische oder physikalische Reize, wie Hitze, Kälte, stumpfe Schläge, Medikamenten, Reinigungsmittel, emotionaler und körperlicher Stress oder Nahrungsbestandteile zur Degranulation der Mastzellen führen. In der Folge kommt es zu einer pseudoallergischen Reaktion. Jetzt wird auch deutlich, warum die Allergie von der Pseudoallergie in ihrer Symptomatik so schwer zu unterscheiden ist. Ob eine Allergie vorliegt oder eine nicht-immunologische Degranulation der Mastzellen, ist auf den ersten Blick im Prinzip nicht zu erkennen.

In der Vergangenheit wurde den Mastzellen im Zusammenhang mit Allergien und Immunantworten wenig Bedeutung zugemessen. In einigen medizinischen Lehrbüchern tauchen sie bei der Beschreibung des Immunsystems überhaupt nicht auf. In den letzten Jahren hat sich hier jedoch viel getan. Auch durch die Arbeit des griechisch-amerikanischen Forschers Dr. Theo Theoharides von der Tufts University, Boston, wird deutlicher, an wie vielen Prozessen die Degranulation der Mastzellen eigentlich beteiligt ist und wieviele Erkrankungen einen Bezug zu einer andauernden Degranulation der Mastzellen haben. Neben den allergischen Erkrankungen gilt auch bei Autismus, Depressionen, Angststörungen, bipolaren Störungen, Migräne, Schizophrenie, entzündlichen Darmerkrankungen, Fibromyalgie, Autoimmunerkrankungen, Mastzellenaktivitätssyndrom und letztlich auch bei der Histamin-Intoleranz (Histaminose) eine erhöhte Mastzellenaktivität als wesentlicher beteiligter Faktor.

Diese Erkenntnisse sind wichtig und eröffnen uns neue Wege mit diesen Erkrankungen umzugehen, denn das

Immunsystem reagiert unmittelbar auf unseren Lebenswandel und lässt sich durch eine naturnahe Lebensweise modulieren und beruhigen.

Dendritische Zellen

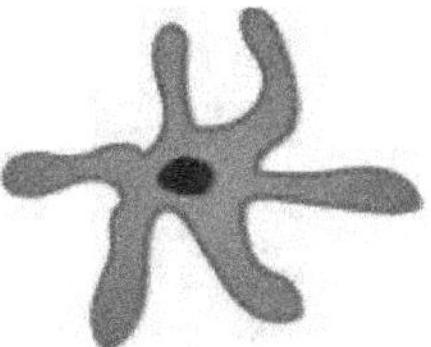

Die dendritischen Zellen wandern als unreife Zellen aus dem Blut ins Gewebe ein und bilden dort zahlreiche Verästelungen zwischen den umliegenden Zellen aus. Sie sitzen vor allem im Epithel der Haut und der Schleimhaut in unserem Verdauungstrakt und dem Atmungssystem. Man kann sich vorstellen, dass sie zwischen den Zellen der Schleimhaut so etwas wie kleine Fühler ausstrecken und so in den direkten Kontakt mit dem Darminneren oder der oberen Hautschicht kommen. Ihre Aufgabe ist es, ähnlich den Makrophagen, ständig Substanzen aus ihrer Umgebung aufzunehmen und eventuelle Erreger zu "verschlucken".

Ist dies geschehen, zerstören die dendritischen Zellen das Pathogen jedoch nicht, sondern wandern über das Lymphsystem zum nächsten Lymphknoten, wo sie das aufgenommene Antigen den Lymphozyten präsentieren, die dann wiederum eine Immunantwort auslösen können.

Natürliche Killerzellen (NK-Zellen)

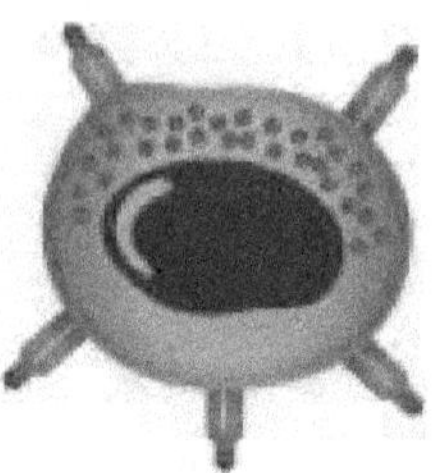

Zu guter Letzt gehören auch die NK-Zellen zum angeborenen Immunsystem. NK-Zellen gehören zur Gruppe der Lymphozyten und für die Abtötung von defekten Zellen, Tumorzellen und Zellen mit einer Virusinfektion zuständig. Sie spielen eine wichtige Rolle bei der Verbindung zwischen unserer angeborenen und unserer erworbenen Immunität. Sie kommunizieren mit den dendritischen Zellen, was zu einer dezidierten Selektion der zu vernichtenden Zellen führt und so die erworbene Immunität moduliert.

Mikroglia – Immunzellen im Gehirn
Manchmal erstaunt die Forschung uns mit Entdeckungen, von denen wir meinen, dass sie kaum noch möglich seien. In meinen Augen passiert das immer dann, wenn wir grundlegende Körperteile und -funktionen entdecken. Wir denken ja oft, dass der Aufbau unseres Körpers längst geklärt sei. Das ist allerdings nicht der Fall.

So wurde zum Beispiel erst im Jahr 2014 entdeckt, dass das Lymphsystem, in dem ein großer Teil unserer Immunzellen zirkuliert, auch in unserem Gehirn zu finden ist. Es endet also nicht, wie bisher angenommen, am Hals.

Die Zellen, die den größten Teil des Immunsystems im Gehirn und im zentralen Nervensystem (ZNS) ausmachen, sind die sogenannten Mikroglia. Gliazellen wurden einst von Rudolph Virchow im 19. Jahrhundert entdeckt und nach dem griechischen Wort für Leim (gr. glia) benannt. Er ging damals davon aus, dass sie lediglich als Stützzellen dienen.

In den letzten 20 Jahren ist die Erforschung der Gliazellen weiter fortgeschritten und wir wissen, dass sie mehr als nur Füll- oder Stützmaterial in unserem Gehirn sind. Auf jedes Neuron, also jede Nervenzelle im Gehirn, gibt es 10 Gliazellen, die dafür sorgen, dass die Nervenzellen ummantelt sind, Informationen verarbeitet und weiter transportiert werden können. Wir haben also weitaus mehr Gliazellen im Kopf, als verarbeitende Nervenzellen. Am Gewicht machen sie sogar rund die Hälfte unseres Gehirns aus.

Mikroglia, die Makrophagen des ZNS, sind die Soldaten unseres Immunsystems im Gehirn. Bei einem gesunden Menschen übernehmen Mikroglia eine Vielzahl von Funktionen. Sie entsorgen defekte Nervenzellen, Plaque und andere Substanzen, die mit einem voll funktionsfähigen Gehirn in Konflikt stehen. Wie die Makrophagen, gehören sie auch zu den Antigen-präsentierenden Zellen, d.h. dass sie Antigene aufnehmen und über Zytokine und andere Signalmoleküle die Immunantwort und Entzündungen auslösen können.

Die Forschung der letzten Jahre zeigt aber auch ihre Interaktion mit Hormonen, Neurotransmittern und anderen Molekülen in unserem Körper und unserem Gehirn.

Da das Nachliefern von Zellen zur Bildung von Mikroglia in das Gehirn durch die Blut-Hirn-Schranke nicht ohne weiteres möglich ist, haben Mikroglia eine deutlich längere

Lebensdauer, als etwa Makrophagen oder dendritische Zellen. Werden Mikroglia aktiviert, vermehren sie sich deshalb erst einmal selbst.

Im Falle einer starken Infektion kann die Blut-Hirn-Schranke zusätzlich in ihrer Durchlässigkeit erhöht werden, wodurch auch Stammzellen und Makrophagen zur Umwandlung in Mikroglia ins Gehirn transportiert werden können.

Mikroglia können zwei verschiedene Stati einnehmen: entweder sind sie reaktiv (aktiviert) oder inaktiv. Ist unser Gehirn oder Organismus einem immunologischen Angriff ausgesetzt, werden die Mikroglia reaktiv, sorgen für eine zytotoxische Immunantwort und rekrutieren über Entzündungsbotenstoffe weitere inaktive Mikroglia. Dieser Prozess führt auch zu einer Reduktion der Energieproduktion in den Zellen des Gehirns. Das Enzym IDO (Indolamin-2,3-Dioxygenase), das bei reaktiven Mikroglia angeregt wird, führt in der Folge zur Produktion von Molekülen, die Angst und Erregung erzeugen und so zu mentalen Beschwerden führen. Kurzfristig kann eine verlangsamte Reaktionsfähigkeit folgen, die Konzentration lässt nach und wir fühlen uns ein bisschen wie benebelt. Der ein oder andere Pollen-Allergiker kennt diesen Zustand im Frühjahr, in dem bei starker Pollenbelastung mit intellektuellen Höchstleistungen nicht zu rechnen ist. Das problematische an der Aktivierung der Mikroglia, die vor allem durch Ernährung, Lebensstil oder Umwelteinflüsse ausgelöst wird, ist, dass diese Zellen nicht in den inaktiven Zustand zurückversetzt werden können.

Im Gegenteil: sie verteidigen dein Gehirn vor unerwünschten Einflüssen und sind dabei sogar in der Lage Nervenzellen zu zerstören. Sind die Mikroglia einmal aktiviert, kann das für Wochen, Monate oder gar Jahre zu entzündlichen Prozessen im Gehirn führen.

Faktoren, die Mikroglia aktivieren können

- Allergien
- Unverträglichkeiten
- Diabetes Mellitus
- kohlenhydratreiche Ernährungsformen
- Kopfverletzungen
- Sauerstoffmangel, z.B. durch zu wenig Bewegung, chronischen Stress, Lungenerkrankungen, Blutarmut
- Autoimmunerkrankungen mit Bezug zum Nervensystem, wie bspw. Multiple Sklerose
- Alkohol- und Drogenmissbrauch
- Medikamente
- Umweltgifte
- entzündliche Erkrankungen, z.B. der Darmschleimhaut
- Beeinträchtigung der Blut-Hirn-Schranke, z.B. durch die vorgenannten Faktoren

Setzen wir uns also langfristig einem Allergen aus, das unser Immunsystem und die Mikroglia aktiviert und die neuronale Entzündung aufrechterhält, kann der Tod der Nervenzellen zur Entstehung neurodegenerativer Erkrankungen wie Alzheimer, Parkinson oder Demenz beitragen. Auch Depressionen und andere psychiatrische Erkrankungen können die Folge sein. Überhaupt geht man heute davon aus, dass die meisten psychiatrischen Erkrankungen aus einem solchen Entzündungszustand des Körpers und des Gehirns entstehen.

Deshalb ist es insbesondere bei mentalen Störungen wichtig, dass die Ernährungs- und Lebensstilveränderungen in Angriff genommen werden. Glücklicherweise sind gerade in diesem Bereich die Erfolge besonders schnell spürbar, sodass die Motivation für viele anhalten dürfte. Ein Leben mit einem leistungsfähigen, klaren Gehirn ist einfach gegen kein Stück Kuchen der Welt einzutauschen.

Das erworbene Immunsystem

Im zweiten Schritt schauen wir uns nun die Bestandteile des erworbenen Immunsystems an. Sie spielen im Zusammenhang mit Allergien und Unverträglichkeiten eine wesentlich größere Rolle, als die Teile des angeborenen Immunsystems, denn das erworbene Immunsystem lernt erst nach unserer Geburt, was als gefährlich eingestuft werden soll und was nicht.

Alles, was unser Körper erlernen kann, kann er auch umlernen, verlernen und neu lernen. So lässt sich auch das erworbene Immunsystem bis zu einem bestimmten Grad in jedem Alter beeinflussen und verändert sich durch Umwelteinflüsse ständig. Wie du sicherlich ahnst, ist unser Lebensstil dabei ein ausschlaggebender Faktor.

Der Mensch und alle anderen Säugetiere verfügen über ein besonders ausgeprägtes erworbenes Immunsystem, das wiederum in systemische und lokale Teile unterteilt werden kann. Es besteht aus Zellen und Botenstoffen, die in unserem Blut und unseren Lymphbahnen zirkulieren, und solchen, die lokal in Haut und Schleimhäuten für eine Abwehr von Pathogenen sorgen sollen. Darüber hinaus können wir heute auch guten Gewissens das Heer an Bakterien, Hefen, Pilzen und Viren, die in und auf uns leben, zu unserem erworbenen Immunsystem hinzurechnen. Beginnen wir aber mit den Zellen und den wichtigsten Botenstoffen.

Die Zellen des erworbenen Immunsystems

Das Zusammenspiel der zwei Zelltypen und ihrer Botenstoffe, die wir nun betrachten, bilden die Grundlage für sämtliche allergischen Reaktionen und Entzündungsprozesse im Körper.

B-Lymphozyten / B-Zellen

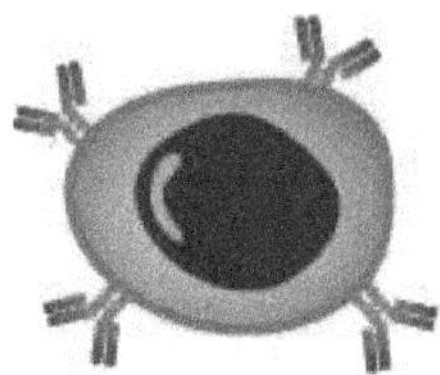

Die B-Lymphozyten oder B-Zellen gehören ebenfalls zur Gruppe der Lymphozyten, die im Knochenmark reifen und später im Blut als B-Plasmazellen zirkulieren. Ihre wesentliche Aufgabe besteht darin Antikörper (Immunglobuline) zu produzieren und diese dann, wenn ihnen ein Antigen (Allergen) präsentiert wird, auszuschütten. Das geschieht in großer Menge: B-Zellen sind in der Lage bis zu 2.000 Antikörpermoleküle pro Sekunde in den Blutkreislauf abzugeben. Für diesen Prozess gibt es zwei wesentliche Auslöser. Zum einen die sogenannten T-Zellen, die über Signalmoleküle (Zytokine) mit den B-Zellen kommunizieren und ihnen so signalisieren, dass Antikörper zur Bekämpfung eines Antigens ausgeschüttet werden sollen.

Zum anderen stehen auch Bakterien über komplexe Signalwege mit unseren B-Zellen in der Darmschleimhaut in Kontakt. In der Lamina Propria, der Gewebeschicht, die den Darm umgibt, werden B-Zellen in immunologisch aktive Plasmazellen umgewandelt, die anschließend über die Schleimhaut sekretorisches IgA in das Darminnere abgeben. Sekretorisches IgA (sIGA) ist ein Antikörper, das unter anderem im Darm schädliche Bakterien, Pilze und Hefen bindet und unschädlich macht, Entzündungsprozesse reguliert und auch die Beziehung zu unserer nützlichen Darmflora kontrolliert. Milchsäurebakterien beeinflussen die Sekretion von sIgA in die Schleimschicht und die Anzahl der IgA-sekretierenden Zellen in Dünn- und Dickdarm, aber auch in anderen Schleimschichten, wie der Lunge oder in den Milchdrüsen. Es wird vermutet, dass die Migration der Zellen über das Lymphsystem vonstatten geht.

T-Lymphozyten / T-Zellen

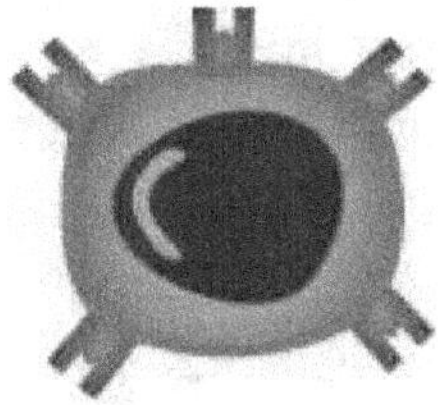

Die T-Lymphozyten sind für das Allergiegeschehen die wichtigsten Zellen. Sie reifen in der Thymusdrüse, einer kleinen Drüse hinter dem oberen Brustbein. Daher auch ihr Name. Nach der Kindheit verkümmert die Thymusdrüse beim Menschen und die T-Zellen siedeln sich in der Milz und in unseren Lymphknoten an.

Unter dem Sammelbegriff der T-Zellen werden vor allem vier Subtypen zusammengefasst, die aus den Vorläuferzellen TH0 entstehen, wenn die Makrophagen entsprechende Signale aussenden.

Zu den aktiven Subtypen bei der Immunantwort gehören

TH1-, TH2-, regulatorische T-Zellen (Treg) und TH17-Zellen.

Die **T-Helferzellen vom Typ 1 (TH1)** sind die unmittelbaren Partner der Makrophagen. Kommen Makrophagen mit einem Antigen in Kontakt, aktivieren sie TH1-Zellen, die bereits im System im Umlauf sind. Über die signalübertragenden Zytokine, sogenannte Interleukine (IL), aktivieren sie die bestehenden TH1-Zellen, die in der Folge die Umwandlung weiterer Vorläufer-Zellen (TH0) zu TH1-Zellen anstoßen. Die Aufgabe der TH1-Zellen ist es dann wiederum Interleukine (IFNγ und IL-2) abzugeben, die eine Entzündungsreaktion im Organismus auslösen.

Den TH1-Zellen gegenüber stehen die **T-Helferzellen vom Typ 2 (TH2)**. Sie werden ebenfalls von den Makrophagen und ihren Signalstoffen zu einer Vermehrung angeregt. Bei der akuten Immunantwort sind sie die Partner der B-Zellen. Über die Ausschüttung einer Reihe von Zytokinen aktivieren TH2-Zellen die B-Zellen und lösen so die Absonderung von Antikörpern aus. Die Antikörper aktivieren in der Folge wiederum die Mastzellen zur Ausschüttung der Entzündungsbotenstoffe Histamin, Heparin und einiger anderer mehr.

Gleichzeitig regulieren TH2-Zellen die Entzündung, indem sie die Aktivierung der Makrophagen und damit die weitere Entwicklung von TH1 bremsen.

Welcher Zelltyp jeweils ausgebildet wird - TH1 oder TH2 -, bestimmen Moleküle, die durch die Antigen-präsentierenden Zellen (Makrophagen oder dendritische Zellen) abgegeben werden. Je nach Interleukin-Typ werden TH1- oder TH2-Zellen gebildet.

Bei Allergien und Autoimmunerkrankungen, chronischen Infektionen und entzündlichen Darmerkrankungen kommt es zu einer Verschiebung dieses ausgeklügelten Gleichgewichts zugunsten von TH2. Im Blut lassen sich dann die entsprechenden Botenstoffe bestimmen, um dies zu bestätigen.

Dieser TH2-Überhang oder -Shift gilt als wesentliche Ursache bei der Entstehung von Allergien und Unverträglichkeiten, genauso wie von Autoimmunerkrankungen. Die Umwelteinflüsse und Stressoren, denen wir später begegnen, haben allesamt einen Einfluss auf dieses Geschehen. Bei der Behandlung von Allergien und Unverträglichkeiten ist es unser Ziel, dieses sensible Gleichgewicht wiederherzustellen.

Die dritte Gruppe der T-Helferzellen sind die **regulatorischen T-Zellen** (früher: Suppressor-T-Zellen). Auch sie haben eine unterdrückende Wirkung auf das Immunsystem und verhindern, dass die aggressiven Mechanismen des Immunsystems körpereigene Strukturen zerstören. Sie wirken unmittelbar hemmend auf TH1- und TH2-Zellen, auf die Ausschüttung von Antikörpern durch B-Zellen und auf die Mastzellen. Sie sind somit essenziell für die Toleranz von Allergenen und wirken unmittelbar regulierend auf das Immunsystem.

Die Existenz regulatorischer T-Zellen ist erst seit den 1990er Jahren gesichert. Wie sie allerdings genau funktionieren und was einen Einfluss auf sie ausübt, beginnen wir erst langsam zu verstehen. So hat eine Studie aus dem Jahr 2015 aufgedeckt, dass das Mikrobiom eine Schlüsselrolle bei der Ausbildung von naiven TH0-Zellen zu regulatorischen T-Zellen spielt. Erst die kleinen Einzeller, die mit uns leben, motivieren unseren Körper offenbar dazu, regulatorische T-Zellen auszubilden. Die Mikroorganismen haben damit einen bedeutenden modulierenden Einfluss auf unser Immunsystem, der uns bisher in dieser Ausprägung nicht bekannt war.

In nachfolgender Darstellung kannst du das komplexe Zusammenspiel der Zellen bei der allergischen Reaktion noch einmal bildhaft nachvollziehen.

Die Zellen des erworbenen Immunsystems

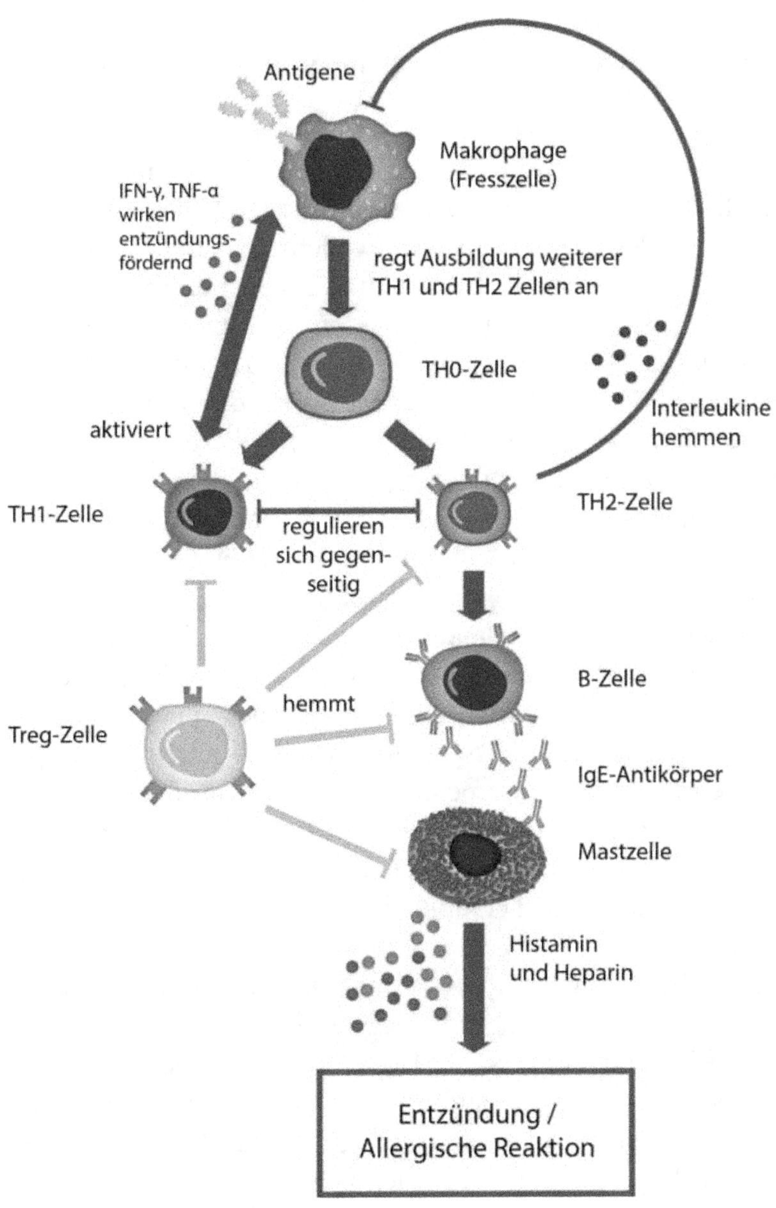

Partner des Immunsystems: unser Mikrobiom

Als ich begann für dieses Buch die genaue Funktionalität unseres Immunsystems zu recherchieren, fiel mir in den medizinischen Lehrbüchern als erstes auf, dass unser Mikrobiom den meisten Autoren höchstens eine Randnotiz wert ist. Der Grund schien den Autoren der Fachliteratur auf der Hand zu liegen: wir wissen noch nichts konkretes. Vor allem aber können wir aus dem derzeitigen Wissen über die Vielzahl der Mikroorganismen, die in und auf uns leben, noch keine schulmedizinischen Therapiemöglichkeiten ableiten. Ja, wir kennen noch nicht einmal alle Mikroorganismen mit Namen und werden wahrscheinlich noch Jahrzehnte für dieses Mammutprojekt benötigen.

Für den Patienten bedeutet das, das wir noch nicht genau sagen können, welcher Bakterienstamm in welcher Dosierung wie auf den menschlichen Körper wirkt. Fakt ist nämlich, dass die meisten Bakterienarten nur in einer gewissen Dosierung ihre positive Wirkung entfalten, in einer anderen aber auch weitreichende negative Folgen haben können. Das erschwert die Gestaltung pharmazeutischer, mikroökologischer Therapien immens.

Meine Erfahrung und das Wissen der traditionellen Naturheilkunde sprechen allerdings eine andere Sprache. Schon zu Beginn meiner eigenen Reise war ich in den medizinischen Datenbanken auf das Zusammenspiel zwischen unserem Immunsystem und unserem Mikrobiom gestoßen. Die Mikrobiota sind ein wichtiges, wenn nicht gar *das* wichtigste Bindeglied zwischen unserer Ernährung und einem gesunden Immunsystem. Um gesund zu sein, brauchen wir - wie wir später sehen werden - keine ausgeklügelten pharmazeutischen Therapien. Wir müssen nicht auf

69

das Miligram genau wissen, welches Bakterienpräparat wir uns in den morgendlichen Smoothie mixen sollten. Die Natur ist ohnehin schlauer. Vielmehr sollten wir wissen, welche Funktion unser Mikrobiom hat und welche Ernährung eine möglichst gesunde Diversität fördert.

Dass die Ernährung einen wichtigen Einfluss auf unser Mikrobiom hat, sieht auch der Peter Holzer vom Institut für experimentelle und klinische Pharmakologie an der Uni Graz so. "Durch eine Ernährungsumstellung lassen sich recht schnell Erfolge erzielen." resümiert er im Gespräch mit Ulrike Gebhardt für *Spektrum*.

Da wir die Mikrobiota zu wesentlichen Teilen nach unserer Geburt erwerben, ordne ich sie zu den Bestandteilen unseres erworbenen Immunsystems. Ich bin sicher, hier wird sie in den kommenden Jahren auch in der medizinischen Fachliteratur ihren Platz finden.

Freunde seit Menschengedenken

Die kommensale Flora, wie unsere Mikrobiom in älteren Schriften genannt wird, bildet die erste Abwehrebene unseres Immunsystems gegenüber schädlichen Bakterien, Pilzen, Parasiten und Viren.

Streng genommen ist dieser Begriff nicht ganz passend, denn beim Kommensalismus geht es um die Interaktion zweier Arten, die für eine Art nützlich, für die andere aber neutral ist. Das ist im Zusammenleben mit unseren Bakterien nicht der Fall.

Wie wir heute wissen, haben sowohl unsere Bakterien etwas von uns als Wirt, wir aber umgekehrt auch etwas von unseren Bakterien. Es kann also für viele Arten eher von einer *Symbiose*, also einem für beide Seiten nützlichen, gemeinsamen Leben gesprochen werden.

In den letzten Jahren setzt sich deshalb in der wissenschaftlichen Literatur mehr und mehr der Begriff des Mikrobioms oder der Mikrobiota durch.

Als Mikrobiom bezeichnen wir die Gesamtheit aller Gene, die Mikroorganismen zuzuordnen sind. Der Begriff der Mikrobiota meint hingegen die Mikroorganismen selbst. Dieser kleine, aber feine Unterschied ist für Wissenschaftler von Bedeutung. Da sich aber in den Publikumsmedien der letzten Jahren häufiger der Begriff des Mikrobioms (die Gene) findet, werde ich im Folgenden nur noch diesen Begriff verwenden, obwohl er an vielen Stellen nicht sauber angewendet ist. Der ein oder andere Wissenschaftler, der dieses Buch liest, mag mir das nachsehen.

Bisher ging man davon aus, dass die Zahl der Mikroorganismen die Menge unserer eigenen Körperzellen um den Faktor 10 übersteigt. Das würde bedeuten, dass für jede einzelne unserer Körperzellen etwa 10 Einzeller in und auf uns leben. Diese Schätzung aus den 70er Jahren des letzten Jahrhunderts scheint mittlerweile jedoch überholt. Eine aktuelle Berechnung des Weizmann Instituts der Wissenschaft aus Israel kommt zu dem Schluss, dass das Verhältnis unserer Körperzellen zu Mikroorganismen eher bei eins zu eins liegt. Dieser aktuellen Publikation zufolge, können wir davon ausgehen, dass der Durchschnittsmensch rund 30 Billionen menschliche Zellen besitzt und gleichzeitig Wirt für etwa 39 Billionen Einzeller ist. Für die Funktionalität dieser Ansammlung fremder Organismen spielt das dennoch keine Rolle. Es ist völlig egal, ob das Konglomerat zehnmal so viele Zellen hat wie wir, oder "nur" etwa genau so viele: das Mikrobiom kann aufgrund seiner Größe guten Gewissens als eigenständiges "Organ" betrachtet werden und verfügt in etwa über die Stoffwechselkapazität der Leber.

Neben seiner Größe und vielfältigen Funktionalität dürfte es außerdem das Organ mit der längsten Geschichte sein. Unsere Evolution über Milliarden von Jahren auf diesem Planeten hat - so nehmen wir heute jedenfalls an - zu jedem Zeitpunkt immer zusammen mit einer vielfältigen Welt an Bakterien, Pilzen, Viren, Hefen und anderen Mikroorganismen stattgefunden. Trotzdem ist die Rolle der Bakterien und Viren, mit denen uns eine unvorstellbar lange Evolutionsgeschichte verbindet, für unsere Gesundheit und Krankheit noch weitgehend unbekannt und ein wahrlich neues Feld der Medizingeschichte.

Erst vor rund 170 Jahren setzte sich langsam die Erkenntnis durch, dass die kleinen Organismen auf unserer Haut eine Bedeutung für uns haben könnten. In der geburtshilflichen Abteilung des Allgemeinen Krankenhauses in Wien beobachtete der ungarische Arzt Ignaz Philipp Semmelweis die hohe Sterblichkeit der Mütter im Wochenbett. Bis zu 30 Prozent der Gebärenden starben zu dieser Zeit nach der Entbindung ihrer Sprösslinge. Für Semmelweis ein unhaltbarer Zustand und Grund, sich intensiver mit den Ursachen zu befassen. Durch intensive Beobachtung der Abläufe in seiner Klinik schloss Semmelweis schließlich, dass der Tod im Wochenbett durch die Ärzte und Studenten selbst ausgelöst werden musste. Sie sezierten nämlich regelmäßig Verstorbene unmittelbar bevor sie andere Frauen bei der Entbindung begleiteten. Seine Schlussfolgerung: es musste etwas geben, das von den Leichen auf die Mütter übertragen wurde.

Was genau das war, konnte Semmelweis jedoch zunächst nicht benennen. Er wies also alle an, ihre Hände und Instrumente mit Chlorlösung, später dann mit dem billigeren Chlorkalk zu desinfizieren, bevor sie den Arbeitsplatz wechselten. Mit Erfolg, denn schon 1848, zwei Jahre nach seinem Stellenantritt in Wien, konnte er durch diese Maßnahmen die Sterblichkeitsrate in seiner Klinik von zwölf auf zwei bis drei Prozent reduzieren. Die Verschärfung der Anweisung auf die Desinfektion vor *jeder* Untersuchung brachte eine weitere Reduktion auf rund ein Prozent. Ein wesentlicher Erfolg in der Vermeidung übertragbarer Krankheiten, zumindest aus heutiger Sicht. Die Ärzteschaft zu Semmelweis' Zeiten hielt die Möglichkeit, dass sie selbst Teil des Problems ist, nicht für sonderlich attraktiv. Semmelweis sah sich mit Anfeindungen und großer Ablehnung seiner Erkenntnisse konfrontiert, verteidigte sein Vorgehen und seine Erkenntnisse aber entschieden bis zu seinem Tod.

Ohne Zweifel können wir heute sagen, dass Semmelweis' Erkenntnisse bahnbrechend waren. Der Grund, warum die Desinfektion funktionierte, wurde zu seiner Zeit allerdings nicht mehr geklärt. Obwohl Bakterien bereits im 17. Jahrhundert bekannt waren, erkannte Semmelweis nicht, dass diese kleinen Lebewesen die Ursache für die hohe Sterblichkeit im Wochenbett seiner Patientinnen war. Die Rolle der Bakterien als Krankheitserreger aufzuklären, blieb kurze Zeit später dem französischen Wissenschaftler Louis Pasteur und dem Deutschen Robert Koch vorbehalten. Ihnen beiden gelingt es unabhängig voneinander Bakterien als Krankheitserreger zu identifizieren und so die Ursachen für Tollwut, Tuberkulose, Milzbrand, Pest, Malaria und vielen anderen epidemischen Erkrankungen zu erkunden.

Das von Pasteur entwickelte Pasteurisieren - also das Erhitzen zur Abtötung unerwünschter Bakterien - findet bis heute fast überall auf der Welt Anwendung. Erst zu diesem Zeitpunkt, also zum Ende des 19. Jahrhunderts, setzten sich bessere hygienische Verhältnisse in den medizinischen Einrichtungen durch. Pasteur, der für seine Arbeiten eine Leibrente des französischen Staates und ein eigenes Institut erhielt, war es auch, der durch die Entwicklung eines Impfstoffes gegen Tollwut im Jahr 1885, den Grundstein für die moderne immunologische Forschung und die Erkenntnisse über das menschliche Immunsystem legte.

Bakterien machen also krank und fordern in diesem Fall selbstverständlich unser Immunsystem. Mit dieser Erkenntnis hat sich die Wissenschaft seither intensiv auseinander gesetzt. Wir haben große Fortschritte bei der Entwicklung von Antibiotika gemacht, konnten zahlreiche Epidemien und bakteriell übertragbare Krankheiten zurückdrängen und haben einige Menschenleben gerettet.

Ist das aber die einzige Aufgabe von Bakterien und auch Viren? Oder können Bakterien und Viren auch gesund machen? Wenn man bedenkt, dass seit der Entdeckung der Auswirkungen der Mikroorganismen auf unsere Gesundheit weit über 130 Jahre vergangen sind, könnte man meinen, dass dieser Frage ebenso nachgegangen worden wäre. Grundsätzlich ist das auch der Fall. Bereits 1906 beschrieb der russische Bakteriologe und Immunologie Ilja Metschnikow, dass das lange Leben der bulgarischen Bauern wohl wesentlich mit ihrem Joghurt-Konsum zu begründen sei. Der *bazillus bulgaricus*, der augenscheinlich für die Fermentation der Milch zu Joghurt zuständig war, wurde erst kurz zuvor durch den Naturwissenschaftler Stamen Grigorow isoliert. Damit begann der langsame Siegeszug des Joghurts auch in das westliche Europa, wo er allerdings bis in die 60er Jahre noch weitgehend unbekannt war. Das ist noch gar nicht so lange her. Kannst du dir vorstellen, dass es in der Kindheit deiner Eltern vielleicht noch gar keinen Joghurt gab?

Kurz darauf stellten jedenfalls auch andere Forscher eine Verbindung zwischen der Bakterienwelt in uns, der Integrität unseres Magen-Darm-Traktes und unserem Gesundheitszustand her. So beschrieben beispielsweise die beiden Forscher John Stokes und Donald Pillsbury von der Universität Pennsylvania im Jahr 1930 einen vermuteten Zusammenhang zwischen dem Entstehen von Hauterkrankungen und dem Einfluss emotionaler und nervöser Zustände auf den Magen-Darm-Trakt und dort insbesondere auch auf die Bakterienkultur. Nur wenige Studien beziehen sich in den darauf folgenden 70 Jahren auf diesen Zusammenhang, sodass das Wissen um die positiven und nutzbringenden Eigenschaften des Zusammenlebens mit unseren Bakterien in die Ecke der Spinnerei und Quacksalberei abgeschoben wurde. Was wir nicht sehen, kann schließlich nicht die Grundlage medizinischer Therapeutika sein. Oder doch?

Aufgrund mangelnder technischer Möglichkeiten ging es in diesem Forschungsbereich lange nicht vorwärts. Noch bis vor wenigen Jahren stammte all unser Wissen über das Mikrobiom aus arbeitsintensiven, kulturbasierten Methoden. Sprich: alles, was wir in einer Petrischale züchten konnten, konnte genau unter die Lupe genommen werden. Diese Methode war nicht nur sehr ungenau, sondern lieferte leider auch nur eingeschränkte Erkenntnisse. Schätzungen zufolge können rund 99 Prozent der Mikroorganismen, die mit uns leben, nicht kultiviert werden. Der überwiegende Teil der Mikroorganismen lies sich also schlicht nicht untersuchen.

Erst seit Beginn des neuen Jahrtausends tut sich hier wieder etwas. Die positive Symbiose zwischen unserem Körper und der Welt der Mikroorganismen steht dank der Entwicklung hochtechnologischer und kostengünstiger genetischer Sequenzierungsverfahren nun in vielen Fachbereichen im Fokus. Der computergestützten Analyse des 16S rRNA Gens, das alle Bakterien und Archaeen in unterschiedlicher Ausprägung besitzen, und der Entwicklung der Metagenomik, die alle Gene analysieren kann, haben wir es zu verdanken, dass bis zum Zeitpunkt meines Schreibens rund 2.172 Spezies aus 12 Bakterienstämmen vom Menschen isoliert und bestimmt worden sind. Wir wissen heute, dass 93,5 Prozent der Organismen, mit denen wir direkt zusammen leben, zu den Stämmen der Proteobakterien, Firmicuten, Actinobacteria und der Bacteroidetes gehören.

Wir erschließen uns also gerade dank des technischen Fortschritts eine weitere umfangreiche Welt, ja, ein komplettes Ökosystem, das keinesfalls unabhängig von immunologischen Prozessen unserer eigenen Körperzellen gesehen werden kann. Immer klarer und vor allem belegbarer wird, was viele traditionelle Heilkundler schon lange ahnten und in ihre Überlegungen und Therapieverfahren mit einbezogen: wir sind nicht nur ein Wirt für krankmachende Bakterien, sondern auf die Bewohner unserer Haut und unserer Schleimhäute angewiesen, wenn wir gesund sein wollen. Sie wirken vom Tag unserer Zeugung bis zum Tod in einem stetigen Zusammenspiel bei der Modulierung unseres erworbenen Immunsystems und dem gesunden Funktionieren unseres Körpers mit. Viele von ihnen sind wichtiger Sparrings-Partner für unser Immunsystem und bei übermäßiger Ausbreitung Gefahr für dasselbe zugleich.

Auch hier zeigt sich wieder, was Paracelsus 1538 schon erkannte: "Alle Dinge sind Gift, und nichts ist ohne Gift; allein die Dosis macht's, dass ein Ding kein Gift sei."

Die Entwicklung des menschlichen Mikrobioms

Bevor wir genauer erfahren, welche Rolle das Mikrobiom auf unser Immunsystem hat, schauen wir uns zunächst einmal an, wie wir eigentlich zu "unseren" Bakterien kommen.

Bisher sind wir davon ausgegangen, dass wir bei der Geburt das erste Mal mit der Bakterienwelt unserer Mutter in Kontakt kommen und sie uns die erste Fuhre Einzeller mit auf den Lebensweg gibt. Wie sich nun andeutet, erfolgt der erste Kontakt mit der Welt der Mikroben allerdings weit vor unserer Geburt. Neuere Erkenntnisse weisen darauf hin, dass die Bakterienbesiedlung unserer Mutter selbst beim Heranwachsen des Fötus in der Fruchtblase bereits eine wichtige Rolle spielt. Unsere Mutter tauscht also bereits während der Schwangerschaft die ersten Einzeller mit uns aus.

Dabei scheinen die Bakterien im Mund der Mutter denen in der Plazenta am ähnlichsten zu sein. So ist bei Mäusen und Menschen, die während der Schwangerschaft eine bakteriell verursachte Zahnfleischentzündung aufweisen, das Risiko einer Totgeburt deutlich erhöht. Das für die Zahnfleischentzündung verantwortliche *Fusobacterium nucleatum* konnte sowohl bei Mensch als auch beim Tier in der Plazenta der Mutter nachgewiesen werden. Wie genau der

Austausch anderer Bakterien vor der Geburt aussieht und welche Rolle die wenigen Bakterien im Mutterleib für die Ausbildung des Immunsystems einnehmen, wissen wir heute allerdings noch nicht. Dass der Mund der Mutter dabei eine Rolle spielen könnte, ist aber sehr wahrscheinlich, denn auch auf muskulärer Ebene gibt es hier eine direkte Verbindung. Frauen, die bereits ein Kind bekommen haben, wissen, dass die muskuläre Verspannung im Kiefer auch direkt zu einer Verkrampfung des Uterus führt und so die Geburt erschweren kann. Auch deshalb heißt es bei der Geburt: atmen, atmen, atmen.

Die erste nennenswerte und größere Besiedlung mit Bakterien erfolgt dann tatsächlich zu unserer Geburt. Die Scheidenkultur unserer Mutter und eine "Schluckimpfung" durch das Ausdrücken des Enddarms bei der Geburt, bringen das Neugeborene während des Geburtsvorgangs mit einer Vielzahl von Bakterien in Kontakt. Sie siedeln sich unmittelbar auf der Haut und auch im Verdauungstrakt des neuen Erdenbürgers an und gelten als wichtiger Erstkontakt mit einer nützlichen Bakterienflora. Findet dieser nicht statt, so steht anzunehmen, dass das Immunsystem des Nachwuchses sich nicht optimal entwickeln kann. Die Bakterienflora des Neugeborenen gleicht beispielsweise im Fall einer Kaiserschnittgeburt mehr dem Kreissaal und der Haut der Ärzte und Hebammen - einem völlig anderen mikrobiellen Milieu. Der Trend zu diesem Geburtsverfahren, der aufgrund wirtschaftlicher und terminlicher Überlegungen in der westlichen Welt zu beobachten ist, gilt einigen Forschern deshalb bereits als ein erster möglicher Faktor, der das vermehrte Auftreten von Allergien im Kindes- und Erwachsenenalter begünstigen könnte.

Die Bakterienwelt und der Versorgungsstand der Mutter

bleibt auch nach der Geburt für uns von großer Bedeutung. Mit dem Beginn des Stillens beginnt ein Prozess, der wesentliche Teile unseres Immunsystems formt und ausbildet. In den ersten Tagen liefert die Mutter mit dem Kolostrum, der Erstmilch, einen konzentrierten Mix allerlei immunologisch wichtiger Substanzen, wie Lymphozyten, Immunglobuline (IgA, IgG und IgM), Lysozyme und die für die Kommunikation zwischen den Zellen wichtigen Zytokine. Die Muttermilch, die etwa ab dem vierten Stilltag produziert wird, knüpft an diese Funktion der Übertragung wichtiger immunologischer Stoffe an und liefert zusätzlich Bakterien aus dem Darm der Mutter. Daneben enthält die Muttermilch auch über 200 verschiedene Mehrfachzucker, die die Ansiedlung der nützlichen Bakterien, wie etwa Bifidobakterien und Milchsäurebakterien, begünstigen.

Die moderne Formula-Nahrung, die vor allem in Entwicklungs- und Schwellenländern immer häufiger die Muttermilch ersetzt, kann da nicht mithalten. Auch wenn es derzeit kein eindeutiges Bild darüber gibt, ob das Stillen dabei hilft Allergien zu verhindern, so scheint es doch vernünftig die Kräfte der Natur denen der Menschenhand vorzuziehen. Leider sind die Stillraten trotzdem weltweit eher suboptimal. Am höchsten sind sie mit 40 Prozent im östlichen Mittelmeerraum, am niedrigsten in der Region des Westpazifik (29 Prozent). Hier investieren die Lebensmittelkonzerne viel Geld, um Mütter bereits in den Arztpraxen von den Vorzügen industrieller Milchpulver zu überzeugen.

Mit Erfolg: "Jedes Jahr sterben in Indonesien etwa dreißigtausend Kinder, weil sie in den ersten sechs Monaten nicht ausschließlich gestillt werden [...]. Etwa 45 Prozent der indonesischen Familien haben keinen Zugang zu sauberem Wasser. (Anmerkung: was das Einrühren von Milchpulver zu einem Giftcocktail macht) [...] Die Liste der Gesundheitsrisiken ist lang: Unterernährung, Durchfälle, Atemwegsinfekte, Allergien, Blutarmut." schreibt Tobias Zick 2010 über die Geschäfte des führenden Milchpulverherstellers Nestlé. Hier fehlen nicht nur wichtige immunologische Substanzen, die das unausgebildete Immunsystem der Kleinen unterstützen, sondern eben auch ausreichend nützliche Bakterien und die notwendige, komplexe Nahrung für sie. Milchpulver enthält nichts davon.

Im Optimalfall, wenn also die natürliche Geburt und das mütterliche Stillen zusammen kommen, verändert sich die Zusammensetzung unseres Mikrobioms bis zu unserem dritten Lebensjahr relativ häufig. Mal leben mehr von diesem Bakterienstamm mit uns und mal überwiegen andere. Die genaue Zusammensetzung ist bei jedem Menschen anders; Ähnlichkeiten lassen sich höchstens bei Menschen in ähnlichen geografischen und kulturellen Kontexten feststellen. Parallel zu den Veränderungen unseres Mikrobioms entwickeln sich in diesen ersten drei Jahren auch die wesentlichen Bestandteile unseres erworbenen Immunsystems und es scheint heute, dass die zeitliche Koinzidenz kein Zufall ist, sondern die Zellen und Mechanismen des erworbenen Immunsystems wesentlich von unserem Mikrobiom mitbestimmt und reguliert werden.

Die Idee, dass unsere ersten Lebensjahre wichtig bei der Ausbildung eines gesunden Immunsystems sind, postuliert der Forscher David Strachan von der London School of Hygiene and Tropical Medicine erstmals im Jahr 1989. Strachan untersuchte über 17.000 britische Kinder, die im März 1958 geboren wurden und stellte fest, dass es einen statistischen Zusammenhang zwischen dem Auftreten von Heuschnupfen und der Größe der Familien gab, in denen die Kinder lebten. Seine Beobachtungen zeigen, dass Kinder, die in größeren Familien mit älteren Geschwistern aufwuchsen, seltener an Heuschnupfen erkrankten als Kinder aus kleineren Familien.

Strachan glaubte, dass Infektionen, die von älteren Geschwistern auf jüngere übertragen werden, einen schützenden Effekt haben könnten, da das Immunsystem durch sie stimuliert und trainiert werden kann. Je kleiner die Familie, je sauberer der Haushalt, desto häufiger entstehen Allergien, so Strachans Beobachtungen. Darauf gibt es seither immer wieder Hinweise. Klaus-Michael Keller, Leiter der Kinder- und Jugendmedizin an der deutschen Klinik für Diagnostik in Wiesbaden berichtet beispielsweise in *Die Welt kompakt*, dass sein ehemaliger Chef heute in der Ukraine tätig sei und dort "kein einziges Kind mit Morbus Crohn oder Colitis ulcerosa" (beides Autoimmunerkrankungen) gesehen habe, dafür aber "Wurmerkrankungen ohne Ende."

David Strachans Hypothese ist als Hygiene-Hypothese bis heute eine der wesentlichen Erklärungsansätze für das Auftreten von Allergien und anderen immunologischen Erkrankungen. Sie wurde mittlerweile mehrfach weiter entwickelt und bekommt nun, in Zeiten der detaillierten Erforschung der Bakterienwelt und ihrer Funktion für uns, eine ganz neue Dimension.

Im Jahr 2013 veröffentlichte zuletzt die Welt Allergie Organisation (WAO) ein aktualisiertes Positionspapier, in dem die Abnahme der Biodiversität weltweit mit dem Anstieg von Allergien in Verbindung gebracht wird. Neben der Veränderung der mikrobiellen Besiedlung unserer Haut, unseres Darms und unserer Lebensräume spielen laut

WAO auch Faktoren wie der Klimawandel, eine erhöhte Allergen-Exposition durch intensivierte Landwirtschaft und die starke Luftverschmutzung in den Industrieländern eine Rolle. Ebenso scheinen Lebensstil-Faktoren, wie veränderte Ernährungsgewohnheiten, Medikamente, Chemikalien und nicht zuletzt der Bewegungsmangel einen wesentlichen Einfluss auf die Entwicklung der Allergiehäufigkeit zu haben.

Wäre es möglich all diese Umweltfaktoren auszuschließen, bliebe das Mikrobiom über weite Teile unseres Lebens in seiner Zusammensetzung relativ stabil, wie bei Untersuchungen in indigenen Völkern gezeigt werden konnte. Erst im Alter verringerte sich die Vielfalt und die metabolische Kapazität des Mikrobioms wieder. Leider ist diese Stetigkeit über das gesamte Leben in unserer modernen Welt nahezu ausgeschlossen. Wir greifen täglich und oft, ohne es zu wissen, in die Zusammensetzung unseres Mikrobioms ein und erhöhen damit auch die Wahrscheinlichkeit für die Entstehung von chronisch-entzündlichen Krankheitszuständen und nicht zuletzt auch Allergien und Unverträglichkeiten von Lebensmitteln.

So konnten erste Studien tatsächlich zeigen, dass sich die Besiedlung von Kindern mit Allergien von denen ohne Allergien deutlich unterscheidet. Bei einer Untersuchung der Universität von Alberta in Kanada stellte sich heraus, dass die Unterschiede sich offenbar nicht nur in der Menge einzelner Bakterienarten finden, sondern vor allem auch in der Vielfalt. Die Forscher untersuchten die mikrobielle Besiedlung des Darms bei 166 Kleinkindern im Alter von drei und zwölf Monaten. Dabei stellten sie fest, dass die Kinder, die nach einem Jahr eine erste Sensitivierung auf Lebensmittel zeigten, zu Beginn eine größere Besiedlung mit Enterobacteraceae und eine geringere Bakterienvielfalt aufwiesen. Auch andere, kleinere Studien bestätigen diesen Zusammenhang.

Das Mikrobiom scheint also eine unmittelbare Wirkung auf uns und unsere Fähigkeit Lebensmittel zu tolerieren, zu haben.

Schauen wir uns nun aber einmal im Detail an, was wir über das komplexe Interagieren unseres Mikrobioms mit den Zellen unseres Körpers bereits wissen und wie unsere kleinen Mitbewohner unsere Fähigkeit, bestimmte Lebensmittel zu tolerieren, beeinflussen.

Die Kommunikation zwischen unserem Mikrobiom und dem Immunsystem im Darm

Der größte Teil unseres Mikrobioms ist in unserem Darm zuhause. Hier tragen wir rund 1,5 bis 2 kg der kleinen Einzeller mit uns herum. Wie du bereits gelernt hast, ist der Darm auch das Zentrum unseres Immunsystems. Die Bakterien, die hier mit uns in Kontakt kommen, haben also schon räumlich gesehen regelmäßig Kontakt zu den Zellen und Botenstoffen unseres Immunsystems. Unser Mikrobiom steht aber auch im ständigen Austausch mit unserem Immunsystem in der Schleimhaut des Darms und erfüllt hier eine Reihe wichtiger Funktionen zur Regulation unserer Immunität.

Verdrängung

Die erste wichtige Aufgabe, die unsere "guten" Bakterien übernehmen, ist der Schutz vor der Ausbreitung unerwünschter Bakterienarten, Hefen und Pilzen durch Verdrängung. Je mehr gute Bakterien wir in uns nähren, desto weniger Gelegenheit haben ungünstige Bakterienspezies und Pilze, sich in der obersten Schleimschicht des Darms auszubreiten. Platz ist hier aber nicht der wesentliche Faktor, sondern das Kommunikationssystem der Bakterien untereinander scheint hier eine wesentlich größere Rolle zu spielen.

Um miteinander zu kommunizieren, nutzen Bakterien Bestandteile unserer Nahrung und wandeln diese in Stoffwechselprodukte um, die wiederum anderen nützlichen Bakterienarten als Nahrung dienen. So entsteht auch zwischen den nützlichen Einzellern eine Nahrungskette, die letztlich uns zugute kommt. Die freundlichen Bakterien füttern sich aber nicht nur gegenseitig, sondern sie sind gleichfalls in der Lage über Signalstoffe ungünstige, "schlechte" Bakterien, Pilze und Hefen zurück zu drängen und ihre Ausbreitung zu verhindern. Bestimmte Milchsäurebakterien sind beispielsweise in der Lage den Hefepilz Candida über die Absonderung pilzhemmender Substanzen in Schach zu halten und ihn - zumindest unter Laborbedingungen - sogar komplett abzutöten. Haben wir also vom Guten zu wenig, kann sich das Schlechte ungehindert verbreiten. Es ist also auch im Darm so, wie im richtigen Leben.

Erhalt einer gesunden Darmschleimhaut
Die zweite Funktion des Mikrobioms ist es, die Integrität der Darmbarriere zu erhalten. Dazu nutzt unser Mikrobiom vor allem einen wichtigen Bestandteil unserer Nahrung, der für uns selbst gänzlich unverdaulich ist: die Ballaststoffe. Sie dienen den verschiedenen Bakterienspezies nicht nur als Nahrung, sondern sind auch die Voraussetzung für so allerlei Stoffwechselprodukte, die wir für ein gesundes Immunsystem brauchen.

Für den Erhalt der Darmschleimhaut und der Schleimschicht sind die kurzkettigen Fettsäuren (engl. short chain
fatty acids oder als Abkürzung SCFA) Buttersäure, Propi-
onsäure und Acetat am bedeutsamsten. Unsere Bakterien-
freunde produzieren diese Fettsäuren durch Fermentation
aus Ballaststoffen im Verhältnis 1:1:3. Sie werden anschließend durch die Zellen der Darmschleimhaut aufgenommen
und tragen etwa zu 5-10 Prozent zu unserem Energiebedarf
bei. Diese Fettsäuren wirken außerdem auf vielfältige Art
und Weise direkt im Darm. Die Buttersäure wird beispielsweise wesentlich für die Produktion von Mucus und den
Erhalt gesunder Kittleisten benötigt. Die Fettsäuren steuern
außerdem die Genexpression, die Bewegung der Bakterien
im Darm sowie das Wachstum, die Programmierung und
das Absterben von Zellen der Darmschleimhaut.

Stehen in unserer Ernährung nicht genügend Ballaststoffe
für unser Mikrobiom zur Verfügung, gibt es noch einen
zweiten Stoff, von dem sich die Bakterien ernähren
können: dem Mucus. Im Mucus finden sich zahlreiche
Mehrfachzucker, die in Zeiten einer schlechten Ernäh-
rungssituation durch die Bakterien verzehrt werden können.
Bei Mäusen konnte gezeigt werden, dass in diesem Fall die
Mucusschicht auf der Schleimhaut abnimmt und bestimmte
Entzündungsmarker (REGIIIß), vermutlich aufgrund der
größeren Nähe zwischen dem Mikrobiom und der Zellschicht des Darms, ansteigen.

Neben den Fettsäuren wandelt unser Mikrobiom auch
Nahrungsbestandteile in andere für uns wichtige Nährstoffe
um. Es ist beispielsweise wesentlich an der Produktion und
Aufnahme von Vitamin B12, Folat, Vitamin K und allen B-
Vitaminen beteiligt.

Kommunikation mit den verschiedenen Zellen
Nicht zuletzt kommuniziert unser Mikrobiom auch direkt mit den Zellen der Darmschleimhaut. Ein Teil dieser Kommunikationswege findet direkt statt, z.B. im Austausch mit den dendritischen Zellen, die mit ihren Fühlern zwischen den Zellen der Darmschleimhaut bis zur Schleimhautoberfläche vordringen und so Bakterien oder andere Stoffe aus dem Darminneren aufnehmen.

Ein anderer Teil des Immunsystems wird ebenfalls über Botenstoffe reguliert. So geben Bakterien Signalmoleküle ab, die etwa die Produktion von Mucus anregen und die Sekretion verschiedener immunologisch relevanter Substanzen, wie etwa sIgA und verschiedener Zytokine, anregen und auch regulieren. Darunter auch solche Zytokine, die an der Erhaltung und Reparatur der Schleimhautzellen beteiligt sind.

Unser Mikrobiom fördert darüber hinaus auch das Wachstum von regulatorischen T-Zellen und dendritischen Zellen, was einen Einfluss auf die erhöhte Produktion von regulatorischen Zytokinen, wie IL-10 und TGF-ß hat. Dadurch wird das Immunsystem gebremst und im Falle des Kontakts mit einem Antigen in seiner Reaktion reguliert.

Wir sehen also, das das Mikrobiom ganz vielfältige Funktionen in unserem Darm und im Austausch mit unserem Immunsystem erfüllt. Sie gehen über die hier dargestellten Zusammenhänge allerdings weit hinaus. Seine Zusammensetzung und Versorgung über die Ernährung ist deshalb auch essenziell für die gesunde Immunantwort.

Was kann nun aber schief laufen, welche Lebensstilfaktoren beeinflussen das sensible Gleichgewicht und das gesunde Funktionieren unseres Darmimmunsystems? Das soll Thema des nächsten Abschnitts sein.

Wie Allergien und Unverträglichkeiten entstehen

Du hast nun die Grundzüge unseres Immunsystems verstanden und gesehen, dass es einige Angriffspunkte gibt, die in Frage kommen.

Der flächenmäßig größte Angriffspunkt auf unser Immunsystem ist der Darm und seine mehrfach gefaltete Darmschleimhaut. In den letzten Jahren rückt er deshalb als Ursprung zahlreicher Erkrankungen immer stärker in den Fokus von Wissenschaftlern und Therapeuten. Man könnte manchmal sogar meinen, dass wir kaum mehr als eine große Hülle für unseren Darm sind, so vielfältig sind die Verbindungen, die die Forschung mittlerweile zu unserem Darm und unserem Mikrobiom zieht.

Auch bei Allergien und insbesondere bei Lebensmittelallergien und –unverträglichkeiten gebührt ihm besondere Aufmerksamkeit, denn dank unserer modernen Lebensumstände ist in den Zivilisationsdärmen schon lange nicht mehr alles so funktional, wie das früher einmal war.

Leaky Gut: wenn der Darm undicht wird

*"Nicht das, was wir essen, sondern was wir verdauen,
kommt uns zugute und gereicht uns zur Nahrung."*
Christoph Wilhelm Hufeland,
deutscher Arzt, 1762-1836

Wer mit Nahrungsmittelunverträglichkeiten leben muss und phasenweise vielleicht sogar jede Woche auf ein neues Lebensmittel stößt, das Verdauungsstörungen, Ausschläge, Schnupfen, Akne und ähnliches hervorruft, wird irgendwann mit dem Begriff Leaky Gut Syndrom (LGS) oder deutsch: durchlässiger Darm, konfrontiert.

Mit dem Leaky Gut Syndrom wird ein Zustand des Dünndarms bezeichnet, bei dem die Barrierefunktion gestört und die Durchlässigkeit der Darmbarriere erhöht ist. Man spricht hier auch von der erhöhten intestinalen Permeabilität. Ist die Durchlässigkeit der Darmbarriere erhöht, können größere Nahrungsmoleküle, Fragmente von Pathogenen oder Eiweiße ins Gewebe gelangen, die dort als Eindringlinge erkannt werden. Im Gewebe wartet in Blut und Lymphe bereits die Armee an Immunzellen, die dann für eine sofortige Immunantwort und eine Entzündungsreaktion sorgt.

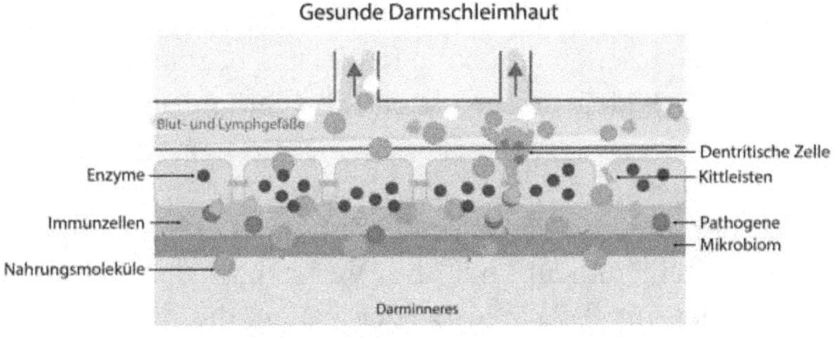

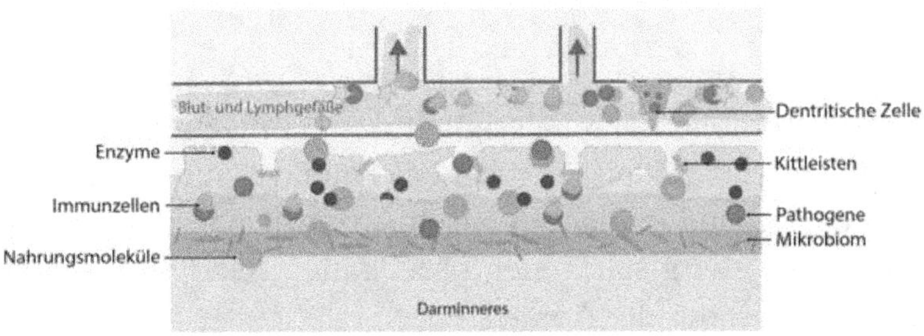

Für die Entstehung eines Leaky Gut werden unterschiedliche Mechanismen verantwortlich gemacht, wobei eine bakterielle Dysbiose als wesentliche Ursache diskutiert wird. Als bakterielle Dysbiose bezeichnet man die unerwünschte Ausbreitung von "schlechten" Bakterien, Hefen oder Pilzen aufgrund mangelnder Ernährung oder anderweitiger Zerstörung der nützlichen Bakterienflora.

Geschieht dies, hat das Auswirkungen auf die Unversehrtheit der schützenden Mucus-Schicht und der Darmschleimhaut selbst. Wir haben bereits gelernt, dass die nützlichen Bakterien bei richtiger Fütterung sowohl Nährstoffe für den Erhalt des Mucus produzieren, als auch für die Versorgung der äußeren Zellschicht. Fehlen die richtigen Nährstoffe der Bakterien, wird die Mucus-Schicht dünner und die Reproduktions- und Reparaturfähigkeit der Zellschicht wird herabgesetzt. Darüber hinaus wird der Zusammenhalt zwischen den Zellen durch die Kittleisten beeinträchtigt. So entstehen Schäden in der ersten Abwehrlinie unseres Immunsystems.

Neben der dadurch entstehenden erhöhten Durchlässigkeit der Darmschleimhaut, hat die Verletzung der Integrität auch Folgen für die Fähigkeit der Zellen, die notwendigen Verdauungsenzyme zu produzieren. Die Verträglichkeit von Laktose und Fruktose kann dadurch eingeschränkt werden.

Wird die erhöhte Durchlässigkeit des Darms nicht erkannt, behandelt und die auslösenden Faktoren beseitigt, kann dies schwere gesundheitliche Konsequenzen haben. Unverträglichkeiten, allergische oder pseudoallergische Reaktionen sind dann oft nur der Anfang.

Bleibt der Zustand über einen längeren Zeitraum bestehen, kann auch die Entstehung von Autoimmunerkrankungen, wie Multiple Sklerose, Hashimoto Thyreoiditis, Neurodermitis oder Lichen planus begünstigt werden. Auch sie werden, wie viele andere Erkrankungen heute, mit einem Ungleichgewicht im Darm und der Beschädigung des damit verbundenen Immunsystems in Verbindung gebracht.

"Die Krankheiten befallen uns nicht wie aus heiterem Himmel, sondern entwickeln sich aus täglichen Sünden gegen die Natur: wenn diese sich gehäuft haben, brechen sie scheinbar auf einmal hervor."
Hippokrates von Kos

Um zu verstehen, wie es zu dieser Dysbalance im Verdauungstrakt kommt, schauen wir uns im folgenden einmal die wesentlichen Umweltfaktoren an, die bei der Zerstörung der gesunden Darmbarriere in der modernen Welt beteiligt sind. Ihnen allen ist gemeinsam, dass sie eine unmittelbare Auswirkung auf unser Mikrobiom und damit auf unsere physikalisch-mechanischen Schutzbarrieren haben, die in der Folge auch biochemische Veränderungen im komplexen Molekülsystem unseres Körpers verursachen.

Emotionaler und körperlicher Stress

"Auch das Herzeleid dringt irgendwann
bis zu den Därmen hinunter."
Martin Gerhard Reisenberg

Einer der Hauptursachen für eine erhöhte Durchlässigkeit der Darmschleimhaut für Pathogene und unverdaute Eiweiße ist nach meiner Beobachtung heutzutage chronischer Stress.

Als Stress bezeichnen wir in der Medizin jeden äußeren und inneren Reiz, der auf den Organismus ausgeübt wird und zu einer Anpassungsreaktion führt. Stress beeinträchtigt die Funktionalität unseres Verdauungstraktes und unseres Immunsystems nachweisbar an so vielen Stellen, dass es nur sinnvoll ist, diesem Thema eine besonders große Aufmerksamkeit im eigenen Leben zu schenken.

Vielen Menschen schlägt Stress auf den Magen. Ich bin sicher, du hast davon schon gehört oder hast selbst manchmal Bauchschmerzen, weil du etwas nicht schaffst oder das Gefühl hast nicht gut genug zu sein; zu etwas Ja gesagt zu haben, obwohl du Nein meintest oder dich schlicht einer Situation nicht gewachsen fühlst. Stress hat heute aber so viele Gesichter und nicht alle nehmen wir immer bewusst wahr. Verkehrslärm, Lichtverschmutzung, Übertraining, eine unphysiologische Ernährung, unbefriedigende Arbeitsverhältnisse, finanzielle Sorgen, unverarbeitete Trauer, unterdrückte Gefühle und vieles, vieles mehr können für unseren Körper Stress bedeuten.

Oft nehmen wir das flaue Gefühl in unserer Körpermitte gar nicht mehr wahr, denn es gehört schlicht zu unserem

Alltag eine gewisse Anspannung im Bauch zu haben. Unser Nervensystem kennt den Unterschied zwischen einer echten Bedrohung aus unserer Umwelt und dem, durch bewusste oder unbewusste Gedanken ausgelösten Gefühl bedroht zu sein, leider nicht. In beiden Fällen kommuniziert das Gehirn über den Sympathikus, einem Teil des vegetativen Nervensystems, an alle Organsysteme, dass nun die akute Stressreaktion ablaufen muss, um den Organismus in den Kampf- oder Fluchtmodus zu versetzen.

In diesem Zustand laufen wir dank einer Steigerung des Blutdrucks, einer verbesserten Lungenfunktion und einer gesteigerten Energiegewinnung zwar äußerlich zu Hochform auf, fahren allerdings gleichzeitig die Verdauung und das Immunsystem herunter, da sie weder für Flucht noch Kampf benötigt werden. Es wird weniger Speichel, Magensäure und Bauchspeichel gebildet, die Durchblutung und die Bewegung des Darmes wird verringert und auch die Entgiftungsfunktion der Nieren wird eingeschränkt. Im Stress verdauen wir also deutlich schlechter, verringern die immunologischen Barrieren in Mund und Magen und können letztlich auch weniger Nährstoffe aufnehmen, als das bei Entspannung der Fall ist.

Die eingeschränkte Verdauungskapazität mit weniger Verdauungssäften und damit auch weniger immunologischen Substanzen, verändert das Milieu im Verdauungstrakt dramatisch und hat damit auch Auswirkungen auf die Vielfalt und die Diversität unseres Mikrobioms. Stress scheint darüber hinaus zusätzlich auch über die stressassoziierten Hormone, Entzündungsbotenstoffe und Neurotransmitter die Zusammensetzung des Mikrobioms zu beeinflussen. Wie genau diese gegenseitige Beeinflussung allerdings aussieht, bleibt derzeit noch Gegenstand der

Forschung.

Einer der wichtigsten Botenstoffe der akuten Stressreaktion ist der sogenannte corticotropin releasing factor (CRF), eine Familie von Eiweißen, die zahlreiche biologische Wirkungen im zentralen Nervensystem und dem Darm haben. Sie wirken nicht nur auf die Bewegung des Darms, sondern auch auf die Durchlässigkeit der Darmschleimhaut für Stoffe aus dem Darminneren. Je mehr davon im Organismus zu finden ist, desto durchlässiger wird die Schleimhaut. Studien an Tieren und Menschen legen nahe, dass bei diesem Prozess auch die Aktivierung der Mastzellen und die damit verbundene Freisetzung von Histamin und anderen Botenstoffen im Darm eine Rolle spielt. Bei chronischem Stress kann dieser Mechanismus zu einer übermäßigen Belastung des Körpers mit Histamin führen, sodass histaminreiche Lebensmittel scheinbar plötzlich schlechter vertragen werden und andere, bereits bestehende Allergien und Unverträglichkeiten, die ebenfalls eine Degranulation der Mastzellen hervorrufen, verstärkt werden.

Auch das Immunsystem selbst wird im Stress unterdrückt, denn in Flucht- oder Kampfsituationen brauchen wir alle Energie für unser Überleben. Akute Immunreaktionen werden durch das Stresshormon Cortisol und einige Neurotransmitter unterbunden. Chronischer, psychosozialer Stress führt darüber hinaus auch zu einem Überhang der TH2-Zellen und kann damit zu einer vermehrten IgE- und IgG4-Antikörperbildung beitragen, wenn der Körper nicht mehr in der Lage ist, sich dem Stressaufkommen anzupassen. Auch dieser Mechanismus ist an der Entstehung und Manifestation von Allergien beteiligt und zeigt, wie wichtig Stressmanagement oder besser noch die Reduktion von Stress zur Wiederherstellung einer gesunden Immunfunktion ist.

Die eigenen Stressoren zu identifizieren und zu bearbeiten, ist meines Erachtens deshalb auch der wichtigste Schritt, wenn es darum geht die Darmgesundheit und die verbundenen immunologischen Prozesse positiv zu beeinflussen.

Die folgenden Faktoren, die unser Immunsystem und unsere Darmgesundheit negativ beeinflussen, können in diesem Zusammenhang ebenfalls als wichtige Stressoren des westlichen Lebens angesehen werden. Da sie aber so selbstverständlich sind, dass sie im Allgemeinen nicht als Stressoren wahrgenommen werden, gehe ich im folgenden separat auf die Stressoren Alkohol, Medikamente, Gluten, Anti-Nährstoffe sowie die am weitesten verbreiteten Stressoren Zucker und Zusatzstoffe ein.

Alkohol

Alkohol gehört zu den Dingen, über die man in unserer Gesellschaft kaum spricht. Ihn regelmäßig zu konsumieren gehört schon fast zum guten Ton. Laut der Bundeszentrale für gesundheitliche Aufklärung trinken 96,4 Prozent der Deutschen Alkohol; rund 1,77 Millionen sind abhängig und täglich sterben 202 Menschen an den Folgen ihres riskanten Alkoholkonsums. Bei dieser Zahl sind die Unfälle, die infolge von Alkoholkonsum stattfinden, noch gar nicht eingerechnet. Die jährlichen Kosten für die Behandlung alkoholbedingter Erkrankungen liegen in Deutschland bei rund 27 Milliarden Euro. Der Alkohol ist also auch volkswirtschaftlich durchaus eine große Belastung.

Der durchschnittliche Alkoholkonsum der Deutschen liegt bei etwa 370ml Bier oder Wein am Tag. Anders ausgedrückt: zusammen trinken wir jeden Tag 22 Millionen Liter Bier und 423 Millionen Flaschen Sekt, hinzu kommen einige Millionen Flaschen Wein. Das klingt erschreckend, oder?

Chronischer Alkoholkonsum kann zu einer Reihe von Erkrankungen führen, darunter auch das Leaky Gut Syndrom.

Es ist längst bekannt, dass Alkohol die Durchlässigkeit der Darmschleimhaut bei einigen Menschen erhöht und Einflüsse auf die Zusammensetzung des Mikrobioms des Menschen hat.

Das kann fatal sein, denn die daraus entstehenden Allergien und Unverträglichkeiten sind bei diesem Prozess fast noch das kleinste Problem. Wie sich in zahlreichen Studien der letzten Jahre zeigt, scheint die erhöhte Durchlässigkeit der Darmschleimhaut eine der wesentlichen Ursachen für die Entwicklung einer Leberzirrhose zu sein, die meist tödlich endet. Von dieser "typischen" Alkoholiker-Krankheit sind nur 30 Prozent der Abhängigen betroffen.

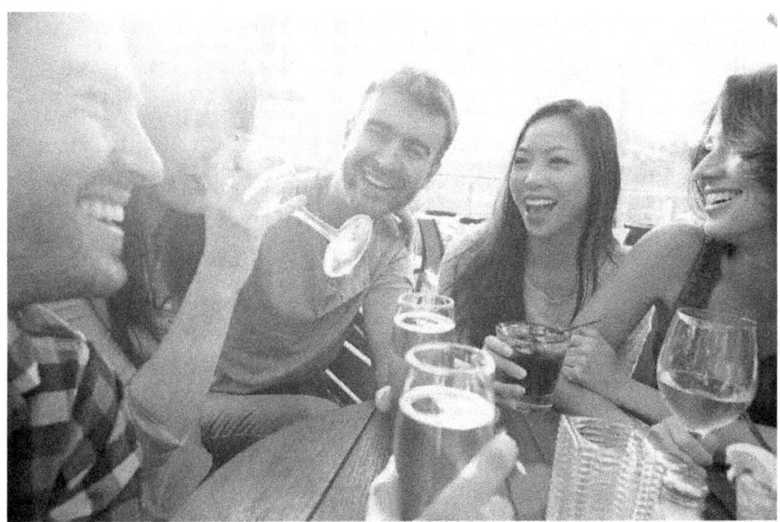

Der Konsum von Alkohol ist in Deutschland schon fast eine Selbstverständlichkeit. Leider nicht nur bei gesellschaftlichen Ereignissen. Das wirkt sich negativ auf das Immunsystem aus.

Man geht aktuell davon aus, dass die beeinträchtigte Darmbarriere bei diesen Menschen den Weg für bakterielle Wanderungen durch die Darmschleimhaut und die Pfortader zur Leber ermöglicht. In der Folge kann dies zu einer Entzündung der Leber und damit auch zur Zirrhose führen. Denselben Effekt gibt es übrigens auch bei der Nicht-alkoholischen Fettleber bei Adipositas, die überwiegend durch ein Übermaß an Fruchtzucker verursacht wird. Der vollständige Verzicht auf Alkohol ist also ebenfalls einer der größten Hebel bei der Genesung von Allergien, Unverträglichkeiten und potenziellen Folgeerkrankungen.

Medikamente

Zunehmend treten Allergien scheinbar plötzlich im Erwachsenenalter auf. Hier spielt der oft sorglose Umgang mit Medikamenten eine besondere Rolle.

Moderne Medikamente sind Chemikalien, die in unserem Körper normalerweise nichts zu suchen haben. Wenn es uns nicht gut geht, dann haben wir in keinem Fall einen Mangel an Medikamenten. Trotzdem werden sie in unserer Gesellschaft nicht verpönt, sondern nach wie vor als Heilmittel angesehen, obwohl sie mit ihren Vorgängern, den natürlichen Drogen aus Pflanzen, nichts mehr zu tun haben.

In Deutschland steigt der Umsatz mit Medikamenten seit Jahren stetig. Wurden 2006 noch 25,3 Mrd. Euro für pharmazeutische Produkte ausgegeben, waren es 2015 schon 38 Mrd. Euro. Das sind 162 Euro pro Person und Jahr mehr, als noch acht Jahre zuvor. Das bleibt nicht ohne Folge.

Grundsätzlich können alle Medikamente, die wir dauerhaft einnehmen, negative Auswirkungen auf unsere Magen- und Darmgesundheit ausüben. Zu den wichtigsten Zerstörern unseres Verdauungstraktes gehören aber Antibiotika, nichtsteroidalen Entzündungshemmer, Protonenpumpenhemmer (PPI) und Antazida, die ich hier näher beleuchten möchte.

Antibiotika – wörtlich: "gegen das Leben"
Antibiotika sind Medikamente, die vor allem bei einem krankmachenden, bakteriellen Befall des Körpers eingesetzt werden sollten. Wörtlich übersetzt bedeutet Antibiotika "gegen das Leben". Sie sind also dafür entwickelt, lebende Organismen in und auf uns zu töten.

Leider sind Antibiotika keine intelligenten Medikamente. Einmal eingesetzt, töten sie nicht nur die schlechten Bakterien, sondern auch die guten und nützlichen. Ein vermehrter Einsatz von Antibiotika, sowohl bei der Behandlung bakterieller Infektionen, als auch in der Nahrungskette gilt daher als eine wichtige Ursache bei der Veränderung unseres schützenden, nützlichen Mikrobioms im Darm.

Je häufiger Antibiotika eingesetzt werden, desto mehr leidet darunter die Vielfalt unseres Mikrobioms. Und das lange über die Antibiotikatherapie hinaus.

Fataler Weise sind vor allem Menschen, die ein schwaches Immunsystem haben, sprich: eine beeinträchtigte Darmgesundheit, am anfälligsten für bakterielle Infektionen und wiederkehrende Infekte. Die Folge ist meist, dass wieder und wieder mit Antibiotika therapiert wird, ohne die Ursache für das schwache Immunsystem anzugehen.

Mittlerweile ist das Bewusstsein dafür zwar gestiegen und es wird längst nicht mehr jeder Schnupfen mit Antibiotika behandelt, allerdings haben viele Menschen meiner Generation auch noch mit den Folgen des großzügigen Einsatzes in ihrer Kindheit zu kämpfen.

Eine Meta-Studie der European Lung Foundation hat festgestellt, dass besonders Menschen, die in ihrer Kindheit zum Teil mehrfach mit Antibiotika behandelt wurden, ein stark erhöhtes Risiko haben, später im Leben mit Heuschnupfen oder Neurodermitis leben zu müssen.

Progressive Ärzte empfehlen heute im Anschluss oder parallel zur Antibiotikatherapie auch Bakterienpräparate, die dabei helfen sollen, das Schlimmste zu verhindern.

Aber auch ernährungsseitig lassen sich sinnvolle begleitende Maßnahmen treffen. Dazu erfährst du später noch mehr.

Nicht-Steroidale Entzündungshemmer (NSAR)
NSAR gehören zu einer der häufigsten verwendeten Medikamentengruppe in Deutschland. In diese Gruppe fallen Ibuprofen, Naproxen, Diclofenac, Indometacin oder Piroxicam. Sie wirken entzündungshemmend und schmerzstillend und werden jährlich von rund 13 Millionen Deutschen (16 Prozent) eingenommen. Sie sind die Minimaltherapie für viele Erkrankungen, die mit Schmerzen einhergehen und deshalb aus unserem schulmedizinischen System kaum wegzudenken.

Ich bin der festen Überzeugung, dass der Umgang mit Schmerzmitteln vollkommen verrückte Ausmaße angenommen hat. Vielen Menschen ist nicht bewusst, dass Schmerz ein Signal des Körpers ist. Er teilt dir so mit, dass etwas nicht stimmt und er Beachtung, Ruhe und Schonung braucht, um die Entzündung zu heilen. Stattdessen nehmen wir Medikamente, die an Schmerzrezeptoren andocken und so das Schmerzempfinden blockieren.

In Deutschland sind Schmerzmittel pro Jahr für ca. 2.000 Todesfälle verantwortlich, denn neben der Schmerzstillung haben sie auch wesentliche Auswirkungen auf unseren Verdauungstrakt. 2.000 Menschen! Stell dir das mal als Terroranschlag vor. Die Medien würden sich wochenlang nicht beruhigen. Als Folge medikamentöser Behandlungen nehmen wir das aber billigend in Kauf. Die meisten Todesfälle kommen durch unentdeckte Blutungen im Magen-Darm-Trakt zustande. In den Leitlinien für Ärzte ist deshalb verankert, dass nach einer Dauerbehandlung mit

NSAR von vier Wochen eine weitere Medikamentengruppe zum Einsatz kommt, die die Entstehung von Magengeschwüren verhindern soll: Protonenpumpenhemmer (PPI).

Aber weiß das der Otto-Normal-Verbraucher, der unwissend dauerhafte Selbstmedikation mit Schmerzmitteln betreibt?

Protonenpumpenhemmer (PPI) und Antazida
Unsere Magensäure ist so ziemlich der wichtigste Baustein, wenn es um die Gesundheit unserer Verdauung geht. Ohne sie geht nichts. Fehlt sie, verdauen wir vor allem Eiweiße und Kohlenhydrate nicht richtig, aber auch die Fettverdauung wird eingeschränkt und das Milieu in Magen und Darm verändert sich zu unseren Ungunsten.

Auch ein Überschuss davon kann Beschwerden auslösen, wie viele Patienten zu klagen wissen. Nur, wie viele Menschen haben so einen Überschuss an Magensäure eigentlich? In der westlichen Medizin ist dieser Überschuss bisher leider das einzige Erklärungsmodell für Sodbrennen, Reflux und Co., weshalb Medikamente wie Protonenpumpenhemmer und Antazida (Säure-Neutralisierer) weit verbreitet sind.

"In der BARMER GEK stieg der Anteil Versicherter, die pro Jahr mindestens einmal eine Verordnung [von PPIs] erhielten, stetig von 8,2 Prozent (2005), auf 12,5 Prozent (2009) und 16,2 Prozent (2013). Frauen bekommen mehr solche Mittel verschrieben als Männer und auch mit steigendem Alter nimmt die Verordnungshäufigkeit zu." schreibt die Barmer GEK in ihrem Arzneimittelreport 2014.

Beide Medikamente sorgen dafür, dass die Magensäure

entweder nicht mehr in ausreichender Menge produziert wird (PPI) oder durch eine Base neutralisiert wird (Antazida). Sie kann also effektiv nicht das tun, wofür sie gedacht ist: die Nahrung in ihre kleinsten Bestandteile für die anschließende Resorption im Dünndarm zu zerlegen und als Säuretor zum Verdauungstrakt dafür zu sorgen, dass schädliche Bakterien und Keime, die wir mit der Nahrung aufnehmen, zuverlässig abgetötet werden.

Gelangen Nahrungsbestandteile, die normalerweise im Magen aufgespalten werden, in den Dünndarm, behalten sie ihr allergenes Potential, was in weiterer Folge eine Sensibilisierung auf bestimmte Eiweiße begünstigt. Darüber hinaus fehlt es an Magensäure, die auch als Signalgeber für die Bildung und Ausschüttung einiger Verdauungsenzyme benötigt wird. Letztere sind auch beim Abbau von IgE-Antikörpern im Darm beteiligt.

Wir setzen die Funktionalität des Magens und des gesamten Verdauungsapparates also mittlerweile im großen Stil mit Hilfe von Pillen und Pulvern außer Kraft.

Die Folgen für unseren Verdauungstrakt und unsere Gesundheit bleiben dabei natürlich nicht aus: eine verminderte Nährstoffaufnahme mit allen möglichen Folgeerkrankungen, eine bakterielle Fehlbesiedlung und in Folge dessen natürlich auch eine Fehlfunktion des Immunsystems und anhaltende systemische Entzündungen.

In der Naturheilkunde und funktionellen Medizin wird der Einsatz von PPIs und Antazida bei Sodbrennen und Reflux sehr kritisch betrachtet, aber auch in der Schulmedizin häufen sich offenbar die Zweifel am weit verbreiteten Einsatz der Mittel. Zum einen ist der Einsatz dank der

Rezeptfreiheit immer weiter verbreitet, obwohl die Ursache für Reflux und Sodbrennen keinesfalls immer ein Überschuss an Magensäure ist, zum anderen haben sie verheerende Nebenwirkungen, die wir nicht immer sofort spüren oder überschauen können.

So besteht beispielsweise ein Zusammenhang zwischen der Einnahme von PPIs und vermehrten Knochenbrüchen, weil Magensäure notwendig ist, um Kalzium aus der Nahrung freizusetzen, damit es anschließend die Darmwand passieren kann. Keine Magensäure, kein Kalzium. Für Gesunde kann das einige Wochen gut gehen, aber gerade für ältere Menschen, die vielleicht schon unter Osteoporose leiden, kann das zum Desaster werden. Gleiches gilt im Prinzip für jeden anderen Nährstoff. Sofern das Absetzen möglich ist, sollte das immer der erste Schritt sein.

Aber so einfach ist das nicht. Das Fatale an PPIs ist, dass das Absetzen eben nicht so ohne weiteres möglich ist. Schuld daran ist der sogenannte Rebound-Effekt. Dieser bewirkt, dass beim Absetzen der PPIs unmittelbar ungleich mehr Magensäure produziert wird. Wenn du PPIs also präventiv zum Schutz des Magens bei einer dauerhaften Schmerzmitteltherapie bekommen hast, dann hast du im Anschluss Sodbrennen und Magenbeschwerden - egal, ob du sie vorher hattest oder nicht. Schuld daran sind aber nicht die Schmerzmittel, die die Magenschleimhaut durchaus belasten, sondern die PPIs, die das eigentlich verhindern sollten.

In der funktionellen Medizin geht man übrigens mittlerweile davon aus, dass Beschwerden wie Sodbrennen und Reflux eher durch zu wenig Magensäure und Ernährungsfehler entstehen. Vor allem beim Genuss kohlenhydratreicher, industriell hergestellter Lebensmittel, wie Nudeln und Brot, steigt aufgrund eines Magensäuremangels der Druck im Verdauungstrakt, wodurch der Verschlussmuskel zwischen Magen und Speiseröhre wieder aufgedrückt wird. Dadurch gelangt Magensäure in die Speiseröhre und verursacht dort das unangenehme Brennen oder Aufstoßen.

Weitere Pharmazeutika, die zu einem Leaky Gut Syndrom führen können, sind die Anti-Babypille und Kortisonpräparate, die gern bei einem irritierten Immunsystem eingesetzt werden. Beide tragen zu einer Verschiebung des hormonellen Gleichgewichts bei und können Allergien so begünstigen.

Auch Abführmittel und Darmspülungen, die beispielsweise als Vorbereitung auf eine Darmspiegelung durchgeführt werden, führen zu einer ungünstigen Ausleitung wichtiger Bakterienkulturen, die ohne eine gezielte Neubesiedlung mit nützlichen Milchsäurebakterien langfristige Konsequenzen haben können.

Gluten und Anti-Nährstoffe

Neben den vorgenannten Lebensstilfaktoren tragen auch Bestandteile unserer westlichen Ernährung zu einem Leaky Gut Syndrom und einer bakteriellen Dysbiose bei. Einer der wichtigsten Faktoren ist der Trend weg von natürlichen Lebensmitteln hin zu einer sehr getreidereichen, agrarwirtschaftlichen und industriellen Kost. Morgens Müsli, mittags Nudeln und abends Pizza sind keine Seltenheit, sondern eher die Regel für viele Berufstätige.

Diese Ernährung belastet den Körper nicht nur mit viel zu viel unnötiger Stärke, sondern enthält auch Stoffe, die unsere Darmschleimhaut reizen können. Die wichtigsten Stoffe sind Gluten, Lektine und Phytinsäuren.

Das Klebereiweiß Gluten besteht aus zwei verschiedenen Proteinen – Glutein und Gliadin. Gliadin hat die Eigenschaft, durch die Bindung an einen Rezeptor der Darmzellen, die Kittleisten zu öffnen und so die Durchlässigkeit zwischen den Zellen zu erhöhen. Lange dachte man, dass dieser Mechanismus nur bei Menschen mit Zöliakie zu beobachten ist, neuere Studien bestätigen aber den Verdacht, dass auch ein gesunder Darm mit einer erhöhten Durchlässigkeit reagiert.

Grundsätzlich wäre das kein Problem, wenn dieser Effekt hin und wieder beim gesunden Menschen auftritt. Wir sind widerstandsfähige Wesen. Wenn Getreideprodukte jedoch die ausschließliche Nahrungsgrundlage bilden, wie das heute oft der Fall ist, dann führt das zu ernstzunehmenden gesundheitlichen Veränderungen.

Nach Ansicht einiger funktioneller Mediziner ist dieser

Mechanismus lange nicht so ausschlaggebend, wie Stress, Alkohol- und Medikamentenkonsum, weshalb eine glutenfreie Ernährung nicht unbedingt für jeden notwendig ist. Eine starke Reduktion getreidehaltiger Produkte zugunsten nährstoffreicherer, entzündungshemmender und verdauungsfördernder Lebensmittel wie Gemüse, Kräutern und Gewürzen ist aber sicher für jeden sinnvoll.

Ein weiterer Faktor ist das eingebaute Verteidigungssystem von Pflanzen. Um sich gegen Fraßfeinde zu schützen, enthalten alle Pflanzen Stoffe, die Auswirkungen auf den Verdauungstrakt des Fraßfeindes haben. So also auch auf den Menschen.

Zu diesen Verteidigungsstoffen gehören die sogenannten **Lektine und Phytinsäuren**. Sie sind normalerweise im Samen der Pflanze angesiedelt und sorgen dafür, dass der Samen nicht gut verdaut werden kann und vom Fraßfeind mit gutem Dung wieder ausgeschieden wird.

Lektine sind Eiweiße, die an Kohlenhydratstrukturen andocken und so an Zellen und Zellmembranen gebunden werden können. Dieser Mechanismus ermöglicht es Lektinen aus der Nahrung an die schützende Schleimhaut des Darms zu binden und diese schädigen.

Phytinsäuren sind ein weiterer Bestandteil des Schutzsystems von Pflanzen und verantwortlich für Mineralstoffdefizite in Dritte-Welt-Ländern. Analysen haben gezeigt, dass Kalzium, Magnesium, Eisen und Zink in diesen Ländern ausreichend über die Nahrung aufgenommen werden könnten, aber der hohe Phytinsäuregehalt von Soja und Reis, welche die Nahrungsgrundlage bilden, ihre Absorption behindern. Weiterhin blockiert Phytinsäure einige Enzyme im Verdauungstrakt. Darunter Pepsin und Trypsin, das wir für die Eiweißverdauung benötigen, sowie Amylase, das für die Spaltung von Stärke zu Zucker verantwortlich ist.

Das Einweichen und Fermentieren von Getreide und Hülsenfrüchten reduziert den Gehalt an Lektinen und Phytinsäuren deutlich. Erst durch diesen Verarbeitungsprozess werden die Nährstoffe in Getreide überhaupt zugänglich gemacht und das Brot verdaulich, das heißt: unschädlich. Moderne Herstellungsverfahren in der Industrie sehen diesen zeitaufwendigen Prozess allerdings nicht mehr vor. In der Folge bleiben diese natürlichen Pflanzenschutzmittel in unseren Lebensmitteln enthalten.

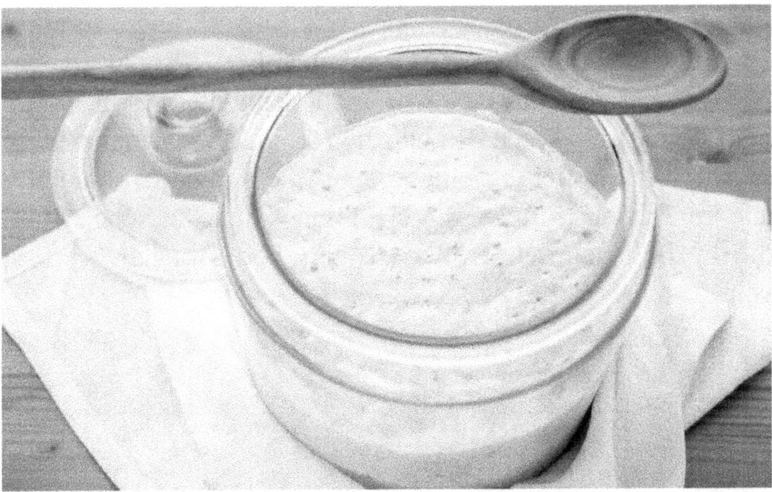

Traditionell wird Getreide eingeweicht und fermentiert. Dabei entsteht ein Sauerteig, der deutlich weniger Lektine und Phytinsäure enthält als industriell hergestelltes Brot. Nur wenige Bäcker nutzen dieses Herstellungsverfahren noch.

Sofern keine Zöliakie oder eine NZGS vorliegt, musst du Getreide nicht für immer aus deinem Speiseplan streichen. Vielleicht stellst du auch fest, dass du sie nach einer Karenzphase von vier Wochen wieder in deinen Speiseplan aufnehmen kannst, ohne Probleme zu bekommen.

Für mich persönlich spricht auch nichts dagegen, selbst Sauerteig herzustellen und Brot zu backen, sofern das vertragen wird. Auch das Brot kleinerer, handwerklicher Bäckereien ist in manchen Fällen besser verträglich und weniger schädlich für den Darm. Für die ersten Wochen deiner Ernährungsumstellung kann ich allerdings guten Gewissens zu einem vollständigen Verzicht raten, um den Darm einmal richtig zu entlasten. Du findest im Rezeptteil ein paar Ideen, wie das gelingen kann, ohne, dass du auf Brot vollständig verzichten musst.

Durch die Elimination von Getreide werden nicht nur schädliche Substanzen aus der Ernährung entfernt, sondern es wird auch Platz für echte Lebensmittel geschaffen. Oft begegnet mir die Frage, was man denn essen soll, wenn man kein Brot, keine Nudeln und keine Pizza mehr essen darf. Ich kann dich beruhigen: es stehen uns noch hunderte anderer Lebensmittel zur Verfügung. Du wirst sehen, dass die Vielfalt deutlich größer ist, als dir das bisher bewusst war.

Zuckerreiche Ernährung

Zucker hat auf so vielen Ebenen negative Effekte auf deinen Körper, dass ich mich auf die, die unmittelbar deinen Darm und dein Immunsystem betreffen, beschränken möchte.

Ausbreitung von Pilzen und Hefen

Vereinfacht ausgedrückt bieten Zucker, raffinierte Kohlenhydrate aus Weißmehl und industrielle Fertiglebensmittel ein "all-you-can-eat" Buffet für viele ungünstige Bakterien, Pilze und Hefen in unserem Darm. Prof. Dr. Nolting fasst den Effekt einer zuckerreichen Ernährung in seinem Buch "Mykosen des Verdauungstraktes" treffend zusammen:

"Eine zuckerreiche Kost, die arm an Ballaststoffen ist, fördert direkt und massiv Mykosen (Pilzinfektionen) des Verdauungstraktes, da sie den Sproßpilzen zum einen den idealen Energielieferanten beschert. Zum anderen verlängert die ballaststoffarme Kost das Verbleiben der Speisen im Darm und setzt den mechanischen Abrieb an der Darmwand herab, der die Pilzfäden sonst beeinträchtigt."
Prof. Dr. Siegfried Nolting

Untersuchungen an Mäusen, denen man ein menschliches Mikrobiom implantiert hatte, zeigten, dass der Wechsel von einer fettarmen, ballaststoffreichen Ernährung zu einer typisch westlichen fett- *und* zuckerreichen Ernährung die Struktur des Mikrobioms innerhalb von nur einem Tag deutlich verändert. Die wesentlichen Ursachen dafür hat Prof. Dr. Nolting bereits wunderbar zusammengefasst. Ein weiterer Faktor ist daneben auch die Reduktion der Gallensäuren unter erhöhter Zuckerzufuhr. Gallensäure ist wichtig für das Milieu im Verdauungstrakt, denn sie hat einen wesentlichen modulierenden Effekt auf unser Mikrobiom, indem sie Bakterien zerstört, die sich besser nicht in uns ausbreiten sollten.

Einer der Pilze, die Zucker ganz besonders lieben, ist Candida albicans, vielen Frauen auch als lästiger Scheidenpilz bekannt. Candida albicans lebt in und auf den meisten von uns, wird aber bei einem gesunden Mikrobiom von Milchsäure- und Bifidobakterien in Schach gehalten und an seiner Ausbreitung gehindert. Unter einer zuckerreichen Kost und bei gleichzeitiger Schwächung der Immunfunktion sind für die Ausbreitung des Pilzes jedoch beste Bedingungen geschaffen. Die Folge sind neben den bereits erwähnten Scheidenpilzen auch Nagelpilz, oraler Pilzbefall und Ekzeme. Im Darm begünstigt er zudem eine erhöhte Durchlässigkeit der Darmschleimhaut und damit eine weitere Herabsetzung der Immunität - ein Teufelskreis, der nur durch strikten Zuckerverzicht und eine pilzhemmende Behandlung beendet werden kann.

Das ist aber gar nicht so einfach, denn bei einer ausgeprägten Besiedlung mit Candida albicans ist der Verzicht auf Zucker schwer auszuhalten. Der Pilz verlangt wörtlich genommen Zucker und schnell zu verarbeitende Kohlenhydrate. Der "Zwang" diese Dinge zu essen wird durch eine massive Ausbreitung des Pilzes und der Verdrängung entgegenwirkender Bakterien- und Pilzstämme ungleich erhöht.

Die Achterbahn mit dem Blutzucker
Der Verzicht auf Industriezucker und Fertiglebensmittel, die Zucker enthalten, hat zudem einen positiven Effekt auf deinen Blutzuckerspiegel, der dem Stressniveau in deinem Körper sehr entgegen kommt.

Je häufiger du Zucker zu dir nimmst, desto instabiler wird dein Blutzuckerspiegel. Man kann sich das vorstellen wie eine wilde Achterbahnfahrt, deren aufregende Talfahrten erst ein Ende finden, wenn wir nicht mehr auf den nächsten Berg gezogen werden.

Zucker geht sehr schnell in unseren Blutkreislauf über, weil wir wenig Verdauungsleistung benötigen, um ihn zu zerlegen. Normaler Haushaltszucker besteht zu 50 Prozent aus Glukose und zu 50 Prozent aus Fruktose. Beides kann nach der Spaltung schnell über die Darmschleimhaut aufgenommen werden.

Gelangt die Glukose von dort ins Blut, steigt unser Blutzuckerspiegel schnell an. Unser Körper ist jedoch immer bestrebt einen normalen Blutzuckerspiegel zu halten. In diesem Normalzustand finden sich etwa 4,2g Zucker in deinem Blut. Um das zu erreichen schüttet die Bauchspeicheldrüse Insulin aus, das auch oft als Masterhormon bezeichnet wird, weil es so vielfältige Prozesse in unserem Körper begleitet. Insulin wirkt wie ein Schlüssel, der die Zellen aufschließt, damit Zucker dort hinein kann und zur Energiegewinnung genutzt werden kann. Je mehr Zucker du zu dir nimmst, desto mehr Insulin wird freigesetzt, um den Zucker schnell in die Zellen zu bringen. Befindet sich nun viel Insulin im Blut, fällt der Blutzuckerspiegel auch schnell wieder ab.

Isst du regelmäßig Zucker, fällt er sogar so tief, dass in deinem Körper eine Kaskade hormoneller Prozesse in Gang gesetzt wird, die deinem Gehirn signalisieren, dass Nahrungsknappheit herrscht und du jetzt dringend etwas zu essen brauchst. So entsteht Heißhunger und eine akute

Stressreaktion im Organismus.

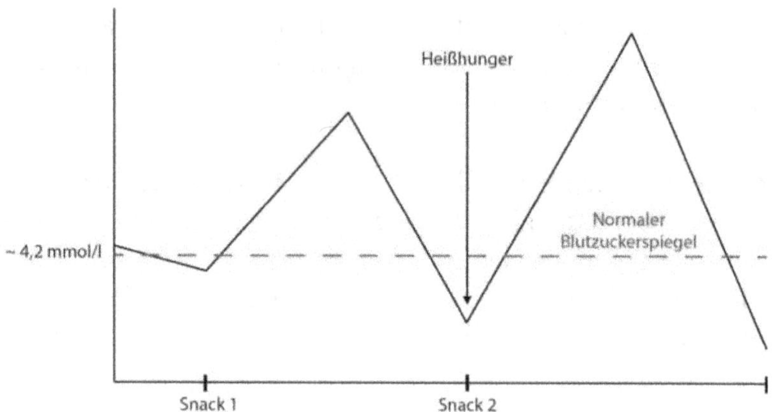

Das Problem dabei ist, dass du bei einer solchen Ernährungsweise wesentlich mehr Zucker, sprich Kohlenhydrate, zu dir nimmst, als dein Körper benötigt. Sicher, unser Gehirn und unsere Muskulatur verbrauchen ein wenig, aber das meiste, was du isst, wird – je nach Bewegungsumfang - in Form von Fettsäuren in deinen Fettzellen eingelagert. Da du ständig nachschiebst, wird dieses Fett jedoch nicht wieder mobilisiert und zur Energiegewinnung genutzt, sondern es macht sich auf deinen Hüften und an deinem Po bequem.

Auch wenn wir schon seit mehr als einhundert Jahren wissen, dass ein übermäßiger Konsum von Kohlenhydraten einige gesundheitliche Probleme mit sich bringt, zeigt sich nach der jahrzehntelangen Fettphobie auch in der Forschung der letzten Jahre wieder deutlich, dass wir all die Kohlenhydrate, die sich in unserer zucker- und getreidereichen Ernährung befinden, für unseren modernen, bewegungsarmen Lebensstil nicht brauchen. Kohlenhydrate sind kein essenzieller Nährstoff; wir kommen gut ohne ihn aus.

Selbst Leistungssportler können das. Um das zu schaffen, müssen wir jedoch aufhören, sie zu unserer wesentlichen Energiequelle zu machen und unserem Körper beibringen, auf seine Fettdepots zurück zu greifen. Das geht nur, indem wir auf den übermäßigen Nachschub an Zucker verzichten.

Zucker raubt Nährstoffe

Zucker bringt insbesondere für Allergiker auch noch ein anderes Problem mit sich. Für jedes Lebensmittel, das wir zu uns nehmen, werden eine Vielzahl von Enzymen, Molekülen, Boten- und Signalstoffen benötigt, die uns ermöglichen das Lebensmittel zu einem Teil unseres Körpers zu machen, es also zu "verstoffwechseln". Wir können guten Gewissens davon ausgehen, dass natürliche Lebensmittel so zusammengesetzt sind, dass darin alles enthalten ist, was wir dafür brauchen. Das betrifft sowohl die Makronährstoffe Kohlenhydrate, Eiweiße und Fette, als auch Vitamine, Mineralstoffe, sekundäre Pflanzenstoffe und selbst Stoffe, die wir noch gar nicht richtig kennen. Ein raffiniertes Produkt, wie es Industriezucker und auch Weißmehl ist, enthält nichts mehr von den Teilen der Pflanze, die diese Stoffe beinhalten. Sie werden aber dennoch in unserem Körper benötigt, um den Zucker zu verarbeiten. Das bedeutet, dass wir unserem Körper Nährstoffe entziehen, die er an anderer Stelle zum Beispiel für die Bildung von Hormonen und Neurotransmittern, die unsere Stimmung, unser Immunsystem und unser Wohlbefinden beeinflussen, braucht.

Vorsicht vor fruktosereichem Zuckerersatz

Besondere Vorsicht ist darüber hinaus bei Fruktose geboten, denn sie löst isoliert, d.h. wenn sie nicht in Obst gebunden ist, in höheren Dosen eine erhöhte Schleimhautdurchlässigkeit im Darm direkt aus. Die oft als besonders gesund angepriesenen Zuckerersatzprodukte, wie Agavendicksaft, enthalten besonders viel davon. Auch Fertiglebensmittel und Süßigkeiten sind oft mit der billigeren Fruktose oder dem noch billigeren Glukose-Fruktose-Sirup versetzt. Manche Produkte, die früher aus Zucker hergestellt wurden, bestehen heute ausschließlich aus diesen Gesundheitskillern. Seit Oktober 2017 darf in der EU auch Isoglucose verwendet werden, die zu 90 Prozent aus Fruktose bestehen kann und im Verdacht steht die Adipositas-Epidemie in den USA wesentlich mit verursacht zu haben.

Wenn du sonst nichts anderes aus diesem Buch umsetzt, kann ich dir den 100-prozentigen Verzicht auf Zucker nur wärmstens ans Herz legen. Er wird dein Leben ganz sicher zum Positiven verändern. Achte bei deinem Versuch auch auf den zugesetzten Zucker, den wir heute in den meisten Fertiglebensmitteln von Ketchup über Fruchtjoghurt bis hin zu industriellem Vollkornbrot finden.

Ein genaues Lesen und Verstehen der Zutatenlisten und Nährwertangaben ist leider nicht zu vermeiden, wenn das gelingen soll. In meiner Erfahrung hat sich gezeigt, dass das Studium der Zutatenlisten nach zwei Wochen ein Ende hat, weil Zucker einfach überall drin ist. Der Griff geht dann von ganz allein zu den deutlich nährstoffreicheren Lebensmitteln.

Zusatz- und Konservierungsstoffe

Die zahlreichen Zusatz- und Konservierungsstoffe, die den industriellen Nahrungsmitteln heute zugefügt werden haben einen entscheidenden Haken, der in der Diskussion um die Schädlichkeit industrieller Nahrung gern übersehen wird. Viel zu oft argumentieren wir damit, dass unsere Lebensmittel sicher sind, auch, weil wir viele chemische und physikalische Verfahren entwickelt haben, um die Bakterienvielfalt in verpackter Nahrung einzudämmen. Sämtliche industriell hergestellten Nahrungsmittel müssen heute eine gewisse Haltbarkeit aufweisen, damit sie lange Transportwege und Lagerzeiten im Supermarkt überstehen. Damit das gelingt, nutzt die Industrie Verfahren und Zusatzstoffe, die dazu da sind, das Bakterienwachstum in den Lebensmitteln zu hemmen. Das kann zum einen über eine Erhitzung der Lebensmittel geschehen, wie sie zum Beispiel bei Sauerkraut und Milch eingesetzt wird, zum anderen aber auch über bestimmte Zusatzstoffe. Pasteurisiertes Sauerkraut ist nahezu tot - darin finden sich keine nützlichen Bakterien für deinen Darm. Auch industrielle Joghurts und Milchprodukte sind keine lebenden Fermente mehr, die einen nennenswerten gesundheitlichen Nutzen haben. Es ist der Sinn der Pasteurisierung Bakterien zu töten.

Der zweite Weg Bakterien, Hefen und Pilze abzutöten, sind Zusatzstoffe, genauer Konservierungsstoffe. Konservierungsstoffe finden sich in fast allen industriellen Produkten. Sie tragen wesentlich zur Sicherheit unserer Lebensmittel bei und verhindern lebensbedrohliche Vergiftungen, wie den Botulismus (Fleischvergiftung) oder Infektionskrankheiten, wie die Listeriose.

Die Vermutung liegt nahe, dass Zusatzstoffe, die die Bakterien, Hefen und Pilze in Produkten in Schach halten, das auch in unserem Körper tun. Sie tragen dazu bei, dass dein Mikrobiom, das so wichtig für dein Immunsystem ist, sich ungünstig verändert. Es lohnt sich also auf alles zu verzichten, was mit Konservierungs- und anderen Zusatzstoffen zubereitet wurde, auch wenn die Industrie sie immer wieder für sicher erklärt. Zwar sind die einzelnen Lebensmittelzusatzstoffe, die in der Industrie Anwendung finden, zugelassen, jedoch ist kaum etwas über ihre Interaktion miteinander bekannt. Das gilt übrigens auch für die natürlichen Aromen, die oft aus Schimmelpilzen und Hefen gewonnen werden. Ein natürliches Erdbeeraroma wird keinesfalls, wie vielfach angenommen, aus Erdbeeren gewonnen. Die Bezeichnung "natürliches Aroma" ist also kein Gütemerkmal.

Nachfolgend findest du einen Auszug der problematischen Substanzen aus dem Chemielabor. Unser Körper ist für kaum eine Substanz ausgelegt und kann auf jeden dieser Stoffe mit pseudoallergischen Symptomen, wie Hautausschlägen, starkem Juckreiz, Hautrötungen, Quincke-Ödemen, Bluthochdruck und Herzrhythmusstörungen reagieren. Auch psychische Beschwerden und Verhaltensauffälligkeiten bei Kindern, wie beispielsweise auf Farbstoffe, sind dokumentiert und möglich. So sind Hersteller, die die Farbstoffe Gelb-Orange (E 110) und Cochinelle-Rot (E 124) verwenden, seit 2010 verpflichtet den Hinweis "kann Aktivität und Aufmerksamkeit bei Kindern beeinträchtigen" auf das Etikett zu drucken. Höchstmengen hin oder her: willst du sowas wirklich essen?

Aromastoffe

Bezeichnungen:
Hydroxicitronellae, Chininsulfat, Chininhydrochlorid

enthalten in:
Brause, Kunstspeiseeis, Pudding, Kaugummi, Bitter Lemon

Antioxidantien

Bezeichnungen:
BHA=E 320, BHT=E 321, E 310, E312, Acethylsalizylsäure

enthalten in:
Walnusskernen, Kaugummi, Trockensuppe, Marzipan, Salzchips, Nougat, Erdnusscreme, Instant-Kartoffelprodukten

Emulgatoren, Stabilisatoren

Bezeichnungen:
Lecitine

Hergestellt aus Hühnerei oder Soja, deshalb häufig nicht gut verträglich

Geschmacksverstärker

Bezeichnungen:
Natriumglutamat, Mono-Sodiumglutamat, Glutamat, Hefeextrakt (E 620-625)

enthalten in:
"chinesischem" Essen, Tiefkühlkost, Konserven, Sojasauce, Wurst

Farbstoffe

Bezeichnungen:
Tartrazin (E 102), Erythrosin (E 127), E 150, Gelb-Orange (E 110), Amaranth (E 123), Azurobin (E 122), Chinolingelb (E 104), Cochinelle-Rot (E 124), Patentblau (E 131), Indigokarmin (E 132), Brilliant-Schwarz (E 151)

enthalten in:
Marmelade, Eis, Süßigkeiten, Margarine, Pudding, Fertiggerichten

Konservierungsstoffe

Bezeichnungen:
Sorbinsäure (E 200), PHB-Ester (E 214-219), Schwefeldioxide (E 220-227), Biphenyl und Orthophenylphenol (E 230-232), Thiabendazol (E 233), Dodecylgallat (E 312), Natriumbenzoat (E 211), Natrium-Nitrit (E 250), Natrium-Sylicylat, Schwefeldioxid und Sulfite

enthalten in:
Fischmarinaden, Majonäse, Saucen, Salatsaucen, Fruchtjoghurt, Süßigkeiten, Halbfettmagarine, Geräuchertem, Gepökeltem.

Diagnostik Leaky Gut

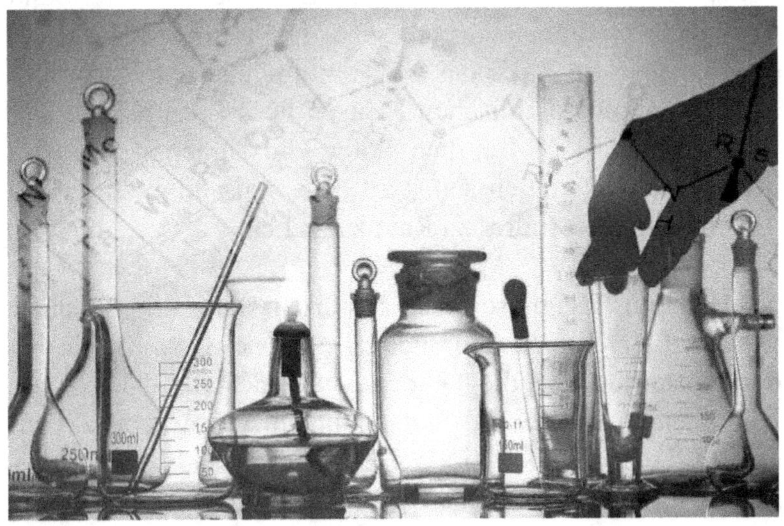

Die Diagnose einer erhöhten Durchlässigkeit der Darmschleimhaut lässt sich heute mit einfachen, kostengünstigen, nicht-invasiven Untersuchungsverfahren sichern. Die meisten Ärzte unterstützen das Verfahren und die Diagnose leider noch nicht, da das Krankheitsbild der erhöhten intestinalen Permeabilität in der Schulmedizin derzeit noch nicht ausreichend Aufmerksamkeit erhält.

Schulmedizinisch wird der Zustand des Darmes mit Röntgen, Ultraschall oder endoskopischen Untersuchungen festgestellt. Diese bildgebenden Verfahren haben ihre Berechtigung und einige Erkrankungen lassen sich damit durchaus gut diagnostizieren. Die Feststellung eines Leaky Gut Syndroms oder eine Verschiebung des mikro-ökologischen Gleichgewichts allerdings leider nicht.

Zur Diagnose eines Leaky Guts sind bildgebende Verfahren einigermaßen nutzlos. Eine endoskopische Untersuchung kann also absolut ergebnislos enden, der Patient leidet aber trotzdem unter Verdauungsbeschwerden und Unverträglichkeiten. Es wird wohl noch einige Jahre dauern, bis sich die Rolle des Mikrobioms und der Darmflora auch in schulmedizinischen Kreisen herumgesprochen hat. Bis dahin wird es für dich unter Umständen nötig sein, deine Untersuchungen selbst zu bezahlen und einen erfahrenen Naturheilkundler zu Rate zu ziehen.

Zur sicheren Diagnose eines gestörten Darmmilieus, einer gestörten Verdauung und/oder eines Leaky Guts hat sich in den letzten Jahren die Untersuchung des Stuhls und des Blutes etabliert. Diese Untersuchungen lassen sich aktuell am einfachsten über einen Heilpraktiker oder naturheilkundlich praktizierenden Arzt durchführen.

Im Internet sind darüber hinaus Testkits für die Stuhlprobe erhältlich, die auch dem Verbraucher zugänglich sind. Sie kann damit einfach zu Hause durchgeführt werden und bedarf nicht zwingend ärztlicher Beratung und Betreuung. Das Testkit kann direkt bei einem Labor (z.B. Medivere) bestellt werden. Es bietet kein vollumfängliches Bild, aber einen ersten Hinweis darauf, ob die aktuellen Symptome durch eine kompromittierte Durchlässigkeit der Darmschleimhaut oder eine ungünstige Verschiebung des Mikrobioms entstanden sein könnten.

Aktuell sind die Tests, die sich über einen Heilpraktiker beziehen lassen, aufschlussreicher, als die im Internet erhältlichen Tests. Einige Heilpraktiker haben die Stuhlproben mittlerweile durch Blut- und Urintestungen ersetzt, da sie zum Teil aussagekräftiger sind.

Im Folgenden möchte ich dir einen kurzen Überblick über

die Biomarker geben, die im Rahmen einer Stuhlprobe, Blut- oder Urintestung gemessen werden können.

Die Stuhlprobe

Das Testkit, das du vom Labor erhältst, enthält ein Röhrchen mit einem Spatel mithilfe dessen du eine Probe deines Stuhls entnehmen kannst. Die beiliegende Anleitung gibt dir mehr Aufschluss darüber, wie die Probe genau zu entnehmen ist. Im Anschluss versendest du deine Probe im beiliegenden Umschlag an das entsprechende Labor.

Es empfiehlt sich den Konsum von Nahrungsergänzungsmitteln, Probiotika und ähnlichem für eine Woche vor der Stuhlprobe auszusetzen und an den Ernährungsgewohnheiten bis zu Abgabe nichts zu ändern. Nur so kann ein unverfälschtes Bild über den aktuellen Zustand deiner Darmgesundheit entstehen.

Nach der Einsendung deiner Stuhlprobe erhältst du einen umfangreichen und erklärten Bericht zum Zustand des Stuhls mit vielen verschiedenen Parametern, Biomarkern für Verdauungsrückstände und den Besiedlungszustand mit Leitkeimen. Dein Bericht enthält darüber hinaus meist Therapiehinweise, die du aufmerksam und gegebenenfalls mehrmals lesen solltest.

Wenn du Schwierigkeiten hast, die Empfehlungen des Labors zu lesen und zu verstehen, empfehle ich dir nochmals ausdrücklich Fachpersonal aufzusuchen.

In den letzten Jahren ist die Mode entstanden, die Ergebnisse in den verschiedenen Gruppen im Internet zu posten und um Rat zu fragen. Ich möchte davon eindringlich abraten.

Zum einen sind hier überwiegend Laien unterwegs. Gut ausgebildete Menschen haben in der Regel keine Zeit für kostenlose Beratungen auf Facebook und Co. Das sollte jedem klar sein. Zum anderen haben deine medizinischen Befunde nichts auf diesen Plattformen zu suchen. Insbesondere Facebook kann mittlerweile aus Fotos deutlich mehr lesen, als uns lieb sein kann. Das posten von Befunden in sozialen Netzwerken ist also im Sinne deiner Privatsphäre mit äußerster Vorsicht zu genießen. Die Verfremdung von Name und Anschrift ändert nichts daran, dass du mit deinem Profil und deiner IP-Adresse Bilder ins Internet hochlädst.

Die einzelnen Parameter der Stuhlprobe findest du am Ende des Buches im Anhang erläutert.

Alternative: Urintest

Neben der durchaus gängigen Stuhlprobe, die auch im Hausgebrauch durchgeführt werden kann, besteht die Möglichkeit die Durchlässigkeit der Darmschleimhaut über den Urin zu bestimmen. Wie bereits vorher erwähnt, kommt es durch ein Leaky Gut Syndrom zu einer verminderten Aufnahme von Nährstoffen. Dieser Zusammenhang lässt sich in einer Urinprobe darstellen.

Dazu wird zunächst der Zuckeralkohol Mannitol und der synthetische Zweifachzucker Lactulose verabreicht. Beide Zucker werden normalerweise nicht verstoffwechselt. Sie werden unverändert über den Urin wieder ausgeschieden. Mannitol wird durch die Zellen in den Organismus geschleust, Lactulose hingegen durch die Kittleisten. Je enger diese Verbindungen sind, desto weniger Lactulose kann in den Organismus aufgenommen werden. Umgekehrt bei

Mannitol: je gesünder die Zellen, desto mehr kann aufgenommen werden.

Ist Mannitol im Urin erniedrigt, dann deutet dies auf eine erhöhte Durchlässigkeit der Schleimhaut hin. Bei Lactulose spricht hingegen ein erhöhter Wert für ein Leaky Gut Syndrom.

Aufschluss gibt bei diesem Testverfahren letztlich die Lactulose/Mannitol-Ratio, die insbesondere bei entzündlichen Darmerkrankungen bis zum Zehnfachen des normalen Werts ansteigen kann.

Bluttest: Candida Immun Komplex (CIK)

Was die Stuhlprobe häufig nicht darstellen kann, ist eine Überwucherung des Verdauungstraktes mit Candida, einem Pilz, der zu einer Vielzahl von Beschwerden führen kann. Insbesondere, wenn die Pilzbesiedlung in den oberen Darmabschnitten vorliegt, ist dies nicht im Florastatus ersichtlich.

Candida albicans lebt in jedem von uns, wird allerdings in einem guten mikro-ökologischen Milieu an der Ausbreitung gehindert. Wird das Milieu beispielsweise durch eine Antibiotika-Therapie gestört, kann sich Candida albicans unkontrolliert ausbreiten. Das betrifft nicht nur den Magen-Darm-Trakt, sondern auch unseren Uro-Genital-Trakt, wo sich Candida als Scheidenpilz zeigen kann. Frauen, die immer wieder darunter leiden, "fangen" sich den Pilz nicht irgendwo ein, sondern haben lediglich ein schwaches Immunsystem, das sich durch eine bakterielle Fehlbesiedlung zeigt.

Um festzustellen, ob ein Befall mit Candida vorliegt, kann

der Candida Immun Komplex (CIK) des Instituts für Umweltmedizin in Wolfhagen herangezogen werden. Der Bluttest bestimmt Candida-Antigene, IgG-Candida-Antikörper und Komplementärfaktoren und gilt in Kombination mit den Symptomen der Candida-Überwucherung als aussagekräftig.

Die häufigsten Allergien und Unverträglichkeiten

Bis hierher hast du dir nun schon einen guten Überblick über das menschliche Immunsystem, die ausschlaggebenden Faktoren und die Umstände erarbeitet, die einen Einfluss auf die Entstehung von Allergien und Unverträglichkeiten haben.

In diesem Kapitel findest du nun einen Überblick über die wichtigsten Allergien und Unverträglichkeiten im Bereich der Lebensmittel, ihre Ursachen und die gängigsten Verfahren, sie zu diagnostizieren. Sofern du bisher nur eine Vermutung und noch keine eindeutige Diagnose erhalten hast, hilft dir dieses Kapitel die Ursache deiner Beschwerden näher einzugrenzen und die nötigen Tests - sofern sie machbar sind - in die Wege zu leiten.

Allergien

Eine Allergie ist eine überschießende Abwehrreaktion des Immunsystems auf normalerweise harmlose Stoffe aus der Umwelt, sogenannte Allergene oder Antigene. Eine allergische Reaktion zeichnet sich dadurch aus, dass unmittelbar nach dem Kontakt mit dem Allergen, Antikörper des Typs Immunglobulin E (IgE) freigesetzt werden, die dann im Blut des Allergikers nachgewiesen werden können.

Kommt der Allergiker mit dem Allergen in Kontakt, binden die IgE-Antikörper an die Mastzellen, die daraufhin verschiedene entzündungsfördernde Substanzen, wie etwa Histamin, freisetzen. Diese Reaktion verläuft meist innerhalb weniger Minuten und führt im Körper zu einer allergischen Reaktion und einer Reihe von Entzündungsprozessen. Diese klassische Allergie wird auch Typ-1 Allergie bezeichnet. Zu ihr gehört sowohl der Heuschnupfen, Tierhaarallergien oder die Allergie auf Hausstaubmilbenkot, sowie ein Teil der Lebensmittelallergien.

Seltener ist die sogenannte Typ-4-Reaktion, die erst viel später eintritt. Sie wird deshalb auch als Allergie vom Spättyp bezeichnet. Die allergische Reaktion kann bei diesem Allergietyp bis zu zwei Tage verzögert auftreten und betrifft in den meisten Fällen Erkrankungen der Haut, wie Kontaktallergien, aber auch Lebensmittelallergien, in deren Folge zum Beispiel eine Neurodermitis auftritt.

Darüber hinaus gibt es noch andere Allergietypen, die jedoch deutlich seltener anzutreffen sind. Ich möchte deshalb hier nicht näher darauf eingehen.

Nicht immer sind alle Krankheiten ganz eindeutig einem

Allergie-Typ zuzuordnen. Es kommt vor, dass die individuellen Symptome Eigenschaften verschiedener Allergietypen aufweisen.

Die häufigsten Allergene
Folgende Lebensmittel gehören zu den häufigsten Allergenen im Bereich der Lebensmittel. Etwa 95 Prozent der Lebensmittelallergiker reagieren auf eine oder mehrere dieser Substanzen. Sie sind deshalb in Europa kennzeichnungspflichtig, das heißt, dass sie auf Fertiglebensmitteln und Speisekarten in Restaurants kenntlich gemacht werden müssen.

1. Glutenhaltiges Getreide, namentlich zu nennen:
   - Weizen,
   - Dinkel,
   - Roggen,
   - Gerste,
   - Hafer oder Hybridstämme davon
2. Krebstiere
3. Eier
4. Fische
5. Erdnüsse
6. Sojabohnen
7. Milch (einschließlich Laktose)
8. Schalenfrüchte, namentlich zu nennen:
   - Mandeln,
   - Haselnüsse,
   - Walnüsse,
   - Cashewnüsse,
   - Pekannüsse,
   - Paranüsse,
   - Pistazien,

- Macadamia- oder
- Queenslandnüsse
9.   Sellerie
10.   Senf
11.   Sesamsamen
12.   Schwefeldioxid und Sulfite (ab 10 mg/kg)
13.   Lupinen
14.   Weichtiere

Diagnostik

Zur Diagnose einer Lebensmittelallergie werden im Wesentlichen drei Verfahren angewendet. Am weitesten ist der Pricktest verbreitet. Bei diesem Test lässt sich mit einer Allergenlösung die Reaktion auf das Allergen unmittelbar auf der Haut testen. Dazu wird die Lösung auf die Haut aufgebracht und die Haut mit einer kleinen Nadel eingeritzt, sodass das Allergen mit Blut und Lymphflüssigkeit in Kontakt kommt. Bei Vorliegen einer Allergie entstehen rote Quaddeln, die je nach Größe die Schwere der Allergie anzeigen. Alternativ kann auch das Nahrungsmittel direkt auf die Haut gerieben und so getestet werden. Zum Nachweis einer Allergie auf Nahrungsbestandteile sind diese Testungen häufig ausreichend, wenn auch nicht besonders zuverlässig. Sie gehören jedoch heute zum medizinischen Standard.

Der Atopie-Patch-Test ist ebenfalls ein oberflächlicher Hauttest. Hierbei werden Pflaster mit dem Allergen auf dem Rücken angebracht und verbleiben dort zwei Tage. So können insbesondere die oben genannten Typ-4-Reaktionen getestet werden.

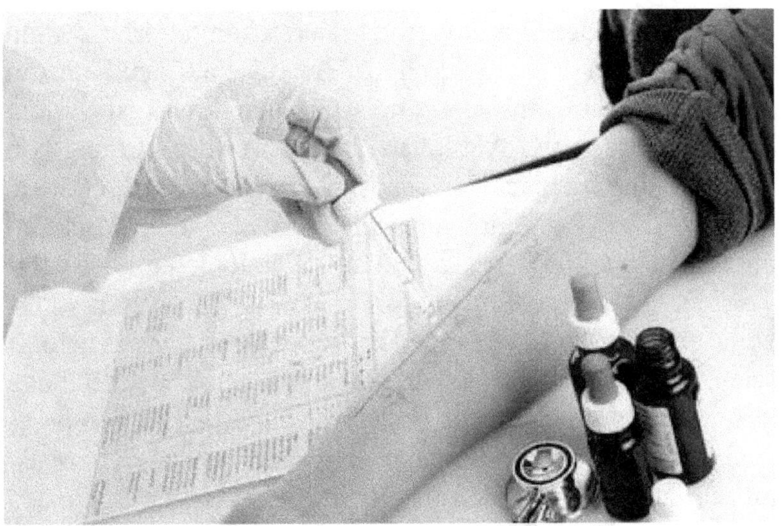

Den Pricktest erhältst du beim Hautarzt und Allergologen

Neben den oberflächlichen Hauttests können auch Blutuntersuchungen zur Diagnostik herangezogen werden. Hier wird das Blut auf IgE- und/oder IgG-Antikörper untersucht. Das Vorliegen von IgE-Antikörpern ist ein sehr zuverlässiger Indikator für eine Allergie.

Die Untersuchung von IgG-Antikörpern, wie sie in vielen Naturheilpraxen angeboten wird, ist derzeit noch uneinheitlich bewertet, da sie Antikörper anzeigen, die auch bei Nicht-Allergikern vorkommen. Dazu muss man wissen, dass wir im Grunde gegen jedes Lebensmittel, das wir konsumieren, eine Immunreaktion zeigen, denn es geht immer um Fremdstoffe, die in unseren Körper eindringen. Je häufiger wir ein Lebensmittel konsumieren, desto deutlicher kann auch die Immunreaktion ausfallen. Hohe IgG- oder IgG4-Antikörperlevels sprechen deshalb nach Ansicht einiger Experten ebenfalls für eine intensivere Auseinandersetzung des Körpers mit den getesteten Nahrungsmitteln. Sie deuten auf eine erhöhte Präsenz von

Antigenen in den immunaktiven Bereichen der Darmwand hin und liefern deshalb durchaus Hinweise auf den Konsum unverträglicher Nahrungsmittel. Für den IgG-Test spricht außerdem, dass IgG-Antikörper bereits vor der Bildung von IgE-Antikörpern nachweisbar sind, weshalb die IgG-Tests für die Früherkennung von sich entwickelnden Allergien nützlich sein könnten. Die Schulmedizin lehnt den IgG-Test derzeit weitgehend ab. Viele Heilpraktiker und Naturheilkundler nutzen den IgG-Test jedoch seit Jahren erfolgreich und können mit einer Auslassdiät der betreffenden Lebensmittel gute Erfolge erzielen. In meinen Augen ist es sinnvoll den Körper nicht ständig mit den gleichen Lebensmitteln zu fordern. Insofern scheint der IgG-Test auf jeden Fall ein probates Mittel für den Therapeuten die Ernährungsgewohnheiten seines Patienten zu testen und entsprechende Maßnahmen einzuleiten.

In der naturheilkundlichen Praxis wird ein Test auf Allergene oder potentiell allergene Nahrungsmittel oft auch durch eine kinesiologische Austestung durchgeführt. Dabei hält der Patient das vermeintliche Allergen in der einen Hand, während der Kinesiologe den Wiederstand durch Muskelkraft am anderen Arm testet. Liegt eine Allergie vor, so kann der Patient den Arm nicht gegen den Druck des Therapeuten halten. Ein ähnliches Verfahren sieht die Bioresonanz zur Testung vor.

Im klinischen Rahmen kann ebenso ein oraler Provokationstest durchgeführt werden. Er gilt heute als Goldstandard in der Diagnostik von Lebensmittelallergien. Hierbei wird im Rahmen einer Eliminationsdiät einige Tage auf das fragliche Lebensmittel verzichtet und das Lebensmittel dann unter Aufsicht wieder konsumiert. So kann getestet werden, ob das Lebensmittel die Reaktion auslöst. Da bei diesem Verfahren immer die Gefahr des anaphylaktischen Schocks besteht, der zum Tod führen kann, sollte dieser Test nur unter ärztlicher Aufsicht stattfinden.

Eine Allergie gilt es immer zweifelsfrei zu diagnostizieren oder auszuschließen, um die Gefahr eines tödlichen, anaphylaktischen Schocks beurteilen zu können. Liegt eine Allergie vor, sollte für den Notfall, z.B. durch ungewollten oder versehentlichen Allergenkontakt, immer ein Medikamentenset mitgeführt werden.

Dies enthält:

- ein Anti-Histaminikum, dass die Wirkung des Botenstoffs Histamin aufhebt,
- Kortison, zur Linderung der Entzündung und Abschwellung
- Adrenalin, zur Behandlung des Kreislaufs bei einem anaphylaktischen Schock.

Kreuzallergien

Kreuzallergien treten vor allem bei Pollenallergikern auf und werden deshalb auch als pollenassoziierte Lebensmittelallergie bezeichnet. Sie betrifft jedoch auch andere Hauptallergene, wie beispielsweise Latex oder Schimmelpilze.

Die Kreuzallergie ist ebenfalls IgE-vermittelt, das heißt, dass IgE-Antikörper an der Reaktion auf die Nahrungsbestandteile beteiligt sind. Die IgE-Antikörper, die eigentlich als Reaktion auf das Hauptallergen gebildet werden, erkennen bestimmte molekulare Strukturen (Epitope) des Pollen-Allergens auch in Lebensmitteln und lösen bei Kontakt damit eine allergische Reaktion aus.

Die Kreuzallergie ist die häufigste Lebensmittelallergie im Erwachsenenalter. Vielfach tritt sie auch nur in der Pollensaison spürbar auf, kann aber auch ganzjährig ausgeprägt sein. Die Kreuzallergie *kann* bei Pollenallergikern auftreten, sie muss nicht. In meiner Erfahrung sind die Reaktionen sehr unterschiedlich und hängen neben der Jahreszeit auch mit der Zubereitungsart, der Sorte und der Anbauart des fraglichen Lebensmittels zusammen. Es ist möglich, dass Kreuzallergien schnell entstehen und auch schnell wieder verschwinden.

In nachfolgender Liste findest du die wesentlichen Kreuzallergene.

Primäres Allergen	Kreuzallergene Pollen	Kreuzallergene Lebensmittel
Birkenpollen	Buche, Eiche, Erle, Hasel, Sellerie/ Beifuß	Haselnuss, Mandel, Apfel, Birne, Aprikose, Brombeere, Erdbeere, Himbeere, Litschi, Kirschen, Kiwi, Pfirsich, Quitte, Zwetschgen
Beifußpollen	Birke, Chrysantheme, Kamille, Löwenzahn, Sonnenblume, Traubenkraut (Ragweed)	Sellerie, Karotte, Kartoffel, Kiwi, Gurke, Tomate, Melone, Artischocke *Gewürze:* Anis, Koriander, Curry, Estragon, Zimt, Ingwer, Kümmel, Muskatnuss, Paprika, Petersilie, Pfeffer, Wermut
Sellerie	Birke, Beifuß	Karotte *Gewürze:* Anis, Basilikum, Dill, Fenchel, Oregano, Kreuzkümmel, Koriander, Liebstöckel, Majoran, Thymian
Eschenpollen	Oliven, Flieder, Liguster, Forsythie	
Gräserpollen	Ruchgras, Wiesenlieschgras, Knäuelgras, Raygras (›› Ananas)	Roggen

Getreidepollen	Dinkel, Gerste, Hafer, Hirse, Mais, Reis, Weizen, Weidelgras	Getreidemehl
Olivenpollen		Ananas, Ascorbinsäure, Gräser, Liguster, Meerrettich
Nüsse		Haselnuss, Roggenmehl, Cashew, Erdnuss, Mandeln, Mohn, Pistazien, Sesam, Walnüsse, Kiwi
Hülsenfrüchte	Beifuß, Birke, Gräser	Klee, Luzerne, Lupine, Lakritze, Johannisbrot, Gummi arabicum, Tamarinde, Tragant, Kiwi, Ananas, Apfel, Karotte, Kartoffel, Roggenmehl, Weizenmehl
Fische		Aale, Flussbarsch, Kabeljau, Karpfen, Salm, Thunfisch, Seezunge/-scholle, Zahnbrass Versteckt: Hühnerei (Fischmehlfütterung)
Hühnerei		Ente, Gans, Hühnerfleisch, Truthahn, Taube
Kuhmilch		Rind-/Kalbfleisch

Hausstaub-milbe	keine	rote Mückenlarve (Fischfutter), Schnecken, Flusskrebs, Garnelen, Hummer, Krabben, Muscheln, Shrimps
Schimmel-pilze	keine	Candida, Saccharomyces, Aspergillus, Alternaria, Cladosporium, Epicoccum, Fusarium, Penicillium Vorsicht bei fermentierten und/oder gereiften Lebensmitteln!
Latex	Beifuß, Traubenkraut (Ragweed), Wiesenlieschgras	Avocado, Banane, Wassermelone, Feige, Kartoffeln, Passionsfrucht, Sellerie, Kiwi, Kastanie, Tomate, Papaya, Pfirsich, Buchweizenmehl

Eine Kreuzallergie wird diagnostisch nicht separat nachgewiesen. Als häufigste Diagnosemethode wird für die Bestimmung der Pollenallergie der Pricktest genutzt. Auch eine Blutuntersuchung nach IgE-Antikörpern ist möglich.

Pseudoallergien

Neben der Allergie und der Kreuzallergie, reagiert das Immunsystem mancher Menschen auf den Kontakt mit einem bestimmten Stoff mit einer sogenannten Pseudoallergie. Die Symptome einer Pseudoallergie sind von denen einer Allergie nicht zu unterscheiden. Bei einer Pseudoallergie können jedoch keine IgE-Antikörper im Blut nachgewiesen werden.

Selbstverständlich ist die Pseudoallergie keinesfalls eingebildet, ihr liegen lediglich andere immunologische Prozesse zugrunde. In der Diagnostik ist die Unterscheidung dennoch wichtig, denn eine Pseudoallergie kann nicht zu einem anaphylaktischen Schock führen. Für manche Ärzte reicht diese Feststellung. Trotzdem kann auch die Pseudoallergie viele chronische Beschwerden hervorrufen und sollte deshalb ernst genommen werden.

Die Pseudoallergie tritt besonders häufig als Reaktion auf Lebensmittelzusatzstoffe oder natürliche Bestandteile der Nahrung, wie z.B. Salicylate oder Histamin, auf.

Begrifflich und vor allem auch diagnostisch ist sie von Lebensmittelunverträglichkeiten nur sehr schwer zu unterscheiden. In der jüngeren Literatur wird der Begriff deshalb kaum noch verwendet und mehr und mehr mit dem Begriff der Intoleranzen ersetzt, die wir im Folgenden genauer betrachten werden.

Lebensmittelunverträglichkeiten

Unter dem Begriff der Lebensmittelunverträglichkeiten oder Intoleranzen werden eine Reihe von Stoffwechselstörungen zusammengefasst, die durch eine unzureichende Verarbeitung zugeführter oder freigesetzter Substanzen im Körper entstehen können.

Die Ursache der meisten Intoleranzen ist ein Mangel an bestimmten Enzymen, die im Organismus benötigt werden, um den betreffenden Stoff aufzunehmen oder abzubauen. Diese Enzyme werden überwiegend in der Darmschleimhaut gebildet und sorgen dort für den Transport durch die Zellen in den Organismus. Werden nicht ausreichend Enzyme gebildet, führt das in den meisten Fällen zu unangenehmen Verdauungsbeschwerden, aber auch, wie beispielsweise im Fall der Histaminintoleranz, zu anderen allergieähnlichen Symptomen.

Bei Unverträglichkeiten gibt es keine immunologisch vermittelte Reaktion, so dass auch hier keine Antikörper gegen bestimmte Allergene im Blut nachgewiesen werden können. Das bedeutet jedoch nicht, dass das Immunsystem an Unverträglichkeitsreaktionen nicht beteiligt ist oder zumindest beteiligt sein kann. Im Gegensatz zur Allergie-Diagnostik ist der Nachweis von Intoleranzen trotzdem deutlich schwieriger. Die Symptome sind meist unspezifisch und die Diagnoseverfahren noch nicht in allen Fällen zuverlässig oder überhaupt ausreichend erforscht und definiert.

Die Reaktionen bei Pseudoallergien und Unverträglichkeiten unterscheiden sich zudem von Mensch zu Mensch. Während der eine schon bei kleinen Mengen Beschwerden verzeichnet, reagiert der andere erst auf größere Mengen eines bestimmten Lebensmittels oder Nahrungsbestandteils. Pauschale Aussagen über verträgliche Mengen sind hier also keinesfalls angebracht.

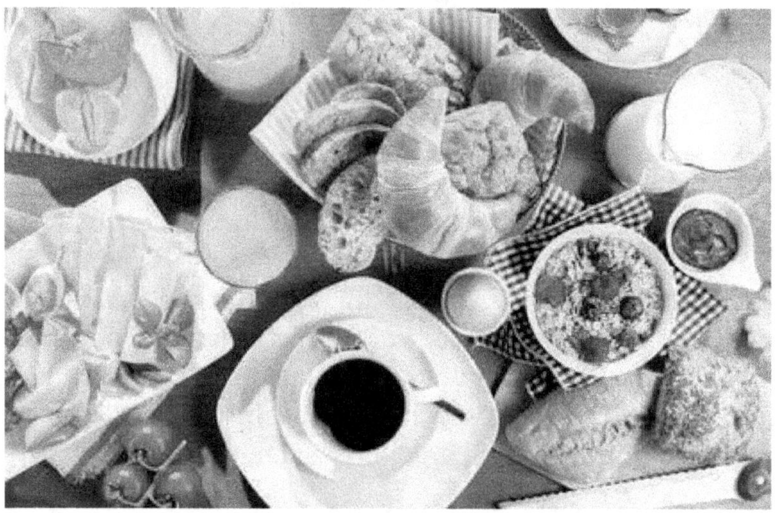

Die Dosis macht das Gift: eine westliche Ernährung mit viel Weizen, Zucker und Milchprodukten kann bei jedem Menschen zu Unverträglichkeiten führen

Auf manche Nahrungsbestandteile, wie etwa Histamin, Fruktose und Laktose, reagiert ab einer bestimmten Menge sogar jeder Mensch mit einer Unverträglichkeitsreaktion. Wir sind physiologisch schlicht nicht darauf ausgelegt große Mengen davon zu verdauen.

Im Folgenden möchte ich dich mit den gängigsten Unverträglichkeiten im Bereich der Lebensmittel vertraut machen. Sofern sie im Erwachsenenalter entstehen, sind sie mit Ausnahme der Zöliakie, weitgehend reversibel.

139

Zöliakie

Als Zöliakie (alt: einheimische Sprue) bezeichnet man die Unverträglichkeit von Gluten. Gluten ist das in Getreide enthaltene Klebereiweiß, das in Gebäckstücken dafür sorgt, dass sie nicht krümeln, sondern zusammenhalten.

Gluten ist vor allem in folgenden Getreidesorten enthalten:

- Weizen
- Roggen
- Gerste
- Hafer
- Dinkel
- Grünkern
- Emmer
- Einkorn
- Kamut

Genau genommen ist die Zöliakie keine echte Unverträglichkeit, sondern eine Autoimmunerkrankung, bei der das Immunsystem Bestandteile des eigenen Körpers angreift und beschädigt. Im Fall der Zöliakie ist die Dünndarmschleimhaut Ziel der Attacken des Immunsystems, wodurch die Darmzotten und damit die Schleimhaut des Dünndarms sukzessive zerstört wird. Durch die Zerstörung der Schleimhaut ist bei Zöliakie-Patienten die Aufnahme von Nährstoffen aus der Nahrung nur sehr eingeschränkt möglich, was zahlreiche Mangelerkrankungen zur Folge haben kann. Darüber hinaus ist die Barriere- und Immunfunktion des Darms deutlich beeinträchtigt, was zu weiteren Entzündungsprozessen im Körper führen kann.

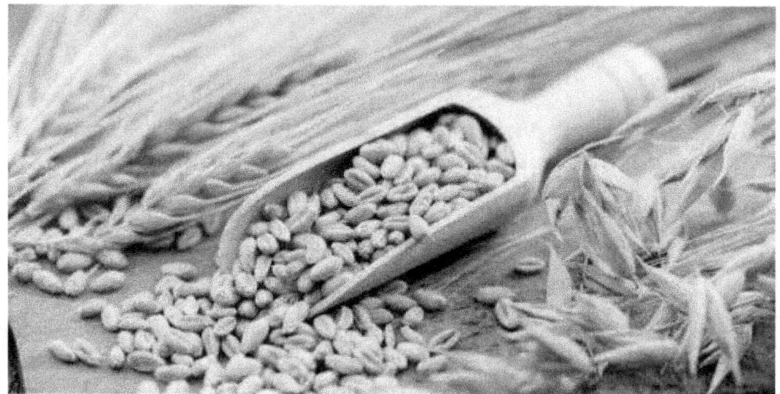

Zöliakie-Patienten reagieren auf das in vielen Getreidesorten enthaltene Klebeeiweiß Gluten

Bisher ging man davon aus, dass in Deutschland nur 0,3 Prozent der Bevölkerung von Zöliakie betroffen sind, während in den restlichen Industrienationen 1 Prozent der Bevölkerung unter Zöliakie leidet. Mit diesem Missverständnis wurde im Jahr 2015 jedoch aufgeräumt. In einer Studie der Universitäten Dresden, Oxford, Gießen, München und des Robert-Koch-Instituts Berlin, die im Rahmen der nationalen KiGGS Studie zwischen 2003 und 2006 Daten erhob, konnten 12.741 Kinder und Jugendliche zwischen 1 und 17 Jahren untersucht werden. Die Zöliakierate bei den untersuchten Kindern war dreimal so hoch, wie bisher für Deutschland angenommen. Nur bei neun (0,07 Prozent) der über zwölftausend Studienteilnehmer war zu Beginn der großflächigen Untersuchung die Erkrankung bekannt. Bei weiteren 97 Teilnehmern (0,8 Prozent) wurde über Autoantikörper (Transglutaminase) im Serum ein Hinweis auf Zöliakie gefunden.

Mit dieser Studie rückt auch Deutschland näher an den europäischen Durchschnitt mit einer Zöliakierate von 1 Prozent der Bevölkerung. Nach Ansicht der Wissenschaftler sollten besonders Kinderärzte, Internisten, Kinderkrankenschwestern und andere Spezialisten ihr Bewusstsein für die vielfältige Symptomatik der Zöliakie schärfen. Angesichts der Tatsache, dass in dieser Studie auf neun diagnostizierte Fälle 97 nicht diagnostizierte Fälle kamen, ist das wirklich deutlich hervorzuheben. Der Fakt verdeutlicht, dass das Wissen über Zöliakie in Deutschland noch nicht das Niveau erreicht hat, das angesichts der Auswirkungen für die Gesundheit der Menschen angebracht wäre. In Schweden kommen auf jedes diagnostizierte Kind nur 2-3 nicht diagnostizierte Fälle. Hier besteht also deutlicher Aufholbedarf im internationalen Vergleich.

Tatsächlich ist die Zöliakie anhand der Symptomatik nur sehr schwer zu erkennen. Sie wird deshalb auch als Chamäleon-Krankheit bezeichnet. Derzeit werden mehr als 300 Symptome mit ihr in Verbindung gebracht. Häufig treten zumindest einige davon gemeinsam auf.

Typische Symptome
Zu den klassischen Symptomen der Zöliakie gehören anhaltende Durchfälle, Blähungen, Gewichtsverlust und Unter- bzw. Mangelernährung. Insbesondere eine selektive Malabsorption von Nährstoffen wie Kalzium, Eisen und Vitamin B12 kann auf eine Zöliakie hindeuten.

Weniger klassische Symptome sind diverse Reizdarm-Symptome, Hypertransaminasemia (ein Leber-Defekt), Ataxien (Herzstillstände) und Neuropathien. Während in der Vergangenheit eher Kinder mit schweren organischen Fehlfunktionen diagnostiziert wurden, wird die Zöliakie heute auch immer häufiger bei Erwachsenen und Patienten mit weniger schweren Symptomen erkannt. Das ist grundsätzlich eine gute Entwicklung, denn nur wenige Ärzte denken daran, dass sich insbesondere Autoimmunerkrankungen auch bei erwachsenen Menschen erst entwickeln können. Die Zöliakie steht zudem in engem Zusammenhang mit anderen Autoimmunerkrankungen, geht diesen voraus oder tritt sogar gemeinsam mit diesen auf. Das ist bei rund einem Viertel der Zöliakie-Betroffenen der Fall. Zu diesen Autoimmunerkrankungen gehört Diabetes Typ-1 (3 Prozent), autoimmune Schilddrüsenentzündung (10 Prozent) und die autoimmune Hepatitis (<1 Prozent). Weniger oft kommen Unfruchtbarkeit und Dermatitis Herpetiformis vor, die aber dennoch in engem Zusammenhang zur Zöliakie stehen.

Im Prinzip können durch die mangelhafte Nährstoffaufnahme aufgrund der beschädigten Darmschleimhaut alle erdenklichen Beschwerden aller Organsysteme entstehen. Gerade die Symptom-Vielfalt, die durch Vitamin- oder Mineralstoffmangel entstehen kann, macht es Therapeuten nicht leicht die Zöliakie als Ursache zu erkennen.

Diagnostik
So vielfältig die Symptome der Zöliakie sein können, so schwierig ist es auch, sie zu diagnostizieren. Kaum ein Arzt schaut über das eigene Fachgebiet hinaus und nur wenige wissen die über 300 möglichen Symptome mit Zöliakie in Verbindung zu bringen.

Die Testung auf das Vorliegen einer Zöliakie ist in der Regel ein zweistufiges Verfahren. Über das Blut kann kostengünstig das Vorliegen von Anti-Transglutaminase IgA-Antikörpern (TTG) ermittelt werden. Die Zuverlässigkeit dieser preiswerten, serologischen Diagnostik liegt bei 95 Prozent. In einem zweiten Schritt wird die Diagnose durch eine histologische Untersuchung der Dünndarmschleimhaut bestätigt. Für diesen Schritt ist eine Biopsie des Dünndarms notwendig. Dazu wird etwas Dünndarmschleimhaut operativ entfernt, um sie anschließend zu untersuchen. Sind die Darmzoten (med.: Vili) abgeflacht oder verkümmert, und finden sich vermehrt Entzündungsmarker im untersuchten Gewebe, liegt eine Zöliakie vor.

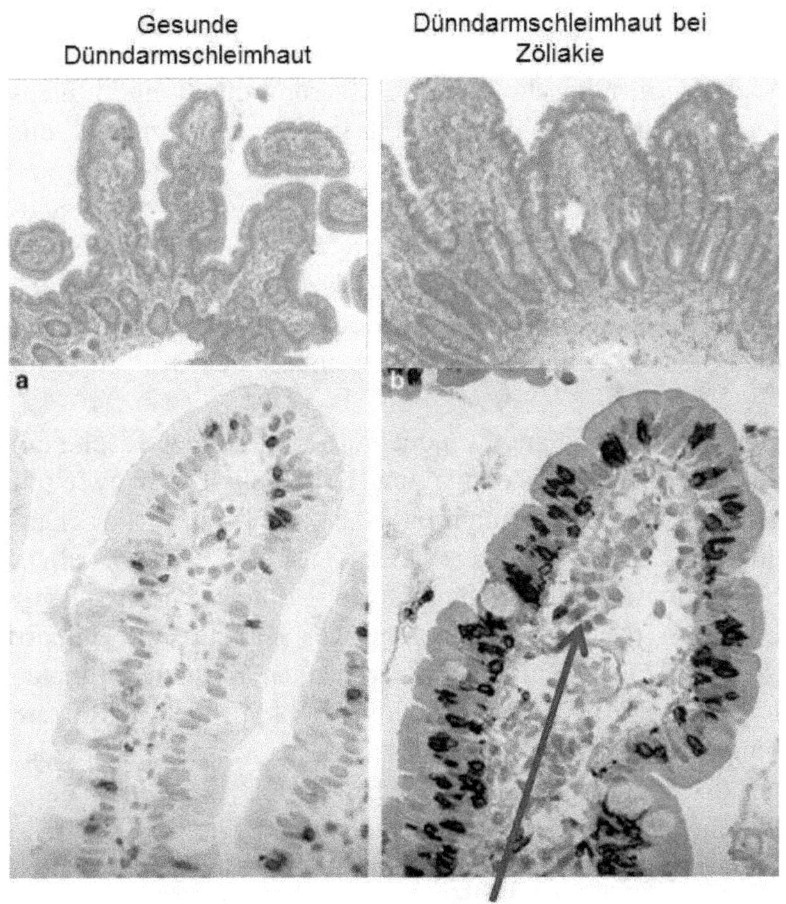

Bisher erfordern diese beiden Untersuchungsschritte, dass Gluten weiterhin verzehrt wird, da von einer Abheilung der

Darmschleimhaut bei einer glutenfreien Ernährung ausgegangen wird. Weder die Biopsie noch die Antikörper-Diagnostik liefert unter einer glutenfreien Diät sichere diagnostische Aussagen. Wer bereits eine glutenfreie Ernährungsweise verfolgt, muss deshalb Gluten wieder in den Ernährungsplan integrieren, um eine gesicherte Diagnose zu erhalten.

Viele Betroffene, die bereits Besserung durch eine glutenfreie Ernährung erfahren haben, setzen sich dem Leid, das eine glutenhaltige Kost mit sich bringen kann, nicht aus. Dieser Umstand verhindert heute, wo die glutenfreie Ernährung immer mehr Menschen erreicht, sicherlich so einige Diagnosen. Mittlerweile kann diesem Umstand aber auch über die genetische Testung Rechnung getragen werden, die bereits in einigen Kliniken durchgeführt wird.

Der Gentest kann angewendet werden, um im Verdachtsfall auf die genetische Veranlagung HLA-DQ2/DQ8 sowie auf TG2 (Gewebetransglutaminase) als krankheitsverursachendes Autoantigen zu testen. Dieser Test bietet sich vor allem bei Patienten an, die bereits eine glutenfreie Ernährung umsetzen oder deren histologischer Befund eine unklare Aussage trifft. Rund 95 Prozent der Zöliakie-Patienten tragen das HLA-DQ2 Gen, die verbleibenden 5 Prozent können positiv auf HLA-DQ8 getestet werden. Ist beides negativ kann eine Zöliakie über diesen Weg auch unter glutenfreier Kost ausgeschlossen werden. Die diagnostische Zuverlässigkeit hat sich durch diese Gentests deutlich verbessert.

Die aktuelle wissenschaftliche Literatur sieht vor, dass bei einer Positivtestung der Genetik unter glutenfreier Ernährung, Gluten unter ärztlicher Aufsicht wiedereingeführt werden sollte, um die Diagnose durch histologische Befunde zu sichern. Es scheint jedoch unklar, wie lange der Patient Gluten ausgesetzt sein muss, damit die Veränderungen in der Dünndarmschleimhaut sichtbar werden. Neuere Studien deuten darauf hin, dass in 90 Prozent der Fälle eine niedrige Dosis Gluten (3g) über einen kurzen Zeitraum von zwei Wochen ausreichend ist. In der Vergangenheit wurde oft von einer Dosis von 10g über sechs bis acht Wochen ausgegangen.

Therapie

Als Therapie gibt es heute ausschließlich die Möglichkeit eine strikt glutenfreie Diät einzuhalten. Da Getreide in unserer Zeit ein überaus weit verbreitetes Nahrungsmittel ist, fällt der Verzicht vielen Betroffenen in der Anfangsphase sehr schwer. Eine qualifizierte Diätberatung, die auch psychologisch unterstützen sollte, kann in dieser zeit sehr sinnvoll sein.

In der Vergangenheit sahen die gängigen Empfehlungen vor, dass eine glutenfreie Ernährung egal welcher Art umgesetzt werden sollte. Die wissenschaftlichen Erkenntnisse der letzten Jahre sprechen jedoch eine andere Sprache, weshalb ich Betroffenen ans Herz legen möchte, sich intensiver mit ihrer Ernährung auseinander zu setzen. Glutenfrei allein reicht auch bei Zöliakie nicht aus.

So haben einige Studien in den letzten Jahren gezeigt, dass sich die Dünndarmschleimhaut Zöliakiekranker trotz der Einhaltung einer glutenfreien Ernährung nicht bedeutend erholt. Eine Untersuchung von 465 Zöliakie-Fällen der Universität Brescia in Italien beobachtete gar, dass nach 16 Monaten glutenfreier Ernährung nur 38 Probanden (8 Prozent) eine Normalisierung der Schleimhaut aufwiesen.

300 Studienteilnehmer (65 Prozent) zeigten eine leichte Verbesserung, wiesen aber nach wie vor ein deutlich erhöhtes Vorkommen von Immunzellen in der Schleimhaut auf. Bei 26 Prozent konnte keinerlei Verbesserung festgestellt werden, 1 Prozent zeigte sogar eine Verschlechterung. Zu einem ähnlichen Ergebnis kam die renommierte Mayo-Klinik in Rochester, USA. Hier konnte nach 2 Jahren bei nur 34 Prozent der 241 behandelten Patienten eine Heilung der Dünndarmschleimhaut festgestellt werden.

Problematisch scheinen hier insbesondere zwei Faktoren. Zum einen ist die Versorgung mit Vitaminen und Mineralstoffen bei Patienten mit einer entzündeten Dünndarmschleimhaut schwierig, da eine adäquate Nährstoffaufnahme mit einer beschädigten Schleimhaut schwer möglich ist. Eine kleine Studie des Zöliakie-Zentrums Linköping in Schweden kommt beispielsweise zu der Erkenntnis, dass zumindest die Hälfte der dort untersuchten Zöliakie-Patienten auch unter glutenfreier Kost einen bedeutenden Vitamin-Mangel aufwies. Die Forscher empfahlen deshalb insbesondere die Überwachung des Vitamin B Versorgungsstatus'.

Neben der schlechten Aufnahmefähigkeit besteht weiterhin die Problematik, dass industrielle, glutenfreie Produkte auch keine nennenswerten Nährstoffe enthalten. Sie bestehen weitgehend aus reiner Stärke und entzündungsfördernden Substanzen wie Pflanzenölen und Zusatzstoffen, die die Produktion dieser Produkte überhaupt erst ermöglichen. Beides kann schlicht nicht zur Heilung der Darmschleimhaut und zu einer ausreichenden Nährstoffversorgung beitragen.

Zum Glück gibt es gute Möglichkeiten Ernährung ohne

Getreide und Getreideprodukte nährstoffreich und entzündungshemmend zu gestalten. Den Fokus zunächst auf eine Ernährungsweise zu richten, die die Heilung der Darmschleimhaut begünstigt und die Symbioselenkung ermöglicht, scheint auch und insbesondere für Zöliakie-Patienten sehr sinnvoll. Wie das gelingt, erfährst du ja in diesem Buch.

In den vergangenen Jahren zielen einige Forschungsprojekte auch auf die enzymatische Behandlung der Zöliakie ab. Derzeit gibt es hier aber noch keine wesentlichen Fortschritte. Präparate, die entsprechende Enzyme versprechen, die Gluten verträglich machen sollen, halten ihre Versprechen noch nicht.

Nicht-Zöliakie-Glutensensitivität (NZGS)

Die Nicht-Zöliakie-Glutensensitivität (NZGS) wurde erstmals in den 1980er Jahren in der medizinischen Literatur erwähnt und erhält in den letzten Jahren wieder mehr Aufmerksamkeit. In den Medien häufen sich die Berichte von Menschen, denen es bei Einhaltung einer glutenfreien Diät gesundheitlich besser geht, obwohl bei ihnen mit den aktuell verfügbaren Diagnoseverfahren keine Zöliakie oder eine Allergie auf Weizen nachgewiesen werden kann. Es wird aktuell davon ausgegangen, dass rund fünf bis sieben Prozent der Bevölkerung, also zwischen drei und sechs Millionen Deutsche davon betroffen sind.

Mögliche Ursachen
Die Ursachen für die Unverträglichkeit von glutenhaltigem Getreide abseits der Zöliakie und der Weizenallergie sind derzeit weitgehend unklar, aber es werden zahlreiche Hypothesen diskutiert.

Professor Dr. Detlef Schuppan, Gastroenterologe am Uniklinikum Mainz geht davon aus, dass der Auslöser für die Beschwerden nicht unbedingt Gluten, sondern das Protein ATI (Amylase-Trypsin-Inhibitor), ist. Dieses Protein ist ein eingebauter Insektenabwehrstoff, der die Verdauung blockiert und so bei Parasiten zum Hungertod führt. Dieser Hemmstoff scheint auch für Menschen nicht unproblematisch zu sein, zumal der ATI Gehalt in modernen Weizenzüchtungen bis zu 100-fach höher ist, als in den meisten glutenfreien Lebensmitteln. Sie bleiben bei der Verarbeitung und beim Backen bioaktiv und führen im Dünn- und Dickdarm zu einer Aktivierung des Immunsystems und damit auch zu Entzündungsprozessen. Prof. Schuppan nimmt an, dass rund fünf bis acht Prozent der Deutschen aufgrund des hohen ATI-Gehalts in modernen Züchtungen auf glutenhaltiges Getreide reagieren.

In aktuellen Studien konnte darüber hinaus eine Überlappung zwischen NZGS und dem sogenannten Reizdarmsyndrom festgestellt werden. So hat eine Doppelblind-Studie der Monash University in Victoria, Australien, gezeigt, dass die Häufigkeit einer Glutensensitivität unter Menschen mit einem diagnostizierten Reizdarm bei 28 Prozent liegt. Reizdarmpatienten sprechen gut auf eine FODMAP-arme Ernährungsform an. Bei FODMAPS handelt es sich um kurzkettige Kohlenhydratverbindungen, die unter anderem auch in Weizen und Roggen vorkommen und zu Verdauungsbeschwerden führen können. Dass FODMAPS ein Problem sein könnten, zeigt auch eine Studie der Universität Hohenheim, die deutlich macht, dass industrielles Brot, dem häufig die Gehzeit fehlt, besonders viele FODMAPS enthalten. Die Teiglinge werden in industriellen Verfahren schon nach einer Stunde verbacken, genau dann, wenn der Gehalt dieser schwer verdaulichen Zuckerverbindungen am höchsten ist.

In der Literatur zum Thema Getreide und Gluten findet sich häufig die Behauptung, dass der erhöhte Gehalt an Gluten in den neuen Züchtungen ebenfalls als Ursache in Frage kommt. Konkretere Untersuchungen gibt es dazu nicht, jedoch liegt die Züchtung auf einen höheren Gehalt an Gluten - insbesondere bei Weizen - nahe, denn das Klebeeiweiß sorgt in industriellen Verarbeitungsprozessen für eine leichtere Verarbeitung mit Maschinen. Fest steht hingegen, dass genau aus diesem Grund in der industriellen Produktion von Getreideprodukten wie Brot, Gluten zugesetzt wird. Die Konzentration von Gluten in modernen Backerzeugnissen ist deshalb mit Sicherheit deutlich höher, als das im traditionellen Handwerk der Fall ist.

Über die natürlichen Bestandteile hinaus, kommen auch Chemikalien in Frage, die beim Anbau und in der Lagerung von Getreide verwendet werden. Schließlich werden nicht nur die Felder weiterhin mit dem Unkrautvernichtungsmittel Glyphosat besprüht, sondern auch in den Silos werden Gase eingesetzt, die Getreide gegen Schimmel-, Pilz- oder Ungezieferbefall schützen sollen. Das Getreide ist dann doppelt belastet. Leider gibt es nur wenige Mühlen, die ihr Getreide nicht begasen, da das Getreide ohne Begasung nur über wenige Monate haltbar bleibt.

Zu guter Letzt sind in Deutschland rund 200 Zusatzstoffe für die Erzeugung von Brot zugelassen. Farbe, Duft, Krume, Kruste und selbst die Größe der Teig-Bläschen wird in der Industrie schon längst nicht mehr dem Zufall überlassen. In meinen Augen ist es kaum nachvollziehbar, auf was Menschen da konkret reagieren, denn die Zusatzstoffe sind nur in seltenen Fällen wirklich klar erkennbar. So muss ein Stoff, der in die Produktion einer Zutat für die Backmischung eingeht, auf dem Endprodukt nicht mehr aufgeführt werden. Von Enzymen über Haltbarmacher und Farbstoffe findet sich in unseren modernen Industriebroten so ziemlich alles, was das moderne Lebensmittelchemielabor hergibt. Auch wenn nicht jeder Zusatzstoff höchstbedenklich ist, so können trotzdem Unverträglichkeiten bei einzelnen Menschen auftreten. Ein Umstieg auf ein Brot vom handwerklichen Bäcker – sofern der in der Umgebung noch zu finden ist – kann deshalb für manche Menschen eine deutliche Verbesserung ihres Gesundheitszustandes bedeuten. Alternativ kann Brot mit wenigen Zutaten selbst gebacken werden. Mehl, Wasser, Salz - mehr braucht es dazu nicht.

Ein weiterer Grund kann die Menge des heute verzehrten Glutens aufgrund einer besonders getreidereichen, westlichen Ernährung sein. In Deutschland stieg laut Bundeslandwirtschaftsministerium der Getreidekonsum zwischen 1999 und 2013 um 27 Kilogramm pro Person und Jahr an. Im Durchschnitt ist das zwar nur ein halbes Kilogramm pro Monat, bedenkt man aber die oben genannten Veränderungen des Getreides und der Produktionsbedingungen, mag das ausreichend sein, um für mehr Menschen gesundheitliche Probleme zu bedeuten.

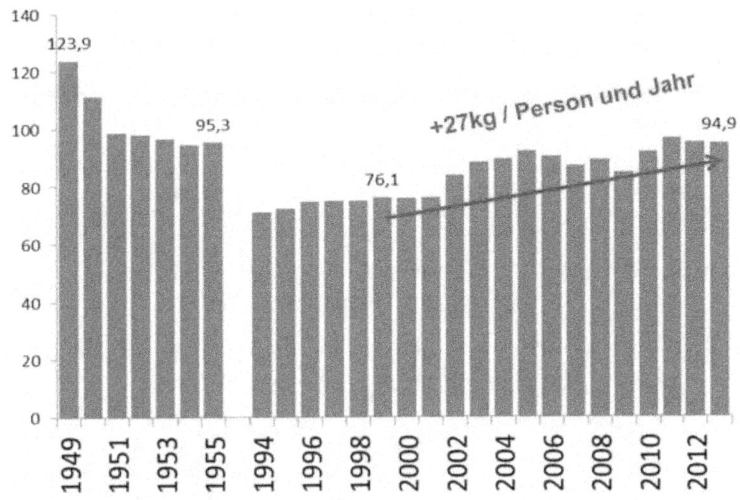

Quelle: Stat. Jahrbuch BMEL 1956, 2001, 2005, 2010, 2015

Die Symptome der NZGS sind denen der Zöliakie sehr ähnlich. Sie können sowohl den Verdauungstrakt betreffen, aber über die Immunantwort und die damit verbundene Entzündungsreaktionen auch an allen anderen Stellen im Körper auftreten.

Diagnostik

Anders als bei der Zöliakie kann die Diagnose der NZGS nur durch eine Auslassdiät gestellt werden, da bisher keine klinischen Diagnoseverfahren oder verlässliche Biomarker vorliegen. Ja, wir wissen ja noch nicht einmal, was die genaue Ursache ist.

Jüngere Studien zeigen IgG-Antikörper bei rund 50 Prozent der Betroffenen, jedoch sind nur bei 7 Prozent IgA-Antikörper nachweisbar.

Anders als bei Zöliakie-Betroffenen können Menschen mit NZGS weiterhin kleine Mengen glutenhaltiges Getreide vertragen. Die Auslassdiät sollte dennoch zu etwa 95 Prozent aus glutenfreien Lebensmitteln bestehen.

Glutenhaltige Lebensmittel und Produkte

Die glutenfreie Lebensweise birgt zunächst viele Stolpersteine, denn neben den offensichtlichen Glutenquellen, wie Getreide, enthalten auch viele Fertiglebensmittel, Kosmetika, Haushaltsreiniger und selbst der Klebstoff von Briefmarken Gluten als Verarbeitungsstoff.

In der ersten Zeit ist deshalb besondere Aufmerksamkeit nötig. Nachfolgende Tabelle kann dir eine erste Hilfestellung geben. Du findest sie als Download auch in den Dateien zu diesem Buch.

Weizen in allen Varianten, d.h. auch:
- Einkorn
- Emmer
- Durum
- Grieß
- Couscous
- Farro
- Bulgur
- Hafer
- Roggen
- Dinkel
- Kamut
- Gerste
- Mais
- Reis
- Wilder Reis
- Hirse/Foniohirse
- Hiobsträne
- Sorghum
- ×Triticale (Weizen-/Roggenmischung)

Produkte, die Gluten oder Weizen enthalten können

- Asiatisches Reispapier
- Atta-Mehl
- Bier
- Brauerhefe
- Brotmehle
- Bulgur
- Couscous
- Croutons
- Dinkel
- Einige Medikamente
- Einige Teemischungen
- Einkorn
- Eiscreme (kann Mehl gegen Kristallisierung enthalten)
- Emmer
- Farina
- Farro (Emmer-Weizen)
- Fertiglebensmittel
- Fertigsaucen
- Fertigsuppen und BoullionsFischimitate, wie bspw. Sushimi
- Frittiertes Frühstücksfleisch und viele Wurstsorten
- Füllungen für Geflügel etc.
- gebleichtes oder ungebleichtes Mehl
- Gerste
- Gerstengras
- Gewürzmischungen
- Gliadin
- Gluten
- Gluten Peptide
- Graham

- Grieß
- Hafer und Haferflocken
- Hydrolisiertes Weizen-Gluten
- Hydrolisiertes Weizen-Protein
- Kamut
- Leim auf Briefumschlägen, Briefmarken und Etiketten
- Maida
- Malz
- Malzessig
- Marinaden
- Matso/Matzah
- Mir
- Nahrungsergänzungs-mittel und Kräuterkapseln (als Füllstoff)
- Panade
- Panko (Panademehl)
- Pasta
- Pilaw
- Pizza
- Pommes Frites
- Roggen
- Salatdressings
- Saucen
- Schinkenspeck (bacon – Zutatenliste prüfen!)
- Seitan (pures Gluten)
- Sirupe
- Soja-Drinks und Reis-Drinks (Malz oder Gerstenextrakt)
- Sojasauce
- Speisestärke
- Stärke
- Tütensuppen
- Triticale

- Tiefkühlgemüse (wird bemehlt, damit es nicht aneinanderklebt)
- Verdickungsmittel
- Waffeln
- Weizen
- Weizengras
- Weizenkeime
- Weizenkleie
- Weizenstärke
- Würzsaucen

Produkte und Küchengeräte, die mit Gluten/ Weizen kontaminiert sein können

- Hirse
- Reismehl
- Buchweizenmehl
- Sorghum-Mehl
- Sojamehl
- Toaster, Grills, Pfannen, Küchenbretter, Koch-Utensilien, Öle
- Mehlstaub
- Messer
- Gepuderte Einweghandschuhe
- Künstlermaterialien: Farben, Ton, Leim und Knete
- Kosmetik, insbesondere Shampoo
- Reinigungsmittel
- einige Wachsarten, die für Früchte und Gemüse genutzt werden

Laktoseintoleranz

Als Laktoseintoleranz bezeichnet man die Unverträglichkeit von Milchzucker (Laktose), einem Zucker, der in allen Milchsorten von Säugetieren natürlich vorkommt. Um Laktose verdauen zu können, wird in unserer Dünndarmschleimhaut das Enzym Laktase gebildet, das für den Transport des Milchzuckers durch die Darmschleimhaut sorgt.

Historisch betrachtet, ist die Laktoseintoleranz für den Menschen eher die Regel als die Ausnahme. Die Bildung des Enzyms Laktase ebbt nach dem Abstillen beim Menschen natürlicherweise ab. Sobald also keine Notwendigkeit mehr besteht, Laktose aus der Muttermilch zu verdauen, wird die Produktion des Enzyms Laktase eingestellt. Wird keine Laktase mehr produziert verbleibt der Milchzucker im Darminneren und wird dort von Bakterien fermentiert. Das führt zu den klassischen Verdauungsbeschwerden wie Übelkeit, Durchfall und Blähungen, aber auch zu unerklärlicher Müdigkeit, Abgeschlagenheit, Schwindelgefühlen oder Kopf- und Gliederschmerzen. Die Symptome können schon Minuten nach dem Milchkonsum auftreten, manchmal aber auch erst nach mehreren Stunden.

Häufig wird eine Unverträglichkeit von Laktose mit dem Reizdarm-Syndrom fehldiagnostiziert.

Laktoseintoleranz

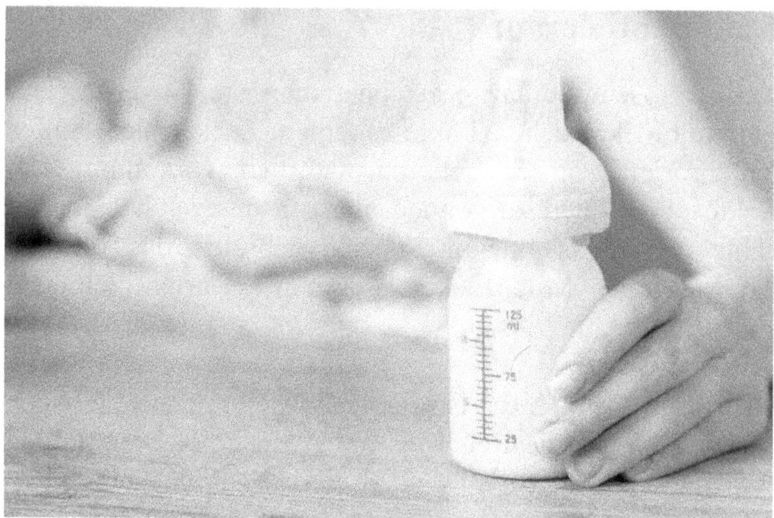

Der Mensch ist das einzige Säugetier, das nach dem Abstillen weiterhin Milch eines anderen Säugetiers konsumiert.

Dass viele Menschen in der westlichen Welt heute Laktose auch als Erwachsene verdauen können, gilt als eine der wenigen evolutionären Anpassungen, die wir seit dem Beginn der neolithischen Revolution, also dem Beginn der landwirtschaftlichen Lebensweise, erfahren haben. Wir gehen heute davon aus, dass der Mensch erst damals, vor rund 10.000 Jahren, begonnen hat, die Milch eines anderen Säugetieres als Nahrungsmittel zu nutzen. Über Jahrtausende hat sich so in weiten Teilen der Welt eine gewisse Laktosetoleranz herausgebildet. Sie ist dennoch auch heute nicht in allen Teilen der Welt selbstverständlich. In Ostasien ist die Laktoseintoleranz beispielsweise die Regel. Laktase über Ergänzungsmittel zu sich zu nehmen, um einen westlichen Lebensstil annehmen zu können, gilt dort derzeit als chic.

In Deutschland wird davon ausgegangen, dass rund 20 Millionen Menschen den Milchzucker Laktose nicht richtig aufspalten können. Die Laktoseintoleranz gehört damit zu den am weitesten verbreiteten Unverträglichkeiten, die jedoch in einigen Fällen reversibel ist. Das gilt vor allem dann, wenn die Laktoseintoleranz nach einer Antibiotika-Behandlung plötzlich im Erwachsenenalter auftritt. Auch Operationen oder entzündliche Erkrankungen im Magen-Darm-Bereich können die Produktion von Laktase einschränken oder zeitweilig ganz aufheben und entsprechende Beschwerden verursachen.

Grundsätzlich sind jedoch alle Menschen ab einer gewissen Menge laktoseintolerant, denn der limitierende Faktor Laktase ist wird bei allen Menschen nur in begrenztem Maße produziert. Insofern kann eine Ernährung mit einem hohen Anteil von Milchprodukten bei jedem Menschen zu Verdauungsbeschwerden führen.

Diagnostik

Für die Laktoseintoleranz gibt es heute gute Diagnoseverfahren. Ein Verdacht wird häufig durch die Symptome und eine Besserung der Symptome beim Auslassen von Milchprodukten hervorgerufen. Die klinische Diagnose wird anhand eines H2-Atemtests gestellt. Hier wird der Patient nach der Gabe eines konzentrierten Milchzuckertees für zwei bis drei Stunden beobachtet. In halbstündigen Abständen wird mit einem Messgerät die Abatmung von Wasserstoff (H2) protokolliert, der durch die bakterielle Fermentation entsteht. Das Diagnoseverfahren gilt als eindeutig und zuverlässig.

Wer trotz einer ausgeschlossenen Laktoseintoleranz Probleme mit Milchprodukten hat, sollte eine Milchallergie oder eine Unverträglichkeit von Milcheiweiß in Betracht ziehen, die oft mit Gewebeschwellungen und Verschleimungen einhergeht.

Laktosehaltige Lebensmittel

Nicht alle Milchprodukte machen Menschen mit einer Laktoseintoleranz gleichermaßen Probleme. Jeder Mensch hat zudem ein eigenes Limit, sodass pauschale Aussagen über die Verträglichkeit nicht getroffen werden können. Es hilft nur auszuprobieren, was für dich individuell verträglich ist und wo deine persönliche Grenze erreicht ist.

Nicht gut verträglich sind in der Regel:
- Trinkmilch
- Sahne
- Frischkäse

Oft in kleinen Mengen verträglich:
- Joghurt
- Quark
- Buttermilch
- Molke
- Kefir
- Dickmilch

In der Regel gut verträglich sind:
- Butter und Butterschmalz (Ghee)
- Käse (je gereifter, desto besser)

Fruktosemalabsorption

Eine Fruktosemalabsorption liegt vor, wenn die Schleimhaut des Dünndarms den Fruchtzucker (Fruktose) aus der Nahrung nicht vollständig aufnehmen kann. Auch für die Verdauung von Fruktose wird ein Enzym benötigt, das in der Dünndarmschleimhaut gebildet wird: der GLUT5 Transporter. Wie auch bei der Laktose ist die Fähigkeit Fruktose zu verdauen bei jedem Menschen limitiert. In unserer Entwicklungsgeschichte war eine hohe Aufnahmefähigkeit für Fruktose nicht nötig, da wir nur im Sommer und Herbst überhaupt an fruktosereiche Nahrung gelangt sind. Heute ist das anders. Wir haben das ganze Jahr Zugriff auf Obst und die Industrie nutzt Fruktose häufig als vermeintlich gesunden Ersatz für Haushaltszucker. Apfelsüße, Agavendicksaft und andere "Nicht-Haushaltszucker" bestehen zu einem sehr großen Teil daraus. Auch die bereits erwähnte Isoglucose dürfte in Zukunft zu einer weiteren Verbreitung fruktosebedingter Verdauungsbeschwerden beitragen.

Neben Ernährungsfehlern kann die Ursache einer plötzlich auftretenden Fruktoseintoleranz auch in einer Beschädigung der Dünndarmschleimhaut zu finden sein. Das kann beispielsweise auch bei entzündlichen Darmerkrankungen der Fall sein. Der GLUT5-Transporter kann dann in den Zellen der Schleimhaut nicht mehr in ausreichender Menge gebildet werden, sodass möglicherweise schon kleine Mengen Fruktose Beschwerden verursachen.

In der Folge gelangt stets die unverdaute Fruktose in den unteren Teil des Dünndarms und in den Dickdarm, wo sie für Durchfälle, Übelkeit und Blähungen sorgt. Die Reaktion auf die Fruktose in der Nahrung findet meist unmittelbar statt, so dass eine Erhärtung des Verdachts anhand eines Ernährungstagebuches verhältnismäßig einfach ist. Kinder und Säuglinge erbrechen sich zum Teil unmittelbar nach der Mahlzeit.

Häufig liegt bei den Betroffenen auch eine natürliche Aversion gegen Süßes und Obst vor, die sehr hilfreich ist.

Die Fruktosemalabsorption ist nicht zu verwechseln mit der hereditären Fruktoseintoleranz (HFI), die eine angeborene Verwertungsstörung der Leber ist. Patienten mit HFI werden meist schon im ersten Lebensjahr auffällig, wenn die Muttermilch durch die erste Beikost ersetzt wird.

Diagnostik
Bei begründetem Verdacht sollte ein H2-Atemtest durchgeführt werden, der die Diagnose bestätigen kann. Hierbei wird eine fruktosereiche Lösung getrunken und der Patient über einen Zeitraum von drei bis vier Stunden beobachtet. Die Messung der Abatmung von Wasserstoff zeigt, ob eine erhöhte bakterielle Fermentation stattfindet.

Bei heftigen Reaktionen ist von diesem Test abzuraten. Dann kann durch eine Untersuchung des Aldolase B-Gens auf Veränderungen eine fast 100-prozentige Diagnose gestellt werden. Dies ist nur in sehr wenigen Labors in Deutschland möglich und kann durch den Hausarzt veranlasst werden.

Wie auch bei anderen Kohlenhydrat-Verwertungsstörungen wird die Fruktosemalabsorption häufig mit einem Reizdarm fehldiagnostiziert.

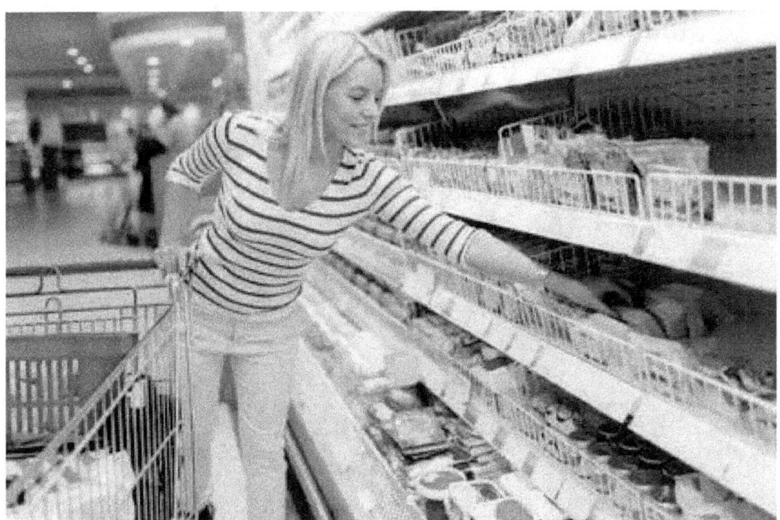

Die meisten industriell hergestellten Lebensmittel enthalten Zucker und zunehmend auch Fruktose und andere Süßstoffe, die die gleichen Verdauungsenzyme benötigen. Es ist deshalb ratsam genau zu lesen und Lebensmittel überwiegend selbst zuzubereiten

Die Fruktosemalabsorption ist nicht direkt heilbar, je nach Ursache kann die Verträglichkeit von Fruktose jedoch verbessert werden oder sogar ganz wiederhergestellt werden. Auch hier ist die Gesundheit des Darms, insbesondere die Behandlung einer eventuell vorliegende Fehlbesiedlung des Dünndarms, ausschlaggebend.

Ein beschwerdefreies Leben mit einer Fruktoseintoleranz ist in jedem Fall durch das Einhalten einer streng fruktosearmen Ernährung möglich. Eine fruktose*freie* Ernährung ist nicht notwendig! In einer dreistufigen Ernährungstherapie kann bei manchen Menschen eine Beschwerdefreiheit und auch ein gewisses Maß an Verträglichkeit wiedererlangt werden. Hier wird zunächst sechs bis acht Wochen auf eine streng fruktosearme Ernährung umgestellt und im Anschluss die individuelle Verträglichkeit ausgetestet. Honig, viele Obst- und Gemüsesorten sowie industriell hergestellte

Lebensmittel und Getränke sind dann oft schlecht verträglich.

Neben dem Transport von Fruktose wird der GLUT5-Transporter auch für die Verdauung von Sorbit und anderen Zuckerersatzstoffen benötigt. Die Zuckeralkohole Sorbit, Sorbitol, Mannit, Mannitol, Maltit und Lactit sollten deshalb ebenfalls vermieden werden.

Bei manchen Menschen erhöht sich durch die gleichzeitige Aufnahme von Glukose die Verträglichkeit von Fruktose. Ein Beispiel hierfür wäre Haushaltszucker, der zu 50 Prozent aus Fruktose und zu 50 Prozent aus Glukose besteht und meist gut vertragen wird. Ähnliches gilt für einige Obstsorten, bei denen das Fruktose-zu-Glukose Verhältnis ausgeglichen ist. Das ist beispielsweise bei Orangen der Fall.

Fruktosearme Fertiglebensmittel stellt z.B. die Firma Frusano her. Auch hier sei der Hinweis erlaubt, dass es sich um hochverarbeitete industrielle Lebensmittel handelt, die nicht unbedingt dazu beitragen, dass sich die Darmschleimhaut erholt und die notwendigen Enzyme wieder gebildet werden können.

Fruktosemalabsorption und Depressionen

Die Fruktosemalabsorption steht im Zusammenhang mit erniedrigten Tryptophan-Levels, da die Fruktose im Dünndarm und im Dickdarm in den L-Tryptophan Haushalt eingreift. Es scheint, als ob die unverdaute Fruktose die Verfügbarkeit von Tryptophan verringert indem sie an die Aminosäure bindet. Steht nicht ausreichend Tryptophan zur Verfügung, wird die Biosynthese von Serotonin und Melatonin beeinträchtigt. Dadurch können Depressionen sowie Schlaflosigkeit entstehen. Die Testung auf eine Fruktosemalabsorption ist bei diesen Erkrankungen und einem entsprechenden Verdacht durchaus sinnvoll.

Ist der Test positiv, kann eine Ernährung basierend auf dem FODMAP-Prinzip auch für Menschen mit Depressionen und Angststörungen sehr hilfreich sein.

Weitere Hinweise zur FODMAP-Ernährung findest du im Kapitel zur Anti-Allergie-Diät.

Fruktosereiche Lebensmittel

alle Obstsorten, außer wenige verträgliche, wie
* Avocado,
* Lichi,
* Rhabarber,
* etwas Banane

Trockenfrüchte und Fruchtsäfte, inklusive aller Produkte aus Obst, wie Konfitüre etc.

Einige Alkoholische Getränke, wie
* Wein
* Sekt

Hülsenfrüchte, wie
* Linsen
* dicke, rote und weiße Bohnen

Einige Gemüsearten, wie
* frische Erbsen
* rohe Pilze
* Fenchel
* Chicorée
* Rotkohl
* Weißkohl
* Porree
* Sauerkraut
* grüne Paprika
* Zwiebeln
* Knoblauch

Süßungsmittel, wie
- Maissirup
- Birnenkraut
- Apfelkraut
- Birnendicksaft
- Apfeldicksaft
- Agavendicksaft
- Zuckeraustauschstoffe, wie Sorbit, Sorbitol, Mannit, Mannitol, Maltit, Lactit

Histaminintoleranz (Histaminose, HIT)

Die Histaminintoleranz bezeichnet weniger eine Erkrankung, Allergie oder Unverträglichkeit als vielmehr einen Zustand des Körpers, bei dem zu viel Histamin im Organismus zirkuliert.

Histamin ist wie Serotonin, Dopamin, Adrenalin und Noradrenalin ein biogenes Amin, das in menschlichen, tierischen, bakteriellen und pflanzlichen Organismen als Botenstoff vielfältige Aufgaben erfüllt. Im menschlichen Körper dient Histamin als Gewebshormon, das eine Vielzahl von immunologischen Funktionen und Entzündungsprozessen begleitet und verursacht. Darüber hinaus ist Histamin ein wichtiger Neurotransmitter im zentralen Nervensystem. Es sorgt dafür, dass wir wach sind, steuert unser Schmerzempfinden, unsere sexuelle Lust und sämtliche Körperflüssigkeiten, wie die Produktion von Magensäure, Schleim und Speichel bis hin zur Tränenflüssigkeit.

Derzeit sind unterschiedliche Ursachen für eine Überlastung des Körpers durch Histamin bekannt. Im Wesentlichen geht es dabei entweder um eine erhöhte Zufuhr oder Freisetzung von Histamin, die die Abbaukapazitäten übersteigt, oder um eine enzymatisch bedingte, verringerte Fähigkeit Histamin abzubauen.

Im Zusammenhang mit Allergien ist zuerst die andauernde Allergenexposition als Ursache zu nennen. Setzen wir uns einem Allergen regelmäßig aus, führt dies im Rahmen der Immunantwort bei jedem Allergenkontakt zu einer Degranulation der Mastzellen und damit auch zu einer erhöhten Histaminbelastung im Körper.
Einen ähnlichen Effekt haben alle Stressoren, die im Zu-

sammenhang mit der Entstehung eines Leaky Gut bereits genannt wurden. Auch hier spielt die Degranulation der Mastzellen als Entzündungsmechanismus eine wesentliche Rolle.

In meiner Tätigkeit als Ernährungscoach ist mir in den letzten Jahren immer wieder aufgefallen, dass insbesondere psychosozialer und seelischer Stress einen großen Beitrag zur Entstehung und Manifestation einer Histaminose leistet. Wenn Stress, Verletzung, Trauer oder Angst für dich eine mögliche Ursache darstellt, empfehle ich dir The Work®, die du weiter hinten im Buch findest.

Darüber hinaus gibt es auch ernährungsphysiologische und biochemische Ursachen für die Entstehung einer Histaminintoleranz, die wir im Folgenden beleuchten.

Verzehr histaminreicher Kost
In tierischen Lebensmitteln entsteht Histamin durch den bakteriellen Abbau der Aminosäure Histidin oder L-Histidin während des Verwesungsprozesses. Die Vermehrung der histaminbildenden Bakterien lässt sich durch Kühlung, Tiefkühlung oder Erhitzung (Konserven) verhindern. Wird insbesondere Fisch nicht sachgemäß gekühlt und verarbeitet können sich große Mengen Histamin anreichern, was bei Verzehr zu einer Fischvergiftung führen kann. Eine Reaktion auf zu viel Histamin kann damit bei jedem Menschen ab einer gewissen Dosis auftreten und Beschwerden hervorrufen, die denen einer Allergie sehr ähnlich sind.

Neben Fisch reichert sich Histamin auch in allen anderen tierischen und gereiften Produkten an. Dazu gehören insbesondere Fleisch, Räucherwaren, gereifter Käse und sämtliche fermentierten Lebensmittel, wie Sojasaucen, Sauerkraut, Kimchi oder Joghurt. Da Histamin hitzestabil ist, hat auch eine Erhitzung der Lebensmittel keinen Effekt auf ihren Histamingehalt.

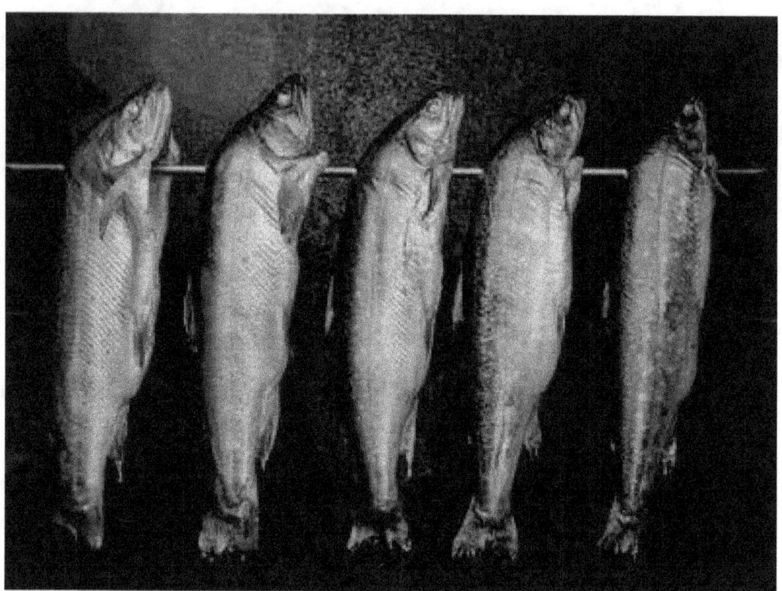

Räucherfisch und gereifte Lebensmittel, wie alter Käse, enthalten besonders viel Histamin und sollten für einige Zeit gemieden werden.

Vermehrte Freisetzung von Histamin im Körper
Neben den histaminreichen Lebensmitteln gibt es auch solche Lebensmittel, die als Histaminliberatoren wirken. Das bedeutet, dass der Verzehr dieser Produkte zu einer Freisetzung von Histamin im Körper führt.

Zu den Histaminliberatoren gehören vor allem bestimmte Farbstoffe, wie Tartrazin (gelb bis orange), das in vielen Fertiglebensmitteln Verwendung findet; Lebensmittel, die andere biogene Amine wie Tyramin enthalten (Schokolade, Hefe, Käse); einige Medikamente, wie Aspirin, Diclofenac, Röntgenkontrastmittel und ältere Anti-Depressiva (MAO-

Hemmer) und die meisten alkoholischen Getränke.

Sofern eine Überstrapazierung des Körpers durch eine histaminreiche oder histaminfreisetzende Ernährung ausgeschlossen werden kann, kommen auch physiologische Ursachen in Betracht. Dazu gehört insbesondere eine eingeschränkte Fähigkeit Histamin in ausreichender Menge abzubauen.

Mangelnde Fähigkeit Histamin abzubauen
Grundlegend verfügen wir Menschen über zwei Mechanismen, über die wir Histamin in unserem Körper abbauen können. Unsere Kapazitäten sind dafür grundsätzlich beschränkt, aber sie können durch Umwelteinflüsse und Ernährungsfehler weiter limitiert werden. Auch hier spielen wieder zwei getrennte Mechanismen eine Rolle.

Zum ersten benötigen wir zum Abbau von Histamin aus der Nahrung das Enzym Diaminoxydase (DAO), das in den Zellen der Dünndarmschleimhaut, der Leber und der Nieren produziert wird. DAO sorgt dafür, dass aufgenommenes Histamin aus der Nahrung im Verdauungstrakt abgebaut werden kann, bevor es in den Organismus gelangt. Ist die Darmschleimhaut nicht intakt, kann das Enzym nicht in ausreichender Menge gebildet werden. Ist die Ernährung zudem nährstoffarm, wird geraucht oder liegen Allergien vor, kann es zudem zu einer Unterversorgung mit den notwendigen Mikronährstoffen Vitamin B6, Kupfer und Zink kommen, die an der Herstellung von DAO beteiligt sind. Das führt wiederum nach der Aufnahme histaminreicher Nahrung zu allergieähnlichen Symptomen.

Die zweite mögliche Ursache für eine erhöhte Histaminbelastung ist die verminderte Fähigkeit des Körpers Histamin in den Zellen des zentralen Nervensystems abzubauen. Für diesen Prozess ist das Enzym Histamin-N-Methyltransferase (HNMT) verantwortlich, das unter Zuhilfenahme von Monoaminoxidasen (MAO), DAO und Aldehydoxidasen Histamin im zentralen Nervensystem abbaut. Einige Medikamente, wie ältere Monoaminoxidase-Hemmer (MAO-Hemmer), Zigarettenrauch und Alkohol können insbesondere das Enzym MAO in seiner Aktivität hemmen und so zu einem verminderten Abbau von Histamin und dem biogenen Amin Tyramin beitragen. Tyramin ist ein Abbauprodukt der Aminosäure Tyrosin, die ebenfalls in gereiften Lebensmitteln vorkommt. Die Reaktionen auf einen verringerten Abbau von Tyramin gleichen denen der Histaminintoleranz.

Zu guter Letzt kann eine Veränderung der charakteristischen Zusammensetzung des Mikrobioms in unserem Darm zur übermäßigen Bildung von Histamin im Darm führen. Oft sind dabei eiweißverdauende Bakterienarten (Enterobakterien) vermehrt anzutreffen, die gesundheitsförderlichen Milchsäurebakterien jedoch verringert.

In den meisten Fällen lässt sich eine einzelne Ursache nicht abgrenzen, sondern es liegt eine Kombination aus verschiedenen Faktoren vor.

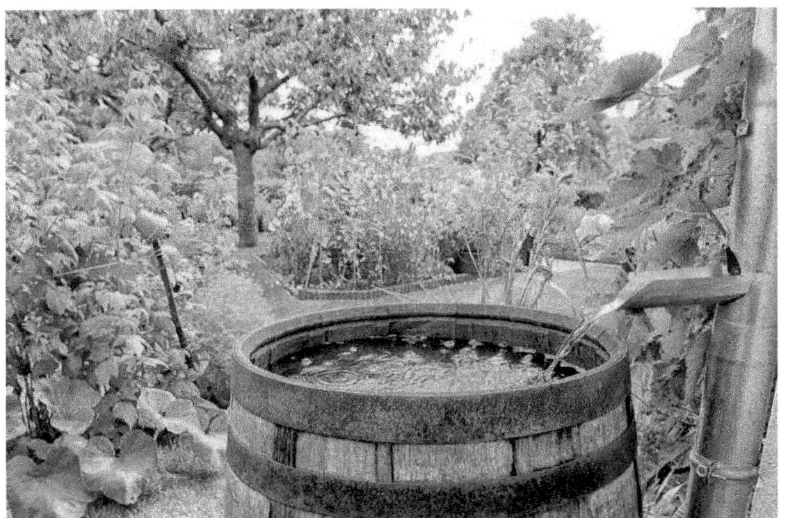

Das bildliche "Histaminfass" füllt sich durch verschiedene Umstände stetig. Ist es voll, kommt es zu Symptomen, die denen einer Allergie sehr ähnlich sind.

Diagnostik

Die Histaminintoleranz ist sehr schwer zu diagnostizieren und einzugrenzen, da die Symptome oft sehr ähnlich denen einer echten Allergie sind. Allergologen stehen der Histaminintoleranz deshalb zu Recht kritisch gegenüber und untersuchen zuerst auf mögliche allergische Erkrankungen. Meist sind Allergien bei Betroffenen ebenfalls anzutreffen, weswegen es sehr schwer ist eine eindeutige Diagnose zu treffen.

Im Prinzip kann die Histaminose aktuell nur durch ein detailliertes Ernährungs- und Lebensstiltagebuch sowie ausführliche Allergie- und Unverträglichkeitstests eingegrenzt werden. Dabei spielt insbesondere der Verzehr histaminreicher Lebensmittel, wie auch Stress und Entspannung und eine genaue Dokumentation der Beschwerden eine Rolle.

In den letzten Jahren sind auch im Rahmen der Stuhltests Histaminbestimmungen im Stuhl möglich.

Therapie
Eine Therapie der Histaminose ist durch eine Veränderung der Lebensgewohnheiten weitgehend möglich, es haben sich aber verschiedene Ansichten und Erfahrungen darüber entwickelt wie das möglich ist.

Meine Beobachtung ist, dass die Herangehensweise an das Thema möglichst individuell und vor allem ganzheitlich geschehen sollte. Ziel ist es dabei den Histaminspiegel soweit zu senken, dass der Körper symptomfrei bleibt.

In einem ersten Schritt sollte mit der Umstellung auf eine histaminarme, nährstoffreiche Kost begonnen werden, um die Symptome zu lindern. Die Ergänzung mit Vitamin C oder L-Methionin kann begleitend nützlich sein. Einige Ärzte und Heilpraktiker verabreichen Vitamin C neben anderen Nährstoffen auch in hohen Dosen intravenös.

In der Regel ist eine Beschränkung auf histaminarme Kost und die Supplementierung jedoch nicht dauerhaft zielführend. Im zweiten Schritt sollte deshalb ursächlich gearbeitet werden, wobei insbesondere Allergene, mögliche Unverträglichkeiten und die individuellen Stressoren genauer zu betrachten sind. In meiner Erfahrung spielen insbesondere mentale Stressoren eine ausschlaggebende Rolle.

Histaminhaltige Lebensmittel

- Fisch, Fischkonserven (fangfrischer und tiefgefrorener Fisch ist histaminarm)
- Nicht ganz frisches Fleisch
- Wurstwaren
- Trockenfleisch
- Reifer Käse
- Fermentierte Lebensmittel wie Sauerkraut, Kimchi, Kombucha
- Tomaten (auch Ketchup etc.)
- Spinat
- Aubergine
- Avocado
- Alkoholische Getränke
- vergorene Fruchtsäfte
- Essig
- In Essig eingelegte Gemüse
- Senf
- Sojasauce
- Worchestersauce
- Hefepräparate
- einige hefehaltige Erzeugnisse
- Räucherwaren

Histaminliberatoren

- Alkohol (Ethanol) sowie sein Abbauprodukt Acetaldehyd
- Erdbeeren
- Nüsse (v.a. Walnüsse, Cashewnüsse)
- Meeresfrüchte: Schalen- und Krustentiere (Muscheln, Krebse)
- Schokolade, Kakao
- Tomaten, Tomatenpüree, Ketchup, Tomatensaft

- Zitrusfrüchte
- Einige Medikamentenwirkstoffe (z.B. in Aspirin)

Diaminoxidase (DAO) hemmende Stoffe

- Alkohol
- Theobromin, z.B. in Kakao (Schokolade) und Kaffee
- Mate-Tee

Salicylatintoleranz

Salicylate sind chemische Verbindungen, die in der Natur vorkommen. Sie sind vor allem in Früchten, Gemüse, Gewürzen und Kräutern enthalten und dienen diesen als natürlicher Haltbarmacher und als eine Art Immunhormon. Mit Hilfe von Salicylaten schützen sich Pflanzen vor Fraßfeinden und Pilzen. In tierischen Produkten sind von Natur aus keine Salicylate enthalten.

Heutzutage werden Salicylate auch synthetisch hergestellt. Sie sind vor allem in Medikamenten, Kosmetika und als Farb- oder Konservierungsstoff in Lebensmitteln enthalten. Eines der am weitesten verbreiteten salicylathaltigen Wirkstoffe ist Acetylsalicylsäure (ASS), das unter dem Markennamen Aspirin vermarktet wird. Allerdings enthalten viele andere Schmerzmittel und Medikamente, wie beispielsweise Warzenmitteln, Akne-, Hornhaut- und Schuppenflechtesalben, ebenfalls Salicylate.

In hohen Dosen sind Salicylate für alle Menschen gefährlich. Manche Menschen reagieren jedoch schon auf kleine Mengen besonders sensibel. Da sich Salicylate im Körper ansammeln können, kann eine Reaktion auch erst nach anhaltendem Konsum über einen längeren Zeitraum auftreten. Auch bei dieser Unverträglichkeit geht es um einen individuellen, kritischen Schwellenwert, der sich von Mensch zu Mensch unterscheidet.

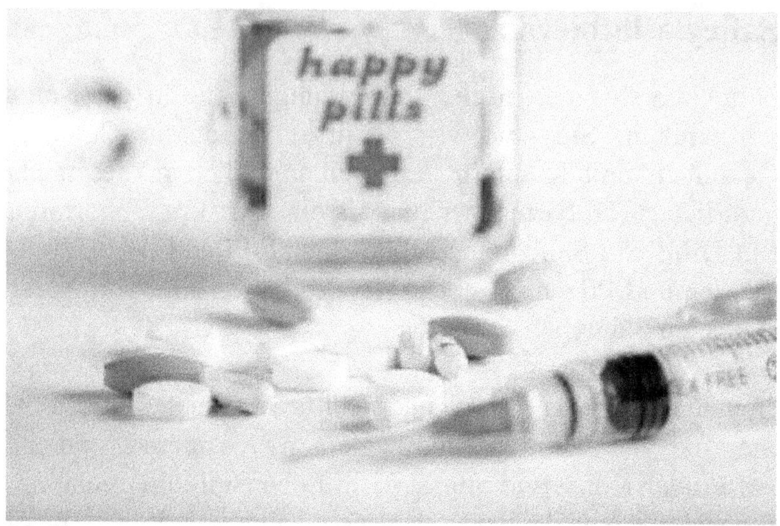

Medikamente, wie Aspirin, sind nicht nur reich an Salicylaten, sondern beeinträchtigen auch die normale Verdauungskapazität und damit das Immunsystem

Typische Symptome einer Salicylatintoleranz sind Schnupfen, Bronchialasthma und/oder eine wiederholte Polypenbildung in der Nase, aber auch Entzündungen der Darmschleimhaut und Urtikaria auf der Haut ist zu beobachten. Das Zusammentreffen von Polypen und Asthma mit der Salicylatunveträglichkeit wird als Trias bezeichnet. In Europa sind laut aktuellen Schätzungen rund 2,5 Prozent der Bevölkerung davon betroffen.

Die Diagnostik stützt sich derzeit überwiegend auf die Symptomatik und den Provokationstest unter ärztlicher Aufsicht, der als Goldstandard gilt. Dazu werden in einer vier- bis sechswöchigen Eliminationsphase Lebensmittel mit hohen Salicylatgehalt, Kosmetika und Medikamente deutlich reduziert. Anschließend wird im klinischen Rahmen ein oraler oder nasaler Provokationstest durchgeführt. Bei langfristigen Symptomen, wie wiederkehrenden Polypen, ist der Provokationstest jedoch nicht unbedingt aussagekräftig. Zudem besteht vor allem bei sehr sensiblen Menschen die Gefahr eines anaphylaktoiden Schocks (nicht anaphylaktisch!), was die Provokation für einige Betroffene unangemessen erscheinen lässt.

An der Friedrich-Alexander-Universität in Erlangen-Nürnberg haben Prof. Dr. Hanns-Wolf Baenkler und Dr. D. Schäfer vor einigen Jahren ein Diagnoseverfahren entwickelt, das für die Diagnostik im ambulanten Rahmen geeignet scheint. Bei der Funktionellen-Eicosanoid-Typisierung werden bestimmte Aktionsketten des Zellstoffwechsels gemessen, genauer: das quantitative Verhältnis von Prostaglandinen zu Leukotrienen, zwei Gewebshormonen, in deren Stoffwechsel Salicylate eingreifen. Die Kosten für dieses Verfahren übernimmt auf Anfrage sowohl die gesetzliche, als auch die private Krankenversicherung.

Als Therapie kommt derzeit in erster Linie eine strikte Vermeidung salicylathaltiger Medikamente und Kosmetika, sowie eine Reduktion von pflanzlichen Lebensmitteln mit hohem Salicylatgehalt in Frage. Aus ernährungsphysiologischer Sicht könnte auch die gezielte Aufnahme von Omega-3 Fettsäuren positive Auswirkungen auf den Eicosanoid-Stoffwechsel haben, die Entzündungsaktivität hemmen und immunmodulierend wirken.

Salicylathaltige Lebensmittel

Alle pflanzlichen Lebensmittel enthalten mehr oder weniger viel Salicylat.
Besonders reich ist es in folgenden Lebensmitteln enthalten:

- Äpfel
- Aprikosen und Pfirsiche
- Bananen
- Brombeeren, Stachelbeeren, Heidelbeeren
- Erbsen
- Essig
- Grapefruit
- Gurken
- Kamillentee
- Kartoffel
- Kaugummi und Minzen
- Kirschen
- Kokosöl/-fett
- Mandel
- Mandeln
- Melonen
- Pfeffer
- Rhabarber
- Rosinen
- Rotwein, Bier, Weißwein
- Tomaten
- Weintrauben
- Zitronen
- Zimt

Die Anti-Allergie-Diät

Bis hierher hast du einen guten Überblick darüber erhalten, welche Mechanismen in unserem Körper bei der Entstehung von Allergien und Unverträglichkeiten eine Rolle spielen, welche wesentlichen Unverträglichkeiten es gibt und welche Lebensmittel konkret zu Beschwerden führen können.

In den folgenden Abschnitten möchte ich dir nun aufzeigen, welche Maßnahmen du insbesondere seitens deiner Ernährung einleiten kannst, um eine Verbesserung deines Gesundheitszustandes zu erreichen. Ich selbst habe mit diesen Maßnahmen viel für meine Gesundheit erreicht und ich habe in den letzten Jahren so einige Menschen dabei begleitet dasselbe zu tun.

Bevor wir aber loslegen, möchte ich dir noch zwei wichtige Gedanken mit auf den Weg geben.

Je nachdem wie ausgeprägt deine aktuellen Allergien und Unverträglichkeiten sind, befindest du dich jetzt vielleicht in einer Situation in der du nur noch sehr wenige Lebensmittel verträgst.

In meinen Augen ist in dieser Zeit das Wichtigste der Glaube daran, dass du es schaffen kannst deinen Körper bei der Heilung zu begleiten und gesund zu werden. Es mag eine Zeit dauern und vielleicht weißt du in diesem Augenblick noch nicht ganz genau, *wie* es für dich funktionieren wird. Trotzdem darfst du dir sicher sein, *dass* es funktionieren wird.

Es ist wichtig, dass du nicht in Stress gerätst und dir, wenn du Zweifel daran hast, was das Richtige für dich ist, Hilfe suchst. Nichts ist für deinen Körper schädlicher als Stress, das möchte ich auch an dieser Stelle noch einmal betonen. Das Vertrauen in dich und die Selbstheilungskräfte deines Körpers sind der erste Schritt zur Gesundheit.

Der zweite Gedanke bezieht sich auf die hier vorgestellte Ernährung im Besonderen, denn die eine Ernährung, die für jeden funktioniert, gibt es nicht. Ernährung ist etwas intimes und persönliches, das individuell gestaltet und gelebt werden muss. Gerade im Zusammenhang mit Allergien und Unverträglichkeiten ist dieses Thema sehr schwer zu bearbeiten, denn die Liste der weiterhin verträglichen Lebensmittel ist sehr individuell. Ich biete dir hier keine Super-Diät nach Schema F, die für jeden funktioniert. Das geht allein aufgrund der unterschiedlichen Unverträglichkeiten nicht.

Darüber hinaus glaube ich daran, dass wir alle in so vielen Aspekten unterschiedlich sind. Das, was dir schmeckt, kann ich vielleicht noch nicht einmal riechen. Ich habe auch eine andere Einstellung zum Thema Zeit als die meisten Menschen, denen ich begegne. Für mich ist die erste Priorität bei der Zubereitung von Essen zum Beispiel *nicht*, dass es schnell geht. Meine erste Priorität ist, dass mein Essen mir gut tut und mich er*nährt*. Mein Mann und ich sind an dieser Stelle sicher viel traditioneller, als andere Menschen. Wir lieben die traditionelle europäische Küche und kochen schon sehr lang, was uns einige Fertigkeiten auf diesem Gebiet gelehrt hat. Viele moderne Gerichte sprechen uns nicht an.

Das bedeutet aber nicht, dass das für dich auch so sein muss, damit deine Ernährung zu deiner Gesundheit beitragen kann. Aber wer weiß: vielleicht entdeckst du auch die Freude an der Zubereitung von Lebensmitteln, hast Spaß daran Neues auszuprobieren und machst das Kochen in Zukunft zu einem kreativen Hobby, das dir neben der gesunden Ernährung auch noch die Möglichkeit zur Entspannung bietet. Wenn du Familie hast, wirst du schnell merken, wie sehr sich die Rasselbande an guten, warmen Mahlzeiten freut. Wenn das nicht der Fall ist, dann ist das aber auch nicht schlimm. Auch Kochmuffel kommen in der heutigen Zeit gut durch.

Wenn du die Prinzipien im Folgenden verstehst, wirst du nach der Lektüre dieses Buches ganz einfach nach Rezepten Ausschau halten können, die für deine Gesundheit förderlich sind. Einige Rezepte, die mir persönlich geholfen haben und die zu meinem Repertoire gehören, findest du auch am Ende des Buches.

Kommen wir nun aber zu den Grundregeln einer gesunden Ernährung.

Deine Ernährung sollte:

- Keine Lebensmittel enthalten, die du nicht verträgst.
- Deine Darmschleimhaut und dein Mikrobiom bei der Regeneration unterstützen.
- Sehr nährstoffreich sein, damit du alle Bausteine für einen gesunden Körper erhältst.
- Keinen Stress für deinen Körper oder deinen Geist bedeuten.
- Deinen Blutzucker stabilisieren.

In diesem Kapitel findest du eine Anleitung dafür, wie dir das gelingen kann.

Gesund mit "Paläo"

"Fast Food ist gegenüber dem Innenleben ein Ausdruck
von Verachtung."
Dr. Anne Katharina Zschocke

In den letzten Jahren habe ich mich mit einer Vielzahl von Ernährungskonzepten beschäftigt, die in der Geschichte der Menschheit auf die eine oder andere Weise als gesundheitsförderlich beschrieben worden sind. So vielfältig das Angebot an Konzepten zu sein scheint, so einfach ist doch zum Schluss die Quintessenz aller Lehren.

Ein Ernährungskonzept, das die oben genannten Kriterien vereint und die Quintessenz fast aller Lehren auf das Wesentliche reduziert, ist die Paläo-Ernährung. Dieses Konzept bildet nach meiner Erfahrung die beste Grundlage, um mit Allergien und Unverträglichkeiten effektiv umzugehen und mittelfristig den Körper bei der Heilung und vor allem der Reduktion der Entzündungsherde zu unterstützen.

Für mich war in den vergangenen Jahren kein anderes Ernährungskonzept so plausibel. Die Paläo-Ernährung ist kein striktes Dogma, sondern eine Art Blaupause oder Grundregel, die jeder nach seinem Geschmack, seinen eigenen Verträglichkeiten und an seinen eigenen Alltag anpassen kann. Vieles von dem, was Paläo heute bedeutet, findet sich in der klassischen Naturheilkunde, im Ayurveda, in der TCM, in den Lehren von Hildegard von Bingen und in vielen anderen Gesundheitslehren wieder.

Was ist die Paläo-Diät?

Paläo, oder auf Englisch *paleo*, ist die Abkürzung für Paläolithikum, dem Fachbegriff für die Altsteinzeit. Die Paläo-Diät wird im deutschen auch oft als Steinzeitdiät bezeichnet. Das Wort *Diät* kommt aus dem Griechischen und bedeutet im eigentlichen Sinne "Lebensweise".

Der Begriff der Paläo-Diät wurde überwiegend durch die Arbeit des amerikanischen Wissenschaftlers Dr. Loren Cordain zu Beginn der 2000er Jahre geprägt. Cordain, seines Zeichens Experte für Ernährungs- und Sportphysiologie, beschäftigte sich mit der Entwicklung der menschlichen Ernährung und deren Implikationen für die Gesundheit des Menschen und kam zu dem Schluss, dass der moderne Mensch mit einer Ernährung nach dem Vorbild seiner steinzeitlichen Vorfahren signifikante gesundheitliche Vorteile erzielen kann.

Als Grundlage für das Konzept der Paläo-Ernährung dienen archäologische und anthropologische Forschungen, die uns heute darüber Auskunft geben, welche Lebensmittel unsere Vorfahren in der Entwicklungsgeschichte der Menschheit zu sich genommen haben könnten. Vielleicht erinnerst du dich noch an den Jäger und Sammler, den du im Geschichtsunterricht kennengelernt hast. Genau an dieser Stelle setzt die Paläo-Ernährung an.

Die Entwicklungsgeschichte der Spezies Mensch reicht mittlerweile mehr als 2,5 Millionen Jahre zurück. Historisch betrachtet, ist der moderne Mensch noch nicht einmal einen Wimpernschlag auf diesem Planeten zu Gast. Den Großteil der Zeit, die wir auf diesem Planeten leben, haben wir uns von dem ernährt, was das Land hergab, ohne systematisch etwas anzubauen oder Tiere gefangen zu halten.

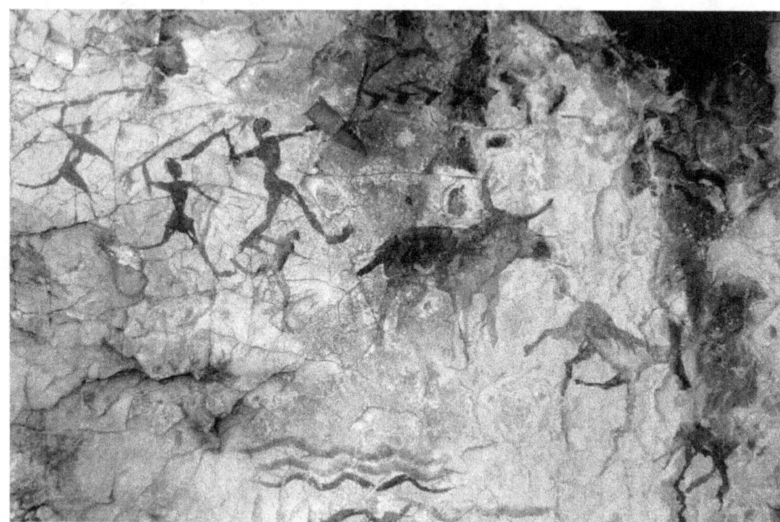

Einige Höhlenmalereien deuten auf den Alltag unserer Ahnen hin

Erst vor rund 10.000 Jahren änderte sich das allmählich. Unsere Vorfahren begannen zu dieser Zeit Getreidefelder anzulegen und zu beschützen, Tiere zu domestizieren und sesshaft zu werden. Zu diesem Zeitpunkt hielt Getreide, aber auch Milch erstmals in größerem Maße Einzug in die Ernährung des Menschen.

Die Wandlung des Menschen vom Jäger und Sammler zum Bauern ergriff nach und nach die einzelnen Kontinente. Ausgehend vom fruchtbaren Land zwischen Euphrat und Tigris, dem heutigen Irak, breitete sich die Idee der Landwirtschaft zur Sicherstellung von Nahrung langsam nach Europa aus. Die Anfänge der Landwirtschaft im Gebiet des heutigen Deutschlands wurden etwa vor rund 3.000 bis 4.000 Jahren gemacht. Im Süden etwas eher als im Norden.

Seither hat uns die Landwirtschaft ein immenses Bevölkerungswachstum ermöglicht. Die lange Haltbarkeit von Getreide und der einfachere Zugriff auf tierische Lebensmittel durch die Domestizierung stellten eine Versorgungssicherheit her, die der Mensch vorher nicht kannte. Gleichzeitig hielten mit Getreide und Milch aber auch für den Menschen gesundheitlich problematische Lebensmittel Einzug in den Speiseplan.

Den letzten großen Entwicklungsschritt seither, haben wir nach dem zweiten Weltkrieg in der westlichen Welt erfahren. Die zunehmende Industrialisierung und das Wirtschaftssystem der freien Marktwirtschaft haben unsere Lebensmittelproduktion und damit auch unsere Ernährungsgewohnheiten in den letzten 50 Jahren noch einmal dramatisch verändert. Industrielle Produktion, lange Haltbarkeitszeiten, maximale logistische Flexibilität und die Höhe der Gewinnmargen bestimmen das, was wir heute in den Supermärkten zu kaufen bekommen.

Das Konzept der Paläo-Diät ist in diesem Kontext vor allem eins: Rückbesinnung auf unsere natürliche Herkunft.

Entgegen dem, was in den Medien oft publiziert wird, geht es bei der Paläo-Lebensweise nicht so sehr darum, die Lebensweise der Steinzeit zu imitieren. Wir können und wollen sicherlich alle nicht zurück in die Höhle. Vielmehr geht es darum die Prinzipien eines artgerechten Lebensstils zu berücksichtigen und mit den uns heute zur Verfügung stehenden Mitteln nachzuempfinden. Neben der Ernährung spielen dabei auch Lebensstilfaktoren wie Lärm, Licht, Schlaf, Regeneration, Entspannung und viele andere Aspekte eine wichtige Rolle.

Bewegungen wie Paläo gab es in der Geschichte immer

wieder und viele Konzepte, sei es die Lebensreformbewegung, der Vegetarismus oder auch der Veganismus, verfolgen ähnliche Ziele. In all diesen Konzepten geht es in erster Linie um ein Leben im Einklang mit der Natur.

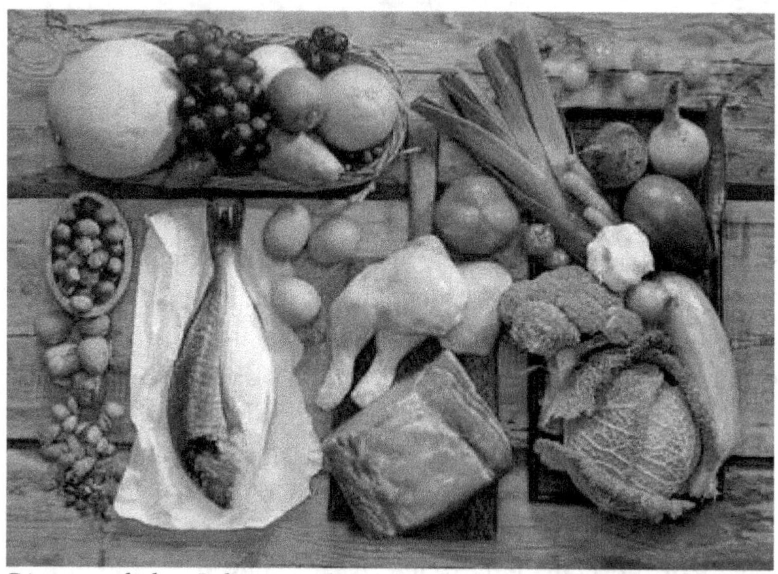

Die wesentlichen Lebensmittelgruppen der Paläo- oder Steinzeiternährung

Mit einem artgerechten Leben kräftigen wir unser Immunsystem, balancieren es gezielt aus, sorgen für ein gutes Miteinander mit unserem Mikrobiom und entlasten es von den Herausforderungen unserer Zeit. Für mich führt an diesem Leben kein Weg vorbei, wenn wir frei sein wollen von chronischen Erkrankungen und Medikamenten.

Im Gegensatz zu anderen modernen Ernährungsformen verzichtet das Konzept der modernen Paläo-Ernährung bewusst auf reizende Lebensmittelgruppen wie Getreide und Milch, sowie auf Fertiglebensmittel, die nährstoffarm oder durch Zusatzstoffe problematisch sind.

Es gibt zwei Wege, wie du dich in deinem Alltag der Paläo-Ernährung nähern kannst.

Viele Autoren empfehlen die strikte Umstellung auf eine Ernährung nach Paläo-Prinzipien für mindestens 30 Tage und die anschließende Testung potenziell problematischer Lebensmittel im Abstand von 3 bis 5 Tagen. Bei den allermeisten Menschen werden in der 30-tägigen Karenzphase bereits deutliche gesundheitliche Verbesserungen spürbar. Die Energie kehrt zurück, das Immunsystem wird beruhigt und die Symptome werden gelindert.

Ich persönlich bin kein großer Befürworter solcher radikalen Veränderungen, da ich selbst meist etwas Zeit brauche, mich mental auf die Veränderung einzustellen. Ich habe meine eigene Ernährung deshalb schrittweise über mehrere Wochen umgestellt. Auch das funktioniert.

In meiner Erfahrung erfordert es für viele Menschen einiges an Anstrengung, sich in einem Leben ohne Brot neu zu orientieren. Verträglichkeit vorausgesetzt, können Milchprodukte dann vielleicht noch für einige Wochen auf dem Speiseplan verbleiben und später eliminiert werden. Vielleicht beginnst du aber auch mit einer perfekten Mahlzeit am Tag und änderst die anderen Schritt für Schritt in den nächsten Wochen.

Ich habe mich persönlich vom Abendessen zum Frühstück vorgearbeitet und habe fast ein halbes Jahr gebraucht, um alle nötigen Veränderungen umzusetzen. Dafür waren sie auch nachhaltig und ich habe nie wieder einen Schritt zurück gemacht.

Die Lebensmittel der Paläo-Ernährung

Unter Berücksichtigung der Lebensmittel, die du derzeit eventuell nicht verträgst, sind in der Paläo-Ernährung folgende Lebensmittelgruppen "erlaubt":

Gemüse

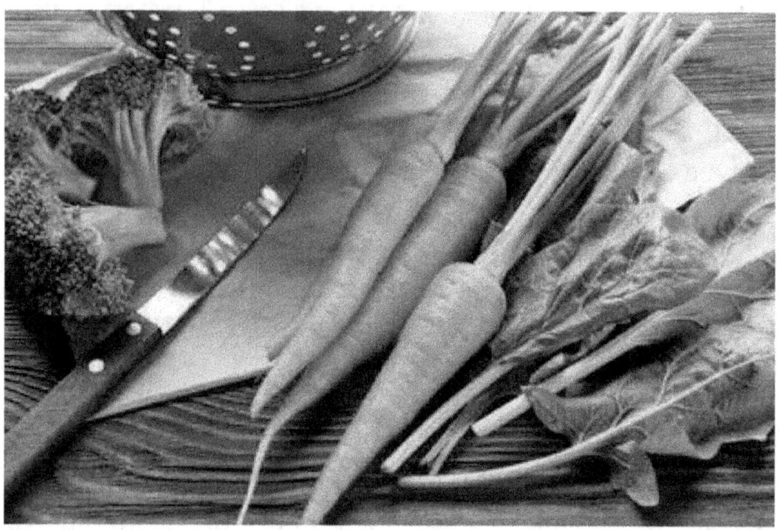

Gemüse bildet die unumstößliche Grundlage einer gesunden Ernährung - und zwar in jeder Ernährungsrichtung. Iss davon so viel du kannst. Probiere dich durch das ganze Gemüseregal und konzentriere dich auf regionale und saisonale Ware. Wenn es dir finanziell möglich ist, dann greife auf Bioware oder Demeter zurück.

Was hast du gesagt? Du magst kein Gemüse? Dann solltest du das schleunigst ändern.

Wir Menschen sind Gewohnheitstiere und können uns an so vieles gewöhnen. Auch an Gemüse, das kannst du mir glauben. Vielleicht benötigst du ein paar Wochen, in denen du dich etwas überwinden musst, dafür bist du aber nachher umso zufriedener, wenn du diesen Schritt geschafft hast. Gemüse schmeckt, wenn du lernst, es richtig zuzubereiten und wie bei allen Lebensmitteln auf Qualität achtest.

Gemüse, Kräuter und Gewürze sind für unseren Körper in der heutigen Zeit und unter den heutigen Umständen undenkbar wichtig. Das war nicht immer und überall so. Die Inuit in Nordalaska und Grönland haben nahezu vollständig auf pflanzliche Nahrung verzichtet. Ihre Lebensumstände, ihre Schadstoffbelastung und ihr tierisches Ernährungsverhalten war aber an so vielen Stellen anders, als das, was wir heute (er)leben, dass wir uns beim besten Willen nicht mit ihnen vergleichen können.

Im Gegenteil. In unserer heutigen Lebensweise spricht sehr viel für den reichlichen Verzehr von Gemüse bei jeder sich bietenden Gelegenheit, sprich: jeder Mahlzeit. Das ist ganz besonders bei einer Veränderung der Immunität von Bedeutung. Schauen wir uns einmal drei wesentliche Bestandteile von Gemüse an, die uns und unseren Bakterienfreunden nützlich sind.

Ballaststoffe
Wie du bereits erfahren hast, machen unsere guten Bakterien aus Ballaststoffen kurzkettige Fettsäuren und Signalstoffe, die unser Immunsystem beeinflussen.

Ballaststoffe sind Kohlenhydratpolymere, also komplexe Zucker, die in den Zellwänden von Pflanzen vorkommen. Pflanzen sind die einzige Quelle für Ballaststoffe, die es gibt. Es wird zwischen wasserlöslichen (z.B. Obst und Gemüse) und wasserunlöslichen Ballaststoffen (z.B. in Leinsamen, Flohsamenschalen) unterschieden.

Als Nahrung für unsere Mitbewohner gelten nur die wasserlöslichen Ballaststoffe, die wir am effektivsten über Gemüse aufnehmen. Die wasserunlöslichen Ballaststoffe haben hingegen die Eigenschaft Wasser aus dem Darminneren zu binden. Dadurch vergrößern sie das Volumen des Speisebreis, der dann einen größeren Druck auf unsere Darmwand ausübt und damit dafür sorgt, dass unsere Muskulatur angeregt und der Speisebrei weiter transportiert wird. Das ernährt zwar nicht unmittelbar unsere Bakterien, aber sorgt für einen zügigen Abtransport der über den Stuhl ausgeschiedenen Abfallstoffe und ist deshalb genauso wichtig.

Neben den Ballaststoffen, die zentral für unser Mikrobiom sind, enthält Gemüse aber noch einige andere Stoffe, die in der Lage sind das Entzündungsniveau in unserem Körper zu reduzieren. Zum einen sind das die oft erwähnten Antioxidantien, zum anderen Flavonoide.

Antioxidantien
Jede einzelne Zelle in unserem Körper enthält eine Vielzahl kleiner Kraftwerke, die sogenannten Mitochondrien, die in jeder Sekunde des Tages Energie erzeugen. Diese Energiegewinnung in den Zellen geschieht durch einen komplexen chemischen Prozess im Rahmen der Atmungskette, bei der auch Abfallprodukte entstehen. Man kann sich das vorstellen, wie die Asche, die nach einem Kaminfeuer übrigbleibt. Diese Abfallprodukte werden *freie Radikale* genannt. Sie sind chemisch sehr reaktionsfreudig, denn ihnen fehlt ein Elektron, was sie sehr instabil macht. Vielleicht erinnerst du dich noch dunkel an den Chemieunterricht und kannst dir vorstellen, dass dieses freie Radikal das Bestreben hat, sich dieses fehlende Elektron irgendwie zu besorgen.

An dieser Stelle kommen die Antioxidantien ins Spiel, denn sie können den freien Radikalen das fehlende Elektron liefern. Sind keine Antioxidantien da, bedienen sich die freien Radikale an gesunden Zellstrukturen (DNA, Proteine und Fette) und beschädigen diese, indem sie ihnen das fehlende Elektron entziehen. Deshalb ist es so wichtig, dass wir in unserer Ernährung ausreichend Antioxidantien aufnehmen, damit unsere Zellen möglichst gesund und vollständig bleiben.

Besonders bei Stress, wenn die Energiegewinnung auf Hochtouren läuft, entstehen ungleich mehr freie Radikale, die den Körper schädigen können. Deshalb ist es gerade bei Stress - und nichts anderes ist jegliche Erkrankung - wichtig, möglichst nährstoffreich, d.h. auch reich an Antioxidantien, zu essen.

Die wichtigsten Antioxidantien
Das wohl effektivste und wichtigste Antioxidans ist Vitamin C. Wir finden es nicht nur in Zitrusfrüchten, sondern auch in allen Kohlsorten und Innereien. Das ist übrigens der Grund, warum Eskimos der früheren Jahre kein Skorbut bekommen haben, obwohl sie keine Zitronen und Orangen zur Verfügung hatten. Vitamin C hat aber noch einen weiteren Effekt, denn es verhindert, dass die Vitamine A und E, die ebenfalls als Antioxidantien wirken, selbst oxidieren und ihre Potenz verlieren.

Nach Vitamin C ist Vitamin E eines der wirkungsvolleren Antioxidantien, die wir mit der Nahrung aufnehmen können. Vitamin E spielt eine bedeutende Rolle bei der Vermeidung altersbedingter degenerativer Erkrankungen, wie Herz-Kreislauf-Erkrankungen und nach neueren Studien auch Krebs. Vitamin E ist vor allem enthalten in Nüssen, Mandeln, Leinsamen, Kohl, Schwarzwurzel und auch der beliebten Avocado. Weil Vitamin E fettlöslich ist, ist es sinnvoll die entsprechenden Lebensmittel mit Fett zu verzehren, sofern sie nicht, wie bei der Avocado, gleich das passende Fett mitliefern.

Selen ist der einzige Mineralstoff, der als Antioxidans gilt. Er ist auch wichtig für unsere Schilddrüse und unser Immunsystem. Selen ist verhältnismäßig einfach in ausreichenden Mengen aufzunehmen, auch, wenn es vielfach heißt, dass unsere Böden lange nicht mehr so reich an Selen sind, wie sie es einmal waren. Das hat sowohl Auswirkungen auf pflanzliche, wie auch tierische Produkte. Besonders selenhaltig sind Paranüsse (1,9mg auf 100g). Nur zwei Stück am Tag sollen bereits den Bedarf eines Erwachsenen decken.

Die nächsten beiden wichtigen Antioxidantien sind Farbstoffe, die wir in Gemüse und Gewürzen finden. Die beiden Farbstoffe sind Beta-Carotin und Lycopin. Jeder weiß in welchen Lebensmitteln Beta-Karotin steckt, oder? Der orange Farbstoff in Möhren, Kürbis und Co. sorgt für scharfes Sehen und soll auch auf Krebs positive Auswirkungen haben. Nur nicht übertreiben. Du weißt schon: von zu vielen Möhren kann man selbst orange werden. Auch Lycopin sorgt für reichlich Farbenfreude auf dem Teller und zwar in Rot. Chili, Tomaten und vor allem auch Hagebutten enthalten es besonders viel. Lycopin gehört zur Gruppe der Carotinoide und ist damit weder Vitamin, noch Mineralstoff, sondern ein Farbstoff. Er gilt auch als natürlicher Sonnenschutz von innen. Carotinoide sollten aufgrund eines stark erhöhten Krebsrisikos durch synthetische Mittel wirklich nur über die Nahrung aufgenommen werden.

Natürliche Entzündungshemmer: Flavonoide
Der zweite Bestandteil von Gemüse, der für unsere Gesundheit und unser Immunsystem wertvoll ist, sind die Flavonoide. Flavonoide sind sekundäre Pflanzenstoffe, die vor allem die Farbe der Blüten beeinflussen. Sie sind aber auch für die Färbung der Frucht selbst verantwortlich. Die verschiedenen Flavonoide finden sich darüber hinaus in Kräutern und Gewürzen, was verdeutlicht, warum auch ihr regelmäßiger Einsatz zu einem stabilen Immunsystem beiträgt.

Alle Flavonoide haben eine entzündungshemmende, antioxidative, antibakterielle und antivirale Wirkung. Darüber hinaus beeinflussen einige von ihnen auch unsere Zellbildung und stärken unser Immunsystem.

Apigenin ist ein gelber Pflanzenfarbstoff, weist teilweise krebshemmende Eigenschaften auf und wirkt antientzündlich. Apigenin kommt wesentlich in den Kräutern Kamille, Petersilie, Salbei, Rosmarin, Augentrost und Estragon vor. Brasilianische Forscher haben jüngst festgestellt, dass Apigenin die Bildung von Neuronen unterstützt und die Verbindung zwischen den Gehirnzellen stärkt. Dazu haben sie Apigenin auf Stammzellen aufgebracht. Nach 25 Tagen haben sich darauf Nervenzellen gebildet. Ein Effekt, der ohne Apigenin nicht eingetreten ist.

Luteolin ist ebenfalls ein gelber Pflanzenfarbstoff, der in Kräutern wie Petersilie, Wau, Ginster, Kamille, Pfefferminze, Perilla und Rosmarin, aber auch in Karotten, grüner Paprika und Sellerie vorkommt. Luteolin gilt als antioxidativ, entzündungshemmend und stärkt das Immunsystem. Wissenschaftler der Universität von Illinois haben herausgefunden, dass Luteolin in isolierter Form in der Lage ist die Produktion des wichtigen Entzündungsbotenstoffes Interleukin-6 (IL-6) deutlich zu hemmen und damit Entzündungsgeschehen des Nervensystems und des Gehirns deutlich einzudämmen.

Weitere Flavonoide, die eine ähnliche Wirkung haben, sind Resveratrol (rote Weintrauben, Himbeeren, Pflaumen), Rutin (Buchweizen, Johanniskraut), Catechin (grüner und schwarzer Tee, Kakao), Curcumin (Kurkuma bzw. Gelbwurz) und Quercetin (Zwiebel, Äpfel, Ringelblume), das als das am häufigsten vorkommende Flavonol gilt und antientzündliche, neuroaktive, antikanzerogene und antioxidative Eigenschaften aufweist.

Wie du siehst, stecken in Gemüse, Kräutern und Gewürzen eine ganze Reihe von Inhaltsstoffen, die wir für ein stabiles und gesundes Immunsystem und die Kontrolle des Entzündungsniveaus in unserem Körper und unserem Gehirn benötigen. Es lohnt sich also einen Weg zu finden maximal viel Gemüse in den eigenen Speiseplan einzubauen.

Wer viel Gemüse bunt durch den Regenbogen isst, hat keine Probleme ausreichend Antioxidantien und Flavonoide für einen gesunden Organismus aufzunehmen. Es braucht auch kein Superfood wie Goji oder Acai, um auf der sicheren Seite zu sein. Ein ganz normaler Grünkohl, Zucchini oder ein paar Tomaten, tun es auch. Einheimisches Gemüse hat alles zu bieten – auch im Winter.

Neben den Flavonoiden und Antioxidantien, die wir in Gemüse, Kräutern und Gewürzen finden, haben diese Pflanzen auch eine weitere wichtige Funktion für unsere Verdauung, denn sie sind wichtig für die Anregung der

Verdauungssäfte und -enzyme.

Grund dafür sind ätherische Öle und Bitterstoffe, die allein beim Geschmack im Mund die Sekretion von Magensäure auslösen, die wiederum andere Verdauungssäfte, die Produktion einzelner Enzyme und sogar die Kontraktion der Muskulatur anregt. Unser Essen ist heute viel zu arm an Bitterstoffen, weil die meisten Menschen diese als unangenehm empfinden. Sie berauben sich damit einer natürlichen Verdauungshilfe. Viel Gemüse und die reichliche Nutzung von Gewürzen und Kräutern liefern dir diese Bitterstoffe, die du für eine gesunde Verdauung brauchst.

Die ätherischen Öle in Kräutern und Gewürzen können aber noch mehr. Sie wirken nicht nur antibakteriell, antimykotisch und antiviral, sondern entspannen auch die glatte Muskulatur und ermöglichen so eine gute Darmperistaltik. Vielfach wird heute nur noch Salz und Pfeffer verwendet. Dabei bietet das Gewürz- und Kräuterregal so viel mehr. Probiere dich einfach quer durchs Gewürz- und Kräuterregal und finde das, was dir am besten schmeckt.

Die wichtigsten Gewürze in Deutschland sind:
- Pfeffer
- Muskat
- Kurkuma/Curry
- Thymian
- Rosmarin
- Kresse
- Schnittlauch
- Paprika
- Galgant
- Ingwer
- Zwiebeln

Obst

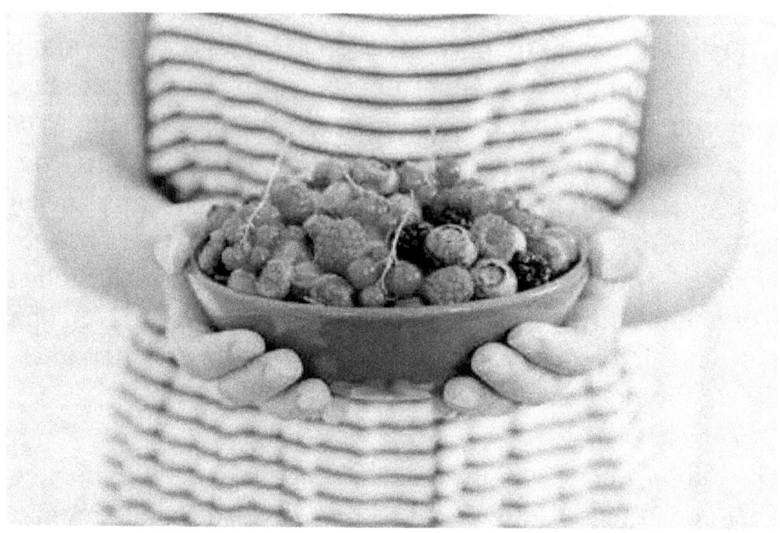

Obst ist die natürliche Süßigkeit auf unseren Tellern. Vermeide besonders zu Beginn besonders zuckerreiche Sorten, wie Bananen und Weintrauben, um den Blutzucker nicht zu sehr zu belasten. Sofern die Stabilisierung des Blutzuckers für dich ein wichtiges Thema ist, weil du unter ständigem Hunger leidest, solltest du nicht mehr als zwei Handvoll Obst am Tag essen. Konzentriere dich auch hier auf saisonale und regionale Ware vom Wochenmarkt. Ananas im Januar muss nicht unbedingt sein.

Nüsse und Samen

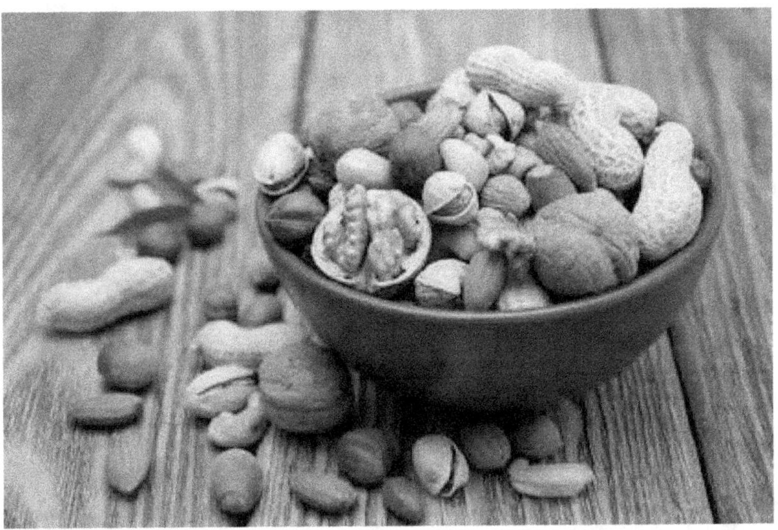

Nüsse und Samen sind ein hervorragender Snack oder eine gute Ergänzung auf Salaten. Sie sind reich an allem, was wir brauchen: Kohlenhydrate, Eiweiße und Fette. Übertreiben solltest du es hier dennoch nicht. Eine Handvoll Nüsse am Tag dient als Richtlinie für eine gute Menge. Vorausgesetzt natürlich, dass du keine Allergie auf Nüsse hast.

Fisch und Meerestiere

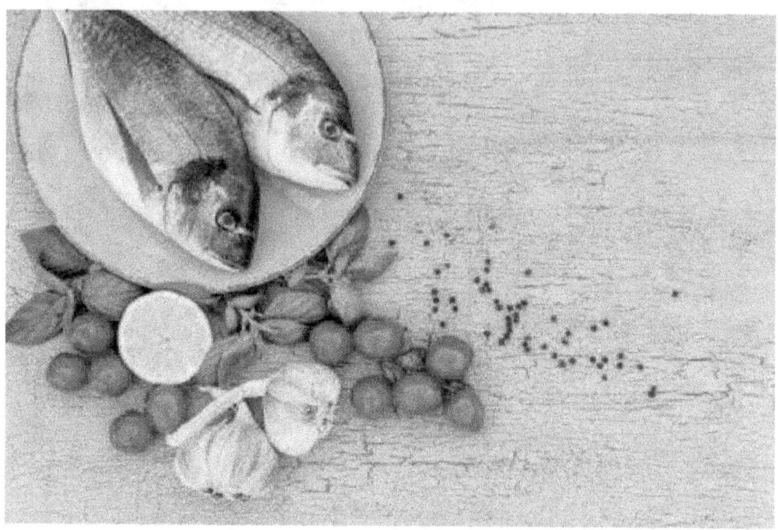

Wenn unsere Vorfahren keinen Zugang zu Fleisch hatten, so waren Fisch und Meerestiere jedoch immer ein wichtiger Bestandteil der menschlichen Ernährung. Das Eiweiß und die Omega-3 Fettsäuren sind essenziell für ein gesundes Immunsystem und eine gesunde Psyche. Pro Wochen sollten mindestens zwei Portionen Fisch verzehrt werden. Für Allergiker und solche mit einem hohen Entzündungsniveau durch chronische Erkrankungen darf es aber gern deutlich mehr sein, denn die Omega-3 Fettsäuren tragen wesentlich als Entzündungshemmer zu unserer Gesundheit bei.

Folgt man dem aktuellen Stand der Forschung, dann ist davon auszugehen, dass die Omega-3-Fettsäuren EPA (Eicosapentaensäure) und DHA (Docosahexaensäure) für den Menschen eine viel größere biologische und gesundheitliche Bedeutung haben, als die bisher für essentiell gehaltene Alpha-Linolensäure (ALA) und die Linolsäure

(LA).

EPA ist für die Produktion entzündungshemmender Lokalhormone (Eicosanoiden) zuständig, die für die Blutgerinnung und die Entzündungsregulation des Immunsystems wichtig sind. Sie werden sowohl für pro-entzündliche Prozesse, als auch für entzündungshemmende oder -regulierende Substanzen benötigt. DHA hingegen wird im menschlichen Körper vor allem für die Bildung von Nervengewebe verwendet. Es ist die Fettsäure, die in unserem Gehirn und in unserer Netzhaut (Augen) am häufigsten vorkommt.

In einer Vielzahl klinischer Studien konnte in den letzten Jahren beobachtet werden, dass die Zufuhr von Fischöl während der Schwangerschaft und Stillzeit zu einem erhöhten Omega-3 Fettsäureniveau beim Nachwuchs führte. Dieses verbesserte Fettsäureprofil der Kinder stand im Zusammenhang zu einer anti-entzündlichen Stabilisierung des Immunsystems und seiner Parameter. Diese Studien legen auch nahe, dass die Supplementierung mit Fischöl das Aufkommen und die Schwere von Neurodermitis und Lebensmittelunverträglichkeiten im ersten Lebensjahr deutlich reduziert und diese Effekte bis ins Erwachsenenalter anhalten.

Viel wichtiger als das Einbinden Omega-3-haltiger Lebensmittel ist allerdings im Sinne einer entzündungshemmenden und immunstabilisierenden Ernährung auch die Reduktion der entzündungsfördernden Omega-6 Fettsäuren, die in der westlichen Ernährung im Übermaß vorkommen.

Betrachtet man die Ernährung unserer Vorfahren und einiger weniger heute lebender indigener Völker, ist anzunehmen, dass ein Verhältnis von Omega-3 zu Omega-6 Fettsäuren von 1:1 – 4:1 für den Menschen optimal ist. Tatsächlich liegt das Verhältnis in der westlichen Ernährung eher im Bereich 10:1 – 25:1, d.h. dass bis zu 25x mehr Omega-6-Fettsäuren in der Nahrung enthalten sind, als Omega-3-Fettsäuren. Als ursächlich gilt hier der hohe Konsum pflanzlicher Öle, Fleisch von getreide- und sojagefütterten Tieren und Getreide.

Das balancierte Verhältnis von Omega-3 zu Omega-6-Fettsäuren ist jedoch wichtig, weil die einzelnen Fettsäuren beider Kategorien um einige identische Funktionen im menschlichen Körper konkurrieren. Speziell die Arachidonsäure, aus der Gruppe der Omega-6-Fettsäuren, steht in Konkurrenz zu den beiden Omega-3-Fettsäuren EPA und DHA. Diese drei Fettsäuren werden in der Zellmembran verwendet, wobei EPA und DHA die Arachidonsäure in praktisch allen Zellen ersetzen kann. Je mehr EPA und DHA in den einzelnen Zellmembranen gespeichert ist, desto flexibler wird die einzelne Zellmembran, sie wird durchlässiger für wichtige Nährstoffe und ihre Elastizität wird verbessert. Arachidonsäure hingegen, ist ein Ausgangsstoff für die Produktion von Prostaglandinen, die für Schmerz, Blutgerinnung und Entzündungen verantwortlich sind. Sie ist nötig, aber zu viel davon ist ein Problem.

Der bisher angenommene, gesundheitsförderliche Effekt von Pflanzenölen kann auf Basis der aktuellen Forschungsergebnisse nicht mehr aufrecht erhalten werden. Im Gegenteil: selbst die eingehende Analyse alter Studien zur Wirkung von Pflanzenölen auf die Herz-Kreislauf-Gesundheit zeigt, dass das Risiko an Gefäßschäden zu erkranken mit dem Konsum Omega-6-haltiger Pflanzenöle angestiegen war.

In den letzten Jahren wird deshalb vermehrt zu Pflanzen-ölen, wie Rapsöl oder Leinöl geraten, da sie grundsätzlich ein sehr gutes Verhältnis von Omega-6 zu Omega-3 aufweisen. Zudem enthalten sie Alpha-Linolsäure (ALA), was theoretisch in die für unser Gehirn, den Entzündungsstoffwechsel und das Immunsystem wichtigen Fettsäuren EPA und DHA umgewandelt werden kann. Was theoretisch möglich ist, ist in der Praxis leider nicht effizient. Der Prozess der Umwandlung von ALA in EPA und DHA ist sogar sehr ineffizient und deckt nur sehr schwer unseren Bedarf an EPA und DHA ab, denn das vornehmlich in pflanzlichen Ölen enthaltene ALA kann nur zu weniger als 5 Prozent in EPA umgewandelt werden. Noch ineffizienter ist die Umwandlung von ALA in DHA, die nur zu weniger als 0,5 Prozent gelingen soll.

Es ist schon für gesunde Menschen schwierig aus pflanzlichen Omega-3-Quellen wie Raps- und Leinöl ausreichende Mengen EPA und DHA herzustellen. Viel schwieriger ist es, wenn bereits Erkrankungen des Verdauungstraktes oder des Immunsystems vorliegen, denn für die Umwandlung von ALA in EPA oder DHA wird Zink, B6 und Eisen benötigt, die im Falle von entzündlichen Erkrankungen des Immunsystems nicht nur schlechter aufgenommen, sondern auch vermehrt benötigt werden.

Je nach Schwere der Allergie oder des Entzündungszustandes lohnt sich eine Supplementierung mit Omega-3 Krillöl, Fischöl oder Algenöl.

Ergänzender Hinweis für Histaminintolerante
Wie du bereits weißt, wird bei der Zersetzung von Eiweiß im Zuge des Verwesungsprozesses nach der Schlachtung

die Aminosäure Histidin zu Histamin abgebaut. Für Histaminintolerante sind deshalb viele tierische Produkte nur genießbar, wenn die Kühlkette nicht unterbrochen wurde. Das ist sowohl bei Fleisch, als auch beim Kauf von Fisch, nicht immer zu gewährleisten.

In Deutschland gilt Fisch als frisch, wenn er bereits sieben Tage an Land ist. Ein sechs Tage alter Fisch ist aber für Allergiker und vor allem Histaminintolerante kaum noch genießbar. Ähnliches gilt für Fischfrikadellen und die meisten Produkte, die du in der Tiefkühltruhe im Supermarkt findest. Es ist relativ schwierig, sich auf die Frische von Fleisch und Fisch zu verlassen, wenn man im konventionellen Einzelhandel einkaufen geht. Besser ist es, einen Bauern zu finden oder einen Schlachter ins Vertrauen zu ziehen und sich zu bemühen, maximal frische und qualitativ hochwertige Ware zu kaufen.

Fleisch und Innereien

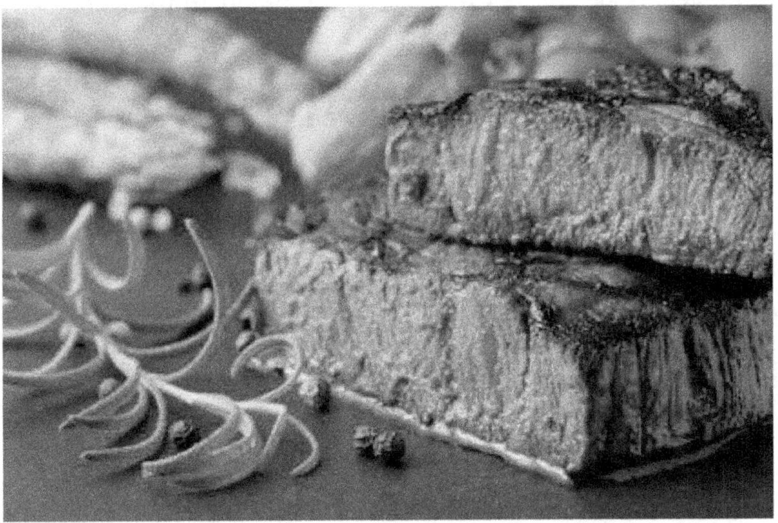

Hochwertiges Fleisch von artgerecht gehaltenen Tieren ist ebenfalls ein guter Lieferant für Eiweiß mit hoher Bioverfügbarkeit. Besonders nährstoffreich sind Knochenmark und Innereien, die regelmäßig verzehrt werden sollten. Die Qualität des Fleisches, was du verzehrst, ist dabei wirklich ausschlaggebend, wenn dir das Fleisch einen gesundheitlichen Nutzen bringen soll.

Unter Heilpraktikern und Ernährungsenthusiasten hat sich in den letzten Jahrzehnten die Idee einer überwiegend vegetarischen oder gar veganen Ernährung durchgesetzt. Diese Ideologie ist weit verbreitet und wird immer wieder mit dem Säuren-Basen-Haushalt begründet. Ich halte davon angesichts einer getreide- und milchproduktefreien Ernährung überhaupt nichts. Zum einen entbehrt das Konzept des Säuren-Basen-Haushalts so, wie es vielfach praktiziert wird, einer wissenschaftlichen Grundlage. Zum anderen hat es in zwei Millionen Jahren Menschheitsgeschichte kein

Volk dauerhaft geschafft vegetarisch oder vegan zu leben, ohne gesundheitliche Einbußen hinnehmen zu müssen.

Der Mensch war Zeit seiner Evolution Jäger und Sammler und hat vor allen in nördlichen Breiten oft zu großen Teilen von tierischen Lebensmitteln und insbesondere Fleisch gelebt. Die Tatsache, dass unsere heutigen Produktionsbedingungen durchaus fragwürdig sind, sollte unseren Fokus eher auf die Frage lenken, woher und aus welchen Bedingungen Fleisch gekauft wird, als auf die Frage, ob Fleisch grundsätzlich ein gutes Lebensmittel für den Menschen ist.

Ich schätze die ethische Komponente des Vegetarismus sehr, aber aus allergologischer und ernährungsphysiologischer Sicht ist ein Fleischverzicht mit einem Leaky Gut Syndrom kaum sinnvoll. Gerade bei schweren Unverträglichkeiten und hohem Stress ist Fleisch oft das Verträglichste von allem. Gut gewürzte Gulaschtöpfe oder Schmorgerichte geben Kraft und enthalten viele Nährstoffe, die unser Körper für seine Regeneration braucht. Selbst die ayurvedische Ernährung, die oft für eine vegetarische Ernährungsform gehalten wird, empfiehlt Fleisch für Menschen, die im Krankheitszustand leben.

Wenn du sonst auch keine Bio-Lebensmittel kaufst, dann solltest du bei Fleisch und Fisch nach Möglichkeit eine Ausnahme machen. Der Schwerpunkt auf biologischer Landwirtschaft und ganz besonders auf artgerechter Haltung und Fütterung ist hier besonders wichtig. Die in der konventionellen Landwirtschaft verbreitete Fütterung mit Soja und Getreide wirkt sich letztlich über das Fleisch und vor allem den hohen Omega-6 Gehalt auch auf deinen Körper aus.

Weil gutes Fleisch teuer ist und die größte Nährstoffdichte ohnehin in den Innereien zu finden ist, lohnt es sich auch Stücke zu kaufen, die du bisher nicht verzehrst. Wenn Tiere schon für uns sterben müssen, dann essen wir sie bitte ganz und nicht nur das Filet oder die Brust, die den kleinsten Teil des Tieres ausmacht. In der Paläo-Ernährung sprechen wir vom "nose-to-tail" Prinzip. Ich denke, dass besonders emphatische Menschen, die mit dem Verzehr von Fleisch aus ethischen Gesichtspunkten Schwierigkeiten haben und solche, die eine artgerechte Haltung, Fütterung und einem vollständigen Verzehr von Tieren für richtig halten, letztlich ähnliche Ziele haben. Wir alle wollen das Leid, das wir in der modernen Massentierhaltung sehen, nicht.

Über diesen Gedanken hinaus, ist das Bedürfnis nach Fleisch und tierischen Lebensmitteln auch unterschiedlich ausgeprägt. Manche Menschen kommen mit einer beinahe ausschließlich pflanzlichen Ernährung gut zurecht, andere haben mit Pflanzennahrung größere Probleme und reagieren zum Beispiel auch auf bestimmte Gemüsesorten, wie Nachtschattengewächse.

Ich erinnere mich mit einem gewissen Amüsement an ein Interview, das die Journalistin und Histamin-Expertin Yasmina Ykelenstam vor einiger Zeit mit der Psychiaterin Dr. Georgia Ede führte. Dr. Georgia Ede entwickelte selbst in ihren frühen Vierzigern eine Histaminintoleranz und war gezwungen eigene Nachforschungen anzustellen, weil keiner der konsultierten Ärzte ihr befriedigende Antworten zu ihrer plötzlich auftretenden Fibromyalgie (unspezifische Muskelschmerzen), Erschöpfung und Migräne geben konnte. Eine der Fragen in diesem Interview war, wie Dr. Ede ihre eigene Ernährung gestaltet, was sie mit dem Hinweis darauf, dass es ihre persönliche Ernährung ist, die keinesfalls für jemanden anderen gelten muss, erläuterte. Sie erklärte, dass ihre Ernährung zu 80-90 Prozent aus frischem Fleisch und Fisch besteht. Ykelenstam, die selbst eine Ernährung umsetzt und in ihren Büchern verkauft, die zu 70-80 Prozent aus Gemüse und Obst besteht, blieb hörbar die Luft im Halse stecken. Professionelle Journalistin, wie sie ist, wechselte sie aber schnell das Thema und ging nicht weiter darauf ein.

Diese kleine Anekdote zeigt, dass wir eben alle unterschiedlich funktionieren. Auch hier musst du ganz für dich allein herausfinden und entscheiden, was dir persönlich gut tut. In jedem Fall solltest du kein schlechtes Gewissen haben, wenn Fleisch das einzige ist, was du aktuell wirklich gut verträgst. Du bist damit ganz sicher nicht allein.

Eier

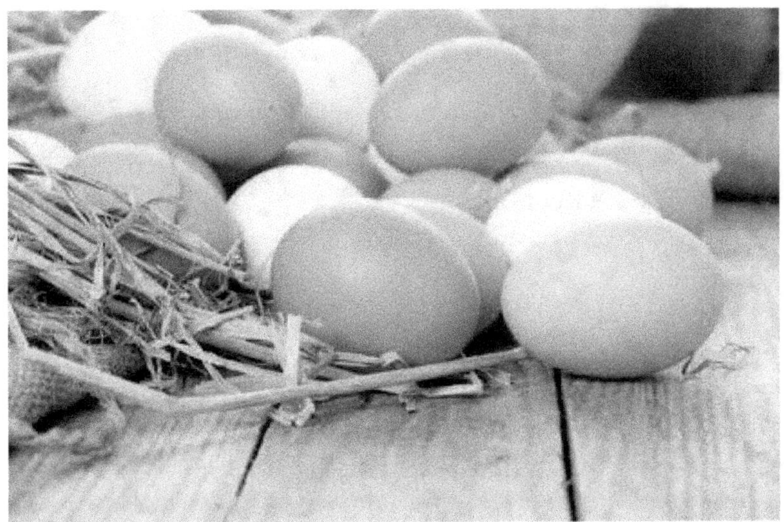

Eier sind besser als ihr Ruf. Sie enthalten wichtige Vitamine, vollständiges Eiweiß und gute Fette. Achte auch hier auf jeden Fall auf die Qualität. Aus biologischer Landwirtschaft sollten sie mindestens sein.

Da Eier ein potentes Allergen darstellen, ist es auch für Nicht-Allergiker möglich, dass sie zeitweise schlecht vertragen werden. Verträglichkeit vorausgesetzt sind sie aber eine echte Nährstoffbombe und können gut als tierische Eiweißquelle in die tägliche Ernährung eingebaut werden.

Gesunde Fette und Öle

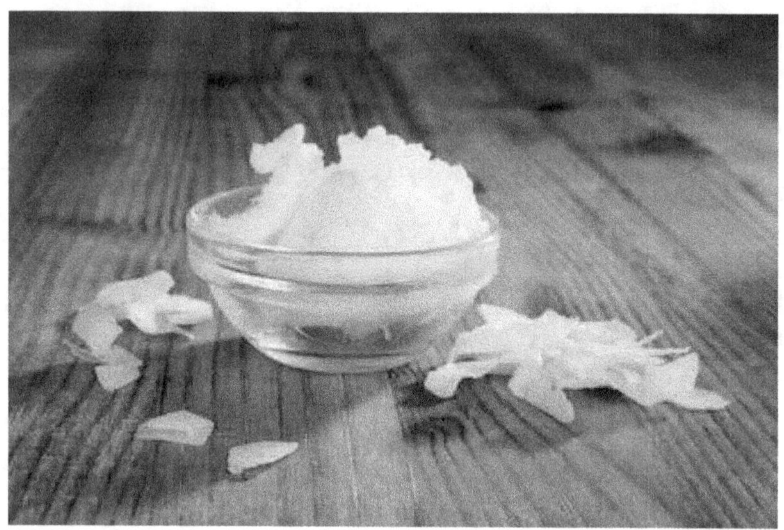

Seit den 1970er Jahren hat sich in den Ernährungswissenschaften und der Medizin ein Mythos breitgemacht, der an Absurdität und Schädlichkeit für die Gesundheit des Menschen seines Gleichen sucht. Obwohl es zahlreiche Widersacher gab, setzte sich die Überzeugung, dass der Konsum von Fett zu Herz- und Kreislauferkrankungen führt, in weiten Teilen der Wissenschaft und der Bevölkerung durch.

Nicht zuletzt führte ein prall gefülltes Portemonnaie der Zuckerlobby dazu, dass wir mittlerweile fast zwei Generationen im Glauben heranwachsen lassen haben, dass Fett in unserer Nahrung uns dick und krank macht. Und das, obwohl unsere Vorfahren über Jahrmillionen genau dieses Fett als natürlichen Bestandteil ihrer Nahrung sehr schätzten und als durchaus wertvoll erachteten.

Fett ist keineswegs des Teufels. Im Gegenteil, wer sich ein

bisschen durch die Bibel liest, findet immer wieder Hinweise darauf, dass Fett auch für unsere Vorfahren wertvoll war. Das ist der Grund, warum es an zahlreichen Stellen des Buches aller Bücher geopfert wurde.

> *"Und er soll von dem Dankopfer dem Herrn opfern, nämlich das Fett, welches die Eingeweide bedeckt, und alles Fett am Eingeweide und die zwei Nieren mit dem Fett, das daran ist, an den Lenden, und das Netz um die Leber, an den Nieren abgerissen. Und Aarons Söhne sollen's anzünden auf dem Altar zum Brandopfer, auf dem Holz, das auf dem Feuer liegt. Das ist ein Feuer zum süßen Geruch dem Herrn."*
>
> 3. Moses, 3, 3-5

Übrigens ist an keiner Stelle der Bibel von Salat die Rede, wie die Bestseller-Autorin Nina Teicholz auf einem ihrer Vorträge mit einem Augenzwinkern feststellt.

Fett aus unserer Nahrung und aus den Speicherdepots an unseren Hüften ist für viele Gewebe in unserem Körper der bevorzugte Energielieferant. Aus einem Molekül Fett lassen sich deutlich mehr Energiemoleküle produzieren, als etwa aus einem Molekül Glucose, also Zucker. Lediglich ein paar Zellen in unserem Gehirn sind auf Glucose angewiesen. Das bedeutet jedoch nicht, dass wir sie mit der Nahrung zuführen müssen, denn unser Körper ist sehr wohl in der Lage aus Proteinen die nötigen Moleküle Glucose bei Bedarf zu bilden oder alternativ auf Ketonkörper zurück zu greifen, die aus Fetten gebildet werden. Glucose, sprich Kohlenhydrate, ist für den Menschen als Nahrungsbestandteil also gänzlich verzichtbar. Nicht so Fett und Eiweiß.

Fett ist für uns Menschen überlebensnotwendig und spielt

eine zentrale Rolle für das Funktionieren unserer Hormonkreisläufe, für die Gesundheit unserer Zellen, für unsere Psyche und zu guter Letzt auch für unser Immunsystem. Im Prinzip finden wir Fette in sämtlichen Zellmembranen wieder. Eine gesunde Zellmembran ermöglicht der Zelle nicht nur die effektive Aufnahme lebenserhaltender Nährstoffe, sondern sorgt auch dafür, dass Toxine nicht in die Zelle gelangen können. Fast so, wie unsere eigene Haut uns als physisches Schutzschild dient. Wie viele Frauen leidvoll erfahren mussten, ist Fett auch ein wichtiger Bestandteil unserer Hormone. Damit wir sie produzieren können, brauchen wir Fett. Sparen wir dauerhaft an Fett auf unserem Teller, können deutliche Dysbalancen im Hormonhaushalt entstehen. Deshalb ist es wichtig, dass du deinem Körper die richtigen Fette in ausreichender Menge zur Verfügung stellst.

Neben unseren Signalsystemen ist auch unsere Verdauung auf Fett angewiesen. Wir brauchen Fett, um Fett verdauen zu können, denn die Gallensäure, die unsere Leber produziert und über Gallenblase und Gallengang in den Dünndarm zur Verdauung von Fett abgibt, besteht ebenfalls zu wesentlichen Teilen aus Cholesterin und damit Fett. Ebenso hemmt beispielsweise die Caprylsäure, die in Kokosfett und Butter enthalten ist, das Wachstum von Hefen und Candida im Verdauungstrakt. Transfette und gehärtete Pflanzenfette, wie Margarine, dienen hingegen als Futter für die falschen Bakterien, lösen Entzündungsgeschehen im Körper aus und führen unter Umständen auch dazu, dass dein Mikrobiom sich so verändert, dass du in kurzer Zeit an Gewicht zunimmst.

Wenn du also schon länger fettarm lebst, dann stehen die Chancen gut, dass du nicht nur hormonelle Ungleichgewichte entwickelt hast, sondern auch Schwierigkeiten damit hast, Fett zu verdauen.

Führst du die gesunden und guten Fette nun wieder in die Ernährung ein, dann beginne am besten langsam. Dein Körper braucht Zeit um seine Aufgaben wieder wahrzunehmen und ausreichend Gallensäure für die Fettverdauung zu bilden.

Mittelkettige Fettsäuren, wie wir sie überwiegend in Kokosöl finden, helfen bei Leberstörungen und einer schwachen Verdauungsleistung als Energielieferant, da sie direkt über die Leber verstoffwechselt werden und keine Gallensäure nötig ist. Mit diesem Fett kannst du also langsam und meist ohne lästige Durchfälle wieder beginnen Fett in deine Ernährung einzubauen.

Für den Alltag eignen sich Kokosöl, Olivenöl, Butter oder Butterschmalz (Ghee), sowie alle natürlichen tierischen Fette am besten. Pflanzenöle aus Nüssen und Samen solltest du sparsam einsetzen und auf ausreichende Kühlung und dunkle Lagerung achten. Billige Speiseöle, wie etwa Sonnenblumenöl oder Margarine, solltest du vollständig meiden.

Sonderfall Milchprodukte

Milchprodukte gehören in Europa zu den Grundnahrungsmitteln. Rund 90 Kilogramm Frischmilcherzeugnisse konsumiert jeder Deutsche pro Jahr. Das entspricht fast zwei Kilogramm pro Woche. In den letzten Jahren wird Milch jedoch immer kontroverser diskutiert. Der Preisdruck, dem die Milchbauern aufgrund des Kostendrucks des Handels standzuhalten haben, ist dabei nur ein kritischer Punkt.

Einige Ernährungskonzepte sehen den vollständigen Verzicht auf Milchprodukte vor. Die Argumente dabei sind unterschiedlich. Während die vegane Bewegung richtiger Weise anführt, dass Milch die Babynahrung des Kalbes ist, werfen Vertreter der Paläo-Ernährung ein, dass Milch in der Menschheitsgeschichte keine besondere Rolle in der Ernährung gespielt hat und die Evolution uns deshalb nicht darauf vorbereitet hat, Milchprodukte zu verdauen. Beide Einwände haben ihre Berechtigung, was jedoch nicht bedeutet, dass wir alle keine Milchprodukte genießen sollten.

Dennoch werfen Milchprodukte auch aus gesundheitlicher Perspektive zahlreiche Fragen auf. Es kommt deshalb ganz darauf an, ob sie für dich persönlich zu einer gesunden Ernährung gehören - oder eben nicht.

Zunächst stellt sich natürlich die Frage, ob du den Milchzucker Laktose verdauen kannst. Sofern du nicht genug Laktase bildest und eine Laktoseintoleranz hast, ist das ein erstes Ausschlusskriterium. Laktose ist aber nicht der einzige schwer verdauliche Bestandteil von Milch und insbesondere Kuhmilch.

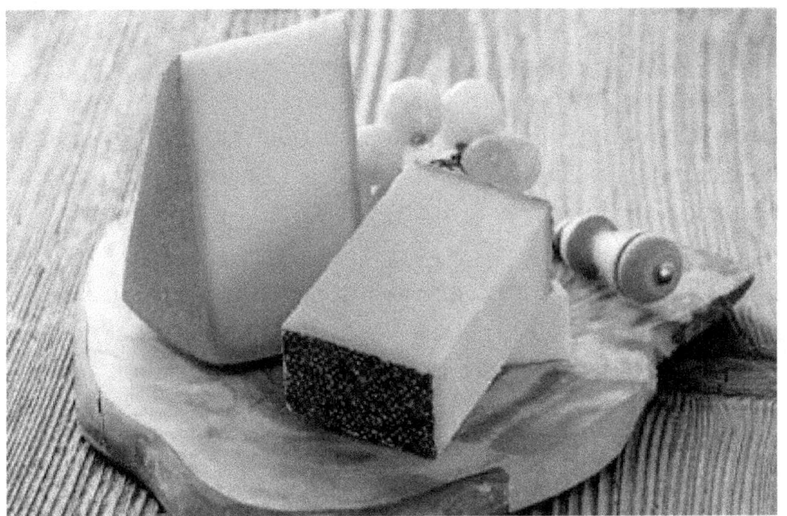

*Milchprodukte können aus unterschiedlichen Gründen Beschwerden
verursachen: Laktose, Histamin oder Casein.*

Der zweite Bestandteil, der vielen Menschen Probleme
bereitet, ist das Milcheiweiß, auch Casein genannt. Casein
ist in allen Milchsorten enthalten. Dennoch vertragen manche Menschen Kuhmilch schlechter als Schafs- oder Ziegenmilch, denn sie enthalten jeweils unterschiedliche Ca-
seinarten.

In Kuhmilch von Holsteiner oder Friesischen Kühen, wie
sie in Europa am häufigsten genutzt werden, findet sich das
Beta-Casein A1. Schafs- und Ziegenmilch enthält hingegen
das Beta-Casein A2, das sich nur an einer einzigen Stelle
der Aminosäurenverbindung unterscheidet, aber dennoch
anders verdaut werden kann. Die wesentliche Ursache
dafür ist das Exorphin Beta-Casomorphin-7 (BCM7), das
bei der Verdauung des Beta-Caseins A1 entsteht.

Exkurs Exorphine: Warum Brot und Milch glücklich machen

Brot und Milch machen glücklich. Der Grund dafür sind sogenannte Exorphine, die in beiden Lebensmitteln enthalten sind.

Exorphine sind Peptide, die bei der Verdauung von Eiweißen entstehen. Peptide sind kurze Aminosäurenketten, die in der Nahrung in langen Eiweißketten eingebunden sind.

Peptide und Aminosäuren

Eiweiße werden durch Zubereitungsprozesse wie kochen oder backen in sogenannte Peptide zerlegt. Essen wir Rohkost, übernimmt unsere Magensäure diese Aufgabe. Dieser Prozess wird auch als Denaturierung von Eiweiß bezeichnet. Erst im Dünndarm werden diese Peptide durch Enzyme in die einzelnen Aminosäuren zerlegt – sofern der Mensch denn Enzyme für diese Zerlegung besitzt. Für die Verdauung von Eiweiß brauchen wir zwei wesentliche Verdauungsschritte: ausreichend Magensäure und eine ausreichende Enzymproduktion im Magen und in der Bauchspeicheldrüse.

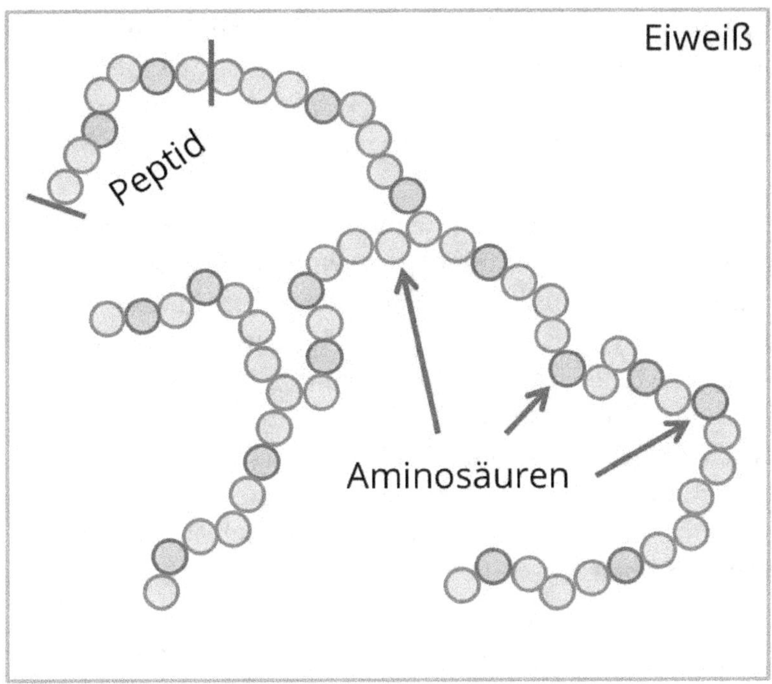

Exorphine sind nun also solche kurzen Aminosäurenketten, die bei der Verdauung entstehen können und die in unserem Körper und vor allem in unserem Gehirn eine ganz besondere Wirkung haben. Sie üben dort eine ähnliche Funktion aus wie Endorphine, unsere schmerzstillenden Neurotransmitter bzw. Neurohormone. Die Vorsilbe Ex- deutet darauf hin, dass diese Peptide nicht in unserem Körper hergestellt werden (also endogen), sondern von außen (ex) zugefügt werden.

Exorphine wirken in unserem Gehirn wie Opioide und können an unseren Opioid-Rezeptoren wirksam werden. Sie verursachen dort nicht etwa ein "high", wie wir das bei Drogen erwarten, aber sie verändern dennoch unser Befinden. Stattdessen tragen sie eher zu einem Gefühl der Behaglichkeit und des "behütet seins" bei. So wie Endorphine dienen sie als Schmerzstiller oder Trostspender und geben uns das Gefühl, dass "alles gut" ist und wir gut aufgehoben sind. Isst du vor dem Zubettgehen auch manchmal ein Stück Käse? Jetzt weißt du, warum.

Exorphine sind in ganz unterschiedlichen Lebensmitteln enthalten. Die Exorphine, die wir im Getreide finden, heißen Gluteomorphine oder Gliadorphine. Sie finden sich in allen glutenhaltigen Getreidesorten, wie Weizen, Roggen, Dinkel usw. Die Exorphine in der Milch werden Casomorphine genannt. Sie finden sich in allen Milchsorten, wie Kuhmilch, Schafs-, Ziegen-, Stuten- und auch der menschlichen Muttermilch. Soja enthält Sojamorphin und auch in Kaffee und Kakao (Schokolade) finden sich Exorphine.

Exorphine als Auslöser für psychische Beschwerden
Exorphine sind per se nichts Schlechtes. In der Muttermilch tragen sie zur Bindung zwischen Baby und Mutter bei. Und auch bei Kühen und allen anderen Säugern ist die Funktion der Exorphine in der jeweiligen Milch durchaus sinnvoll. Sie fördern nicht nur das Trinkverhalten, sondern wirken auch beruhigend auf das neugeborene, meist hilflose Geschöpf. In Pflanzen dienen sie vermutlich der Verteidigung der Pflanze vor Fraßfeinden. Sie haben also durchaus eine wertvolle Funktion in der Natur.

Sowohl Casomorphin als auch das im Gluten enthaltene Gliadorphin haben allerdings nicht nur positive Wirkungen auf uns, sondern können auch Auslöser einer Reihe psychiatrischer Beschwerden sein. Das gilt insbesondere für Schizophrenie, Autismus, ADHS, Epilepsie, Down-Syndrom, Wochenbettdepressionen, Depressionen und einigen Autoimmunerkrankungen. Es gibt zahlreiche Untersuchungen, die zeigen, dass diese Eiweiße bei Menschen mit den oben genannten Beschwerden nicht optimal verdaut werden können, sie die Blut-Hirn-Schranke überwinden und dort Störungen hervorrufen. Der Verzicht auf sie kann also große gesundheitliche Vorteile bringen.

Letzteres scheint insbesondere dann der Fall zu sein, wenn die Verdauungsleistung durch zu wenig Magensäure oder eine verminderte Leistung der Bauchspeicheldrüse eingeschränkt ist. Und, wenn durch eine erhöhte Durchlässigkeit der Darmschleimhaut Exorphine in den Organismus gelangen können. Auch genetische Faktoren stehen hier zur Debatte.

Ist dies der Fall, reagieren Betroffene besonders intensiv auf Exorphine. Trotzdem gelingt es ihnen oft nur schwer, sie aus ihrer Ernährung zu streichen. Gleiches scheint zu gelten, wenn der Konsum unnatürliche Ausmaße annimmt, wie das heute oft der Fall ist. Es handelt sich also im wahrsten Sinne um ein natürliches Suchtmittel, wenn auch für die meisten Menschen in abgeschwächter Form.

Vielleicht stellt sich dir jetzt auch die Frage, warum genau diese Lebensmittel einen wichtigen Beitrag zur Zivilisation des Menschen und seiner Sesshaftwerdung geleistet haben. Tatsächlich haben sich zahlreiche Wissenschaftler darüber bereits den Kopf zerbrochen.

Eine der interessantesten Thesen stellten vor rund 20 Jahren die beiden Wissenschaftler Greg Wadley und Angus Martin in einem Beitrag im *Australian Biologist* auf. Ihre Theorie ist heute als Exorphin-Theorie bekannt. Ihrer Meinung nach sind Exorphine als Substanzen, die das Belohnungssystem ansprechen, einer der Gründe, warum sich die Landwirtschaft letztlich als System der Nahrungsbeschaffung durchgesetzt hat. Nur weil diese Substanzen unsere Psyche auf angenehme Art und Weise verändern und deshalb einen gewissen Suchtfaktor haben, hat der Mensch vor 10.000 Jahren all die Mühen auf sich genommen, die die Landwirtschaft im Vergleich zur Jagd und zum Sammeln bedeutete.

Diagnostik Gluteo- und Casomorphine
Ob psychiatrische Beschwerden durch Gluteo- und Casomorphine hervorgerufen werden könnten, kann heute anhand einer Peptidanalyse im Urin festgestellt werden.

Hierbei wird ein Stoffwechselprodukt (Metabolit) des Tryptophan-Stoffwechsels, das sogenannte Indolyl Acrylolyl Glycin (IAG) gemessen. Personen, die unter Symptomen des autistischen Spektrums leiden, scheiden laut Dr. Runow, Arzt am Institut für Umweltmedizin in Wolfhagen (ifu-wolfhagen.de), deutlich höhere IAG-Mengen aus, als beschwerdefreie Personen. Der Test kann bei Dr. Runow unter der oben genannten Webadresse angefordert werden.

Die Wahrscheinlichkeit, dass Milchprodukte von dir schlecht vertragen werden, ist relativ hoch, wenn du unter Allergien und Unverträglichkeiten leidest und deine Darmgesundheit beeinträchtigt ist. Chris Kresser, seines Zeichens funktioneller Mediziner aus Kalifornien, schreibt dazu in seinem Blog: "Wenn jemand eine erhöhte Durchlässigkeit der Darmschleimhaut aufweist, oder Leaky Gut, ist es wahrscheinlicher, dass sein Immunsystem auf potenziell allergene Substanzen in Milch, wie etwa Alpha- und Beta-Caseine, Casomorphin und Butyrophilin, reagiert." Das gilt seiner Ansicht nach besonders für Menschen mit Zöliakie oder einer Nicht-Zöliakie-Glutenunverträglichkeit, da hier Kreuzreaktionen mit den verschiedenen Milcheiweißen auftreten können.

Milch ist nicht gleich Milch

Ein weiterer Faktor, den wir im folgenden Abschnitt noch einmal begegnen werden, ist die Frage nach dem Verarbeitungsgrad der Milch. Ich selbst kann Rohmilchprodukte ohne Probleme vertragen, konventionelle, pasteurisierte und homogenisierte Milch und daraus hergestellte Produkte hingegen nicht. Rohmilch enthält - die Natur hat das clever eingerichtet - Laktase, die bei der Pasteurisierung ebenso zerstört wird, wie die Milchsäure-produzierenden Bakterien. Gleiches gilt für eine Reihe von Vitaminen und Mineralstoffen. Der für das Immunsystem so wichtige Mineralstoff Zink wird beispielsweise durch die Erhitzung um bis zu 70 Prozent reduziert.

Die Pasteurisierung hat zudem einen Effekt auf die in der Milch enthaltenen Eiweiße, wozu auch Immunglobuline gehören. Sie werden derzeit dafür verantwortlich gemacht, dass Kinder, die auf dem Land mit Rohmilchprodukten aufgewachsen sind, deutlich seltener zu Allergien und Asthma neigen. Die in Deutschland, Österreich und der Schweiz durchgeführte GABRIELA-Studie mit über 8.000 Kindern legt den Verdacht nahe, dass durch die Veränderung der Eiweiße und immunologischen Substanzen auch der immunologisch schützende Effekt des Milchkonsums verloren geht.

Ebenso scheint die Veränderung der Fette durch den Prozess der Homogenisierung eine Rolle zu spielen. Ziel der Homogenisierung ist es, die Fettkügelchen zu zerkleinern und so das Aufrahmen der Milch zu verhindern. Jeffrey Miller, Arzt in der Abteilung für Kinderheilkunde am New York Medical College, forscht zu diesem Thema und vertritt die These, dass die Zerkleinerung der Fettkügelchen der ausschlaggebende Punkt bei der Verträglichkeit von Milch ist. Die Anzahl der Fettkügelchen vervielfacht sich durch das Zerteilen nämlich um etwa das 600-fache, während sich die Oberfläche der Fettmoleküle ebenfalls verzehnfacht. So können mehr Eiweiße an der Oberfläche gebunden werden, die dann über das Lymphsystem dem Immunsystem präsentiert werden. Die Folge könnte eine erhöhte Sensibilisierung für Milcheiweiße sein.

In der Diskussion um den gesundheitlichen Nutzen von Milch geht es deshalb also auch um ihren Verarbeitungsgrad, ebenso aber - wie bei allen tierischen Produkten - um Fütterung, artgerechte Haltung und Medikamentenverbrauch in der Tierzucht.

Echte und auch für Allergiker gut verdauliche Rohmilchprodukte sind im Supermarkt kaum erhältlich. Wer dennoch nicht darauf verzichten möchte, sollte sich auf dem Wochenmarkt oder bei entsprechenden Initiativen um die Großstädte einmal umschauen. Mittlerweile gibt es einige private Organisationen, die echte Rohmilchprodukte wieder zugänglich machen. In meiner Erfahrung sind diese Produkte auch für Menschen verträglich, die mit konventionellen, toten Milchprodukten aus dem Supermarkt Probleme haben.

Um zu testen, ob Milchprodukte bei dir Beschwerden verursachen, solltest du dennoch für mindestens drei Wochen vollständig darauf verzichten.

Was ist beim Verzicht auf Milchprodukte zu beachten?
Häufig wird angeführt, dass durch den Verzicht auf Milchprodukte ein Kalziummangel eintreten kann. Kalzium ist

wichtig für unsere Knochen, aber auch unsere Herzgesundheit. Kalzium finden wir - außer in Milch - vor allem in grünem Gemüse, das verstärkt in den Speiseplan eingebaut werden sollte. Ein guter Kalziumlieferant kann zudem Mineralwasser darstellen. Marken wie Contrex, Gerolsteiner oder Bad Driburger sind besonders kalziumreich. Grundsätzlich ist es nicht notwendig Milchprodukte zur Deckung des Kalziumbedarfs zu konsumieren, wenn andere Kalziumquellen in ausreichender Menge verzehrt werden.

Fermentierte Lebensmittel

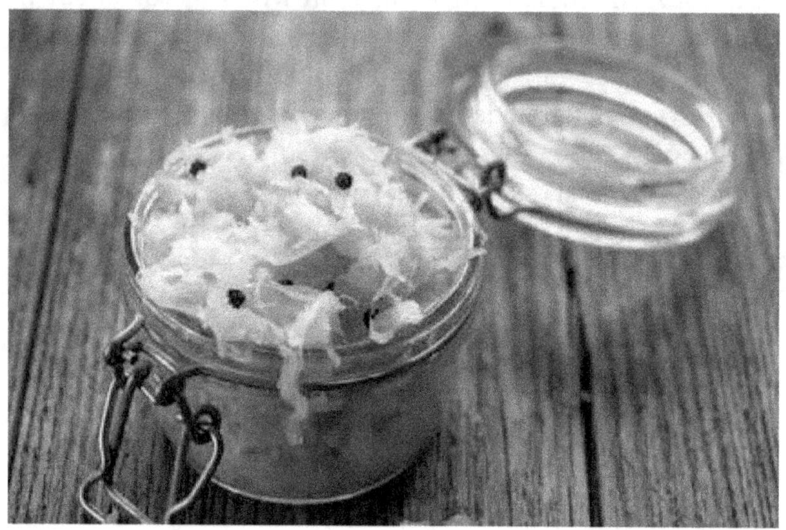

Fermentierte Lebensmittel tragen das Wort Leben zu Recht im Namen, denn sie sind die einzigen Lebensmittel, die tatsächlich noch leben, wenn sie auf unserem Teller oder in unserem Glas landen.

In der Geschichte der Menschheit spielten fermentierte Lebensmittel zu jeder Zeit eine große Rolle. Bevor es Kühlschränke und Tiefkühltruhen gab, gehörte der Verzehr fermentierter Lebensmittel zum Ernährungsalltag unserer Großeltern, Urgroßeltern und allen Generationen davor, denn der Prozess des Fermentierens durch Bakterienkulturen lässt sich ohne Kühlung oder Konservierungsstoffe im Prinzip nicht verhindern. Überall auf der Welt sind fermentierte Lebensmittel deshalb in der traditionellen Küche zu Hause.

Obwohl die Fermentation einen wesentlichen und wichtigen Teil des Ernährungsalltages unserer Vorfahren ausmachte, bezieht sich so gut wie keine öffentliche Ernährungsempfehlung auf dieser Welt auf den regelmäßigen Verzehr fermentierter Lebensmittel zur Erhaltung der Gesundheit. Einzig die indischen Ernährungsleitlinien empfehlen den regelmäßigen Konsum. In Japan, dessen traditionelle Küche viel mit fermentierten Soja-Produkten arbeitet, sind fermentierte Lebensmitteln der Rubrik "Lebensmittel für spezifische Gesundheitsnutzen" aufgeführt. So wird japanischen Herstellern die Möglichkeit gegeben entsprechende Produkte zu kennzeichnen und mit gesundheitlichem Nutzen zu vermarkten.

In der westlichen Welt spielen lebende, fermentierte Lebensmittel dank der Verbreitung von Kühlschränken und Tiefkühltruhen mittlerweile kaum noch eine Rolle. Auch Konservierungstechniken, wie das Pasteurisieren und die Zugabe von chemischen Konservierungsmitteln, tragen dazu bei, dass viele Lebensmittel, die wir heute kaufen können, kaum noch lebende Mikroorganismen enthalten. So verlängert die Lebensmittelindustrie die Lagerfähigkeit von Produkten, entzieht uns aber gleichzeitig sehr wichtige Partner für unser Immunsystem.

In den letzten Jahren zeigt sich in zahlreichen Forschungsarbeiten, dass fermentierte Lebensmittel nicht nur Küchentradition sind, sondern auch für unseren Magen-Darm-Trakt von großer Bedeutung sind. Was vielen Naturheilkundlern schon lange klar ist, erfährt dank leistungsfähiger Computer und der Möglichkeit die Bakterienwelt genauer zu erkunden, mehr und mehr Aufmerksamkeit.

In der breiten Öffentlichkeit ist das Wissen um den gesundheitlichen Nutzen fermentierter Lebensmittel allerdings noch nicht angekommen. Das sollte sich gerade angesichts der sich weiter ausbreitenden Allergien und Unverträglichkeiten unbedingt ändern.

Was bedeutet eigentlich Fermentation?
Unter dem Begriff Fermentation versteht man die Zersetzung von Nahrungsbestandteilen durch Bakterien und Hefen unter Ausschluss von Sauerstoff. Dabei entstehen vor allem Milchsäuren beziehungsweise, im Fall von Hefen, Kohlenstoffdioxid und Alkohole. Fermentiert werden können im Prinzip alle Lebensmittel, wobei für die Heimanwendung der Schwerpunkt auf pflanzlichen Lebensmitteln liegen dürfte. Dazu gehört in der traditionellen Küche Gemüse (z.B. Sauerkraut, Rotkohl, Kimchi), Getreide (z.B. Sauerteigbrot, Bier), Hülsenfrüchte (z.B. Tempeh und Miso) und Obst. Aber auch Milch (z.B. Käse, Quark, Joghurt), Fisch (z.B. Matjes) und Fleisch (z.B. Schinken) können fermentiert werden, um die Haltbarkeit zu verbessern, dem Naturprodukt eine besondere Geschmacksnote zu verleihen und die Vorteile der zugrundeliegenden mikrobiologischen Prozesse zu nutzen.

Eine einfache Fermentation kann unter Zufügung von Salz sowie Bakterien und Hefen aus der Luft in Gang gesetzt werden. Einige Fermente, wie z.B. Joghurt oder Kefir, werden mit Hilfe von Starterkulturen hergestellt. Die Endprodukte enthalten eine Vielzahl unterschiedlicher Bakterien- und/oder Hefestämme, die unser bestehendes Mikrobiom positiv beeinflussen können.

Traditionell fermentierte Lebensmittel enthalten beides: funktionelle und nicht-funktionelle Mikroorganismen. Zu den am häufigsten vertretenen Bakterienspezies in Fermenten gehören die Milchsäurebakterien, wie Enterococcus, Lactobacillus, Lactococcus, Leuconostoc, Pediococcus,

Weissella und viele andere mehr. In Fermenten aus Milch finden sich unter anderem auch Bifidobakterien, Brachybakterien, Brevibakterien und Propionibakterien. Und auch in fermentierten Soja- und Fleischprodukten sowie durch Hefe fermentierten Produkten und alkoholischen Getränken finden sich weitere, gänzlich andere, Bakterienspezies und Hefen.

Warum sind fermentierte Lebensmittel gesund?
Der wesentliche Vorteil, den der Verzehr fermentierter Lebensmittel mit sich bringt, steht in engem Zusammenhang zum Verzehr der probiotischen Bakterien und Hefen selbst. Sofern sie dafür geeignet sind unseren sauren Magen und unsere Gallensäure zu überleben, haben sie die Möglichkeit sich in unserem Verdauungstrakt anzusiedeln oder das Milieu für unsere eigene vorteilhafte Bakterienkolonisation zu bereiten. Das schaffen etwa 30 Prozent der Bakterien, die wir über fermentierte Lebensmittel verzehren.

Viele Bakterienspezies der Milchsäurebakterien haben darüber hinaus eine antimikrobielle Funktion. Eine koreanische Studie, die das Nationalgericht Kimchi näher untersuchte, fand heraus, dass die Milchsäurebakterien in Kimchi solche Stoffe absondern, die gegen Lebensmittel-Pathogene wie Listerien, Staphylokokken, Kolibakterien und Salmonellen wirken. Ähnliche Bakteriocine - so heißen diese Stoffe - haben Forscher in rumänischen Gemüsefermenten, indischen und chinesischen Kohlzubereitungen entdeckt. Auch auf die Ausbreitung und das Wachstum von Helicobacter pylori, einem Keim, der im Magen zu großen Beschwerden führen kann, sollen Milchsäurebakterien hemmend wirken. Unterschiedliche Bakterienstämme sind schließlich in der Lage sich gegenseitig in Schach zu halten. Für uns Menschen ist das von Vorteil, da so auch unter weniger hygienischen Bedingungen eine gewisse Lebensmittelsicherheit hergestellt werden kann.

Einen weiteren Vorteil, den die mikrobielle Fermentation mit sich bringt, ist die Steigerung der Nährstoffdichte in den Lebensmitteln und sogar die Produktion von Nährstoffen, die im Rohzustand nicht vorhanden waren. Zum einen zersetzen Eiweiß-abbauende Mikroorganismen Eiweiße, wobei Peptide gebildet werden, die immunmodulierend, gerinnungshemmend und Blutdruck senkend wirken. Zum anderen bilden die Mikroorganismen auch Enzyme, die komplexe Aminosäuren, Kohlenhydrate und Fette aufspalten und damit die Verdauung für den Menschen erleichtern. So entsteht beispielsweise auch Cellulase, die die für uns unverdauliche Zellulose aus Pflanzenfasern aufbricht und die Pflanze für uns bekömmlicher und nährstoffreicher macht.

Interessant ist, dass die Mikroorganismen auch in der Lage sind Vitamine, essenzielle Aminosäuren und andere bioaktive Verbindungen herzustellen. Am deutlichsten ist das bei den B-Vitaminen sichtbar. In vielen traditionellen pflanzlichen Fermenten wurde durch die Fermentation ein deutlicher Anstieg der verschiedenen B-Vitamine festgestellt. Bakterienstämme wie Klebsiella pneumoniae und Citrobacter freundii sind sogar in der Lage bei der Fermentation von Tempeh, einem Sojaferment, das für Vegetarier und Veganer wichtige Vitamin B12 herzustellen. Das können auch Hefen, die in Idli und Jalebi, zwei traditionellen indisch-pakistanischen Getreide-Fermenten, vorkommen. Nichtsdestotrotz: für den dauerhaften Verzicht auf tierische Produkte zur Deckung des Vitamin B12 Bedarfs reichen Fermente nicht aus, denn das B12 ist ein für uns unverwertbares B12, das nicht in den Organismus aufgenommen werden kann.

Historisch betrachtet spielt die Fermentation letztlich aber ihre größte Rolle bei der Vorbereitung von Nahrungsmitteln, die aufgrund ihres hohen Gehalts an natürlichen Pflanzenschutzmitteln für den Menschen im rohen Zustand unbekömmlich sind. So werden seit jeher durch den Prozess der Fermentation Anti-Nährstoffe wie Lektine und Phytinsäuren aus Getreide, Nüssen und Hülsenfrüchten (Soja) verringert. Auch exotische Zutaten, wie Cassava (Maniok), muss erst von Giftstoffen befreit werden, bevor es für den menschlichen Verzehr geeignet ist. Die Cassava-Wurzelknolle, die in Südamerika zuhause ist und sich auch in Deutschland zunehmender Beliebtheit erfreut, sollte durch einen mehrstufigen Verarbeitungsprozess und eine mindestens 12-stündige mikrobielle Fermentation erst so von ihrem Blausäuregehalt befreit werden.

Für Laktoseintolerante ist es sicher interessant zu wissen, dass neben den hochverarbeiteten laktosefreien Milchprodukten auch fermentierte Milchprodukte in Frage kommen. Der Abbau von Eiweiß, der durch die Fermentation von Milch stattfindet, macht sie nicht nur leichter verdaulich. Gleichzeitig zersetzen die Bakterien den Milchzucker Laktose nämlich weit über den Fermentierungsprozess hinaus. Sobald sie im Magen absterben, setzen sie das Laktosespaltende Enzym β-galactosidase frei und ermöglichen so auch Laktoseintoleranten den Verzehr der fermentierten Milchprodukte.

Was in der Theorie funktioniert, ist in der Praxis allerdings nicht so einfach. Ein Joghurt aus dem Supermarktregal enthält kaum Leben. Die Prozesse des Pasteurisierens und der Homogenisierung wirken genau dem entgegen. Nach dem Abtöten des Lebens in Milchprodukten, werden ausgesuchte Starterkulturen eingebracht. Sie enthalten deshalb bei weitem nicht die Vielfalt, die uns die Natur bietet.

Zusammengefasst sind lebende, fermentierte Lebensmittel wie Sauerkraut, Kimchi und Co. der natürliche Weg deine Verdauungstätigkeiten zu regulieren, ein Milieu für die nützliche Bakterienbesiedlung zu schaffen, wertvolle Nährstoffe für dich und dein Mikrobiom aufzunehmen sowie schädliche Pilze und Hefen zurück zu drängen.

Auch hier: Vorsicht bei Histaminintoleranz!
Wie du erfahren hast, zersetzen Bakterien Eiweiße im Prozess der Fermentation. Dabei entstehen biogene Amine, u.a. auch Histamin. Bei einer ausgeprägten Histaminintoleranz sollte zu Beginn sehr vorsichtig mit fermentierten Lebensmitteln umgegangen werden. Sofern du sie später einführen möchtest - was ich sehr empfehlen kann - beginne ebenso vorsichtig, wie im Folgenden beschrieben.

Fermente richtig in die Ernährung integrieren
Wenn du unter Allergien und Unverträglichkeiten leidest, kann ich dir den regelmäßigen Verzehr von echten Fermenten sehr ans Herz legen. Sie sind der zuverlässigste und natürlichste Weg Allergien und Unverträglichkeiten deutlich zu lindern oder sogar zu heilen. Am besten sollten sie so oft verzehrt werden, wie in Korea: zu jeder Mahlzeit.

Sofern du nicht daran gewöhnt bist, kann das aber leider auch komplett nach hinten losgehen, und zwar im wahrsten Sinne des Wortes.

Wenn du in den letzten Jahren kaum etwas Lebendes in deiner Ernährung vorgefunden hast, solltest du langsam und vorsichtig mit fermentierten Lebensmitteln experimentieren. Hier gilt ganz klar die Regel, die auch für andere Nahrungskomponenten gilt: viel hilft nicht viel!

Meinen Klienten empfehle ich ein langsames Vorgehen. Sie beginnen in der Regel mit milchsauer vergorenem Saft oder Kwas (siehe Rezepte). Säfte kannst du mittlerweile in einigen Drogerie- oder Biomärkten kaufen. Oft werden Sauerkrautsaft, Rote-Beete-Saft oder Karottensaft angeboten. Wichtig ist der Zusatz "milchsauer vergoren" auf der Verpackung. Über die ersten 6-8 Wochen trinkst du zunächst 100ml am Tag und steigerst die Dosis langsam auf 250ml. Histaminintolerante sollten mit einem Esslöffel beginnen und etwa einmal pro Woche die Dosis steigern. Eventuell ist hier eine mikroökologische Therapie mit probiotischen Supplementen vorbereitend sinnvoll. Sobald Symptome auftreten, sollte die Dosis wieder reduziert werden und zu einem späteren Zeitpunkt erneut versucht werden zu erhöhen.

Fermente wie Kombucha und Wasserkefir sollten, insbesondere bei einer Pilzproblematik, wie einer Candida albicans Diagnose oder wiederkehrenden Scheidenpilzen, gemieden werden. Sie können später zur Gesunderhaltung beitragen, sind aber wegen des Zuckergehalts und der Hefen nicht gut für den Beginn geeignet.

Nach etwa acht Wochen kannst du die ersten fermentierten Gemüsesorten einführen. Auch hier geht es zunächst nicht um die Menge, sondern die Tatsache, dass du sie überhaupt isst. Eine Startdosis wären 1-2 Esslöffel zu jeder Mahlzeit, die ebenfalls langsam gesteigert werden kann. Das sollte für etwa 6 Monate beibehalten werden. Im Anschluss sollte der regelmäßige Verzehr von fermentierten Produkten zum

Alltag gehören.

Die Verbesserung der Verdauung und der vorliegenden Unverträglichkeiten stellt sich mit probiotischen Lebensmitteln ziemlich schnell, d.h. schon innerhalb der ersten acht Wochen, ein. Trotzdem solltest du natürlich keine Wunder erwarten. Unser Körper braucht Zeit, die Natur ist eine langsame, aber dafür zuverlässige Ärztin.

Superfoods

Durch das Dorf der überaus tollen Lebensmittel, die wahre Wunder wirken können, wird aller paar Jahre eine neue Sau getrieben. Was vor zwanzig Jahren die Grünkerne waren, sind heute Chia-Samen und Goji-Beeren. Ich halte von diesen Trends nicht viel. Sie sind nicht nur ökologischer Wahnsinn, sondern auch gänzlich überflüssig. Es gibt nichts in Südamerika oder in den Anden, das Nährstoffe enthält, die es bei uns nicht gibt.

Nach meinem Verständnis ist alles ein "Superfood", was regional erzeugt ist, möglichst aus biologischer oder artgerechter Landwirtschaft stammt und von dir selbst zubereitet wurde. Zusatzstoffe, Transfette, Enzyme, Konservierungsstoffe, Zucker – all diese Dinge sind für unseren Körper auch im gesunden Zustand eine Belastung. Erst recht also dann, wenn der Darm nicht gesund ist. Lege den Schwerpunkt auf unverarbeitete Lebensmittel, koche jeden Tag frisch und du tust für deinen Körper alles, was er braucht.

Solltest du trotzdem auf der Suche nach einem Superfood sein, dann möchte ich dir die gute alte Brühe mit auf deinen Weg geben. Selbstgemachte Knochen- oder Fleischbrühe ist für die Regeneration des Darms ein echtes "Wundermittel".

Sie ist reich an Kalium, Natrium, Calcium, Phosphor, Magnesium, essenziellen Fettsäuren und wichtigen Aminosäuren und hilft so die geschädigte Darmschleimhaut wieder aufzubauen. Knochenbrühe ist auch eine gute natürliche Quelle für L-Glutamin, eine Aminosäure welche eine wichtige Rolle für die Gesunderhaltung der Darmzellen spielt. Ein weiterer Vorteil ist, dass all diese wichtigen

Nährstoffe, in einer für den Darm leicht absorbierbaren und wenig belastenden Form geboten werden. Was Oma schon wusste, stimmt also: Brühe hilft.

Ich kann persönlich nur jedem empfehlen das Rezept und die Heilkraft der Knochenbrühe einmal über zwei oder drei Wochen auszuprobieren und die Veränderungen zu beobachten. Ich habe es lange nicht glauben können und großzügig darauf verzichtet. Was können so ein paar ausgekochte Knochen schon anrichten, was mein Fleisch und mein Gemüse nicht kann?! Als ich es dann endlich einmal ausprobiert hatte, wusste ich, was es war. Es ging mir nicht nur von Tag zu Tag besser, sondern auch Kleinigkeiten, wie die weißen Flecken auf Fingernägeln, die auf mein schlechtes Immunsystem und den hohen Zinkbedarf hindeuten, verschwanden. Wunden heilten plötzlich sehr schnell ab und meine Haut besserte sich. Seither gehört Knochenbrühe für mich dazu. Mal als Suppe oder auch als Zutat zu allen möglichen anderen Gerichten.

Etwas Ähnliches wie Knochenbrühe entsteht übrigens bei allen Schmorgerichten. Sie sind nicht nur gesund, sondern auch praktisch. In meinem Haushalt wird oft am Wochenende ein großer Topf eines Schmorgerichtes gekocht, das dann als Fleischbeilage ein paar Tage reicht. Das Gemüse dazu mache ich dann jeweils frisch. Ein paar meiner liebsten Schmorgerichte findest du ebenfalls in den Rezepten.

Warmes Essen für eine gute Verdauung

Wir wissen nun also, dass wir vor allem unverarbeitete, frische Lebensmittel brauchen, um gesund zu sein. Vielen Menschen fällt bei unverarbeiteten Lebensmitteln als erstes Salat ein. Salat gilt in unserer Diätgesellschaft als besonders gesund. Dabei ist Rohkost bei einer schwachen Verdauung das denkbar ungünstigste, was du dir und deinem Körper antun kannst.

Die gute Nachricht für alle Genussfans ist also: Salat ist keine Lösung!

Die Paläo-Ernährung selbst sagt leider nichts über die Zubereitung der Speisen, denn das war in der Geschichte sehr unterschiedlich. Vieles wurde von unseren Vorfahren auch mal roh verzehrt, weil es ging.

Die alten Ernährungslehren, die sich vor allem auch mit der Ernährung als therapeutisches Mittel auseinandergesetzt haben, sehen das meist völlig anders. Hildegard von Bingen, die ayurvedische Ernährungslehre und die Ernährung in der traditionellen chinesischen Medizin empfehlen sämtlich Speisen überwiegend oder ausschließlich warm bzw. gegart zu verzehren.

> *"Die Lattiche (Salat, engl. lettuce) sind kalt. Wenn man sie ohne Würze isst, verursachen Sie Gehirnleere und Magenkrankheiten. Deshalb soll man sie vor dem Essen mit Dill oder Essig beizen oder mit etwas anderem. So gegessen stärken sie das Gehirn und sorgen für eine gute Verdauung."*
> Hildegard von Bingen

Der Prozess des Garens - und ich meine damit vor allem des dünstens von Gemüse und des sachten Anbratens von Fleisch - stellt für dich eine Art Vorverdauung dar, die deinen Verdauungstrakt entlastet und deinen Körper stärkt. Ich halte es für überaus wichtig, gerade zu Beginn deiner Ernährungsumstellung, darauf zu achten, dass du möglichst oft warme Mahlzeiten zu dir nimmst. Auch morgens!

Mit einem warmen Brei beginnt der Tag ganz anders. Probier es doch einfach mal für ein paar Tage aus. Du wirst staunen, wie gut das tut.

Die FODMAP-Ernährung

In den letzten Jahren wurden im Bereich der ernährungstherapeutischen Behandlung von Reizdarm-Patienten große Fortschritte gemacht.

Die gängigste und erfolgsversprechendste Form der Therapie ist eine Ernährungsumstellung basierend auf den Prinzipien der FODMAP-Ernährung. Sie hilft insbesondere Menschen mit einem Reizdarm oder unerklärten Verdauungsbeschwerden sehr gut. In Studien konnte gezeigt werden, dass die FODMAP-Diät zu einer nachhaltigen und deutlichen Linderung der Symptome bei 74 Prozent der untersuchten Reizdarmpatienten geführt hat. Diese Linderung der Beschwerden tritt in der Regel schon nach einer Woche ein.

FODMAP ist die Abkürzung für eine Gruppe von schlecht verdaulichen, kurzkettigen Kohlenhydraten. Sie steht für "Fermentable Oligosaccharides, Disaccharides, Monosaccharides and Polyols" und meint auf Deutsch fermentierbare Vielfachzucker, Zweifachzucker (z.B. Laktose), Einfachzucker (z.B. Fruktose) und Zuckeralkohole (Polyole).

Die Nahrungsbestandteile, die in die Gruppe der FODMAPs gehören, sind insbesondere:

- Fruktose
- Fruktooligosaccharide (FOS) :
    - Fruktane
    - Inuline
    - Levane
    - Laktose
- Galaktooligosaccharide (GOS):

Die FODMAP-Ernährung

- Galaktane
- Raffinose
- Stachyose
• Polyole

Die Ernährung nach FODMAP-Prinzipien sieht vor, dass diese kurzkettigen Kohlenhydrate für einen Zeitraum von sechs bis acht Wochen stark reduziert werden. Anschließend können Lebensmittel mit einem höheren Gehalt der Zucker und Zuckeralkohole in einem Zeitraum von ein bis zwei Wochen ausgetestet werden und so die individuelle Verträglichkeit festgestellt werden.

FODMAPs sind vor allem in pflanzlichen Lebensmitteln, aber auch in Milchprodukten in unterschiedlichen Konzentrationen enthalten. Eine vollständige Liste mit Lebensmitteln, die unter der FODMAP-Ernährung zu meiden sind, findest du am Ende dieses Abschnitts.

Warum können FODMAPs ein Problem sein?
FODMAPs können im menschlichen Darm nicht wie Traubenzucker unmittelbar über die Darmschleimhaut ins Blut aufgenommen werden, sondern bedürfen einiger Enzyme und Transporter, die sie durch die Darmschleimhaut in unseren Blutkreislauf transportieren. Diesen Mechanismus hast du bereits im Kapitel zur Laktose- und zur Fruktoseintoleranz kennengelernt. Ist die Darmschleimhaut geschädigt, liegt eine Dünndarmfehlbesiedlung vor oder werden große Mengen FODMAPs konsumiert, kann dies die Kapazität der vorhandenen Enzyme übersteigen.

Die Kohlenhydrate gelangen dann in den unteren Teil des Dünndarms und in den Dickdarm, wo sie eine osmotische (wasseranziehende) Wirkung haben oder von Gärkeimen fermentiert werden. Diese beiden Prozesse führen zu typischen Beschwerden, die mit dem Oberbegriff funktionale Verdauungsstörungen beschrieben werden. Dazu gehören Bauchschmerzen, Blähungen, Verstopfungen, Durchfälle, Übelkeit oder auch eine Lethargie, die mit einer Depression verwechselt werden kann.

Diese funktionalen Verdauungsstörungen werden heute auch meist als Reizdarm bezeichnet. Der Reizdarm ist meist eine Unverträglichkeit eines oder aller Kohlenhydrate der FODMAP-Gruppe. In den Erklärungen zu den gängigen Stuhlanalysen ist hier auch oft von einer Kohlenhydratintoleranz die Rede.

Eine osmotische Wirkung haben vor allem Fruktose, Fruktooligosaccharide und Fruktane. Das heißt, dass diese Kohlenhydrate Wasser in den Darm ziehen. Dadurch wird die muskuläre Bewegung des Darms angeregt, was zu Durchfällen oder wässrigen Stühlen führt.

Laktose, Galaktane und Zuckeralkohole (Polyole) werden hingegen vorwiegend von Gärkeimen fermentiert und führen so zu einer erhöhten Gasbildung, was wiederum zu Blähungen, Schmerzen durch den erhöhten Druck und zu Darmwinden führen kann.

Je nachdem welche Bakterienbesiedlung vorzufinden ist, kann sich die Kohlenhydratintoleranz auch durch Verstopfungen zeigen. Das ist dann der Fall, wenn Bakterien verbreitet sind, die Stickoxide bilden und darüber eine entspannende Wirkung auf die Muskulatur haben. Hierdurch wird die Darmperistaltik beeinträchtigt und der Stuhl nicht weiter transportiert.

Wichtiger Hinweis für Vegetarier!
Wenn du dich für eine vegetarische Ernährung entschieden hast, dann ist bei der Umsetzung der FODMAP-Ernährung besondere Achtsamkeit und Vorsicht geboten.

Tendenziell sind vegetarische Ernährungsformen ohnehin sehr eiweißarm. Wenn du nun zusätzlich auf die wichtigsten vegetarischen Eiweißquellen, wie Hülsenfrüchte, Linsen, Milchprodukte und glutenhaltiges Getreide verzichtest, besteht die Möglichkeit, dass du einen Eiweißmangel entwickelst. Dein Körper ist zwar in der Lage diesen für eine Zeit durch den Abbau von Muskulatur und anderen Körperstrukturen zu kompensieren, gelangt damit aber recht schnell an seine Grenzen. Angstzustände, Depressionen, Suchtverhalten und Essstörungen.

Achte deshalb insbesondere auf die ausreichende Zufuhr von Eiweiß in Form von Eiern oder laktosefreien Milchprodukten, Quinoa, Reis und Hafer. Sofern das für dich möglich ist, solltest du eine pescetarische Ernährung in Erwägung ziehen und regelmäßig Fisch verzehren.

Solltest du trotz einer verbesserten Verdauungstätigkeit beim Einhalten der FODMAP-Ernährung unter Energielosigkeit und Konzentrationsschwierigkeiten leiden, empfiehlt sich auch die Supplementierung mit essenziellen Aminosäuren oder der regelmäßige Verzehr eines guten Molkeproteins (z.B. Primal Whey).

FODMAP-Lebensmittelliste

Obst

- Apfel
- Aprikosen
- Birne
- Guave
- Honigmelone
- Kirschen
- Lychee
- Mango
- Nektarinen
- Papaya
- Persimon
- Pfirsiche
- Pflaumen
- Sternfrucht
- Wassermelone
- Weintrauben
- Trockenfrüchte und Fruchtriegel
- Fruchtsäfte und Fruchtsaftkonzentrate
- Fruchtcremes und -saucen
- Tomatenmark
- Chutneys
- Relishes
- Pflaumenmus
- Barbecuesaucen
- Apfelmus
- Apfelmark etc.
- Fruktose (als Süßungsmittel in Fertiglebensmitteln)

Gemüse

- Artischocken
- Bohnen

- Kohl
- Lauch
- Rosenkohl
- Schwarzwurzel
- Spargel
- Topinambur
- Zwiebel

Glukose-Fruktose-Sirup, z.B. in
- Gummibärchen
- Softdrinks
- Joghurts
- Sirups (auch Hustensaft und anderen Medikamenten)

- Honig

Hülsenfrüchte
- alle Bohnen, wie z.B. Baked Beans
- Kidneybohnen
- Kichererbsen und
- Linsen

- Instant-Kaffee
- Kokosnuss-Milch und -Creme
- Konzentrierte Weine, wie Sherry und Portwein

Milch und Milchprodukte (Laktose)

Weizen, z.B. in
- Brot
- Weizen-Nudeln und Spaghetti
- Frühstückscerealien aus Weizen
- Kuchen

- Cracker
- Gebäckstücke aus Weizen

Zuckerersatzstoffe, wie
- Sorbitol
- Mannitol
- Isomalt
- Xylitol u.a.

Wissen, was los ist

In den vorangegangenen Kapiteln hast du erfahren, welche Lebensmittel unsere Gesundheit maßgeblich beeinflussen können, wenn wir auf sie allergisch oder mit einer Unverträglichkeit reagieren. Falls du noch nicht weißt, welche Allergie oder Unverträglichkeit bei dir konkret vorliegt, hast du jetzt vielleicht schon eine Idee, wo es sich lohnt genauer hinzusehen und vielleicht die nötigen Tests in Angriff zu nehmen.

Falls du noch keinen Schimmer hast, dann ist es jetzt an der Zeit ein Ernährungstagebuch zu beginnen. Du kannst dir die Vorlage dafür ganz einfach selbst bauen. Nimm dir einfach ein Blatt Papier und mache dir darauf eine Tabelle mit drei Spalten. Über die erste Spalte schreibst du "Uhrzeit", über die zweite "Lebensmittel" und über die dritte "Beschwerden".

Uhrzeit	Lebensmittel	Beschwerden

Es ist sinnvoll das Tagebuch über einige Tage zu führen, um eventuelle Muster zu erkennen. Je nachdem wie abwechslungsreich deine Ernährung ist, empfehle ich dir 3-5 Tage Protokoll zu führen. Am besten schreibst du auch am Wochenende mit, denn außerhalb unserer stressigen Arbeitswelt essen wir nicht nur anders, sondern reagieren unter Umständen auf die gleichen Lebensmittel auch anders. Mit Hilfe deiner Aufzeichnungen kannst du dann auf die Suche gehen.

- Isst du bestimmte Lebensmittel, bevor deine Beschwerden einsetzen?
- Gehören diese Lebensmittel zu einer Lebensmittelgruppe oder haben sie einen gemeinsamen Inhaltsstoff, der in Frage kommt?
- Tauchen die Beschwerden jeden Tag auf oder nur ab und zu?
- Was hast du vorher anders gemacht/anderes gegessen als sonst?
- Tauchen deine Beschwerden zu einer bestimmten Uhrzeit auf?

Du kannst für deine Nachforschungen die jeweiligen Lebensmittellisten zur Hilfe nehmen. Hier kannst du bequem nach den verdächtigen Lebensmitteln suchen und sehen, welche Unverträglichkeiten dazu passen könnten.

Mit deinem Verdacht solltest du dich im Anschluss an deinen Hausarzt oder Heilpraktiker wenden, um die Beschwerden zu untersuchen und deine Diagnose abzusichern. Bitte lege keinesfalls auf eigene Faust los. Ich weiß, dass es verlockend sein kann, aber sämtliche Beschwerden, die durch eine Allergie oder eine Unverträglichkeit ausgelöst werden können, könnten auch eine andere Ursache haben.

Dein Arzt oder Heilpraktiker sollte das unbedingt mit einer Differentialdiagnose abklären!

Zudem besteht insbesondere bei Allergien jederzeit die Gefahr eines tödlichen anaphylaktischen Schocks. Nimm sie also bitte nicht auf die leichte Schulter.

Wissen, was auf dem Teller bleibt

Im zweiten Schritt gilt es heraus zu finden, welche Lebensmittel nun vorerst gemieden werden sollten und welche weiterhin verzehrt werden können.

Hierfür erstellst du dir am besten selbst oder in Zusammenarbeit mit einem Ernährungsexperten zwei Listen, die dir in den ersten Wochen deiner Ernährungsumstellung helfen werden.

1. **Negativ-Liste:** Die erste Liste enthält alle Lebensmittel, von denen du sicher weißt, dass du sie vermeiden solltest. Sie soll dir helfen keine Fehler zu machen und dich vor unnötigen Rückschlägen bewahren.
2. **Positiv-Liste:** Die zweite Liste enthält alle Lebensmittel, die du verträgst. Schreibe hier auch die auf, die du anhand der folgenden Einkaufsliste vertragen kannst, die aber bisher nicht so oft auf deinem Teller landen. Konzentriere dich ganz besonders auf pflanzliche Lebensmittel wie Gemüse und Obst.

In der Arbeit mit meinen Klienten stelle ich immer wieder fest, dass die Positiv-Liste besonders wichtig ist, denn sie nimmt dir das Gefühl, dass du "nichts mehr essen" kannst. Sie bietet also nicht nur eine praktische Hilfe beim Einkaufen, sondern auch das beruhigende Wissen darum, dass noch viele Dinge zur Auswahl stehen, die satt machen, auch, wenn andere in dieser Phase wegfallen.

Einkaufsliste Anti-Allergie-Diät

Die folgende Lebensmittelliste liefert eine Grundlage für die Erstellung deiner persönlichen Einkaufsliste. Streiche die Lebensmittel, die du nicht verträgst. Nutze dafür die Listen der unverträglichen Lebensmittel.

Gemüse
- Aubergine
- Blumenkohl
- Bohnen, grüne
- Bohnen, dicke
- Brokkoli
- Butterrüben
- Champignons
- Erbsen
- Fenchel
- Grünkohl
- Gurke / Salatgurke
- Kohlrabi
- Kohl, alle Sorten
- Kürbis, alle Sorten
- Lauch / Porree
- Frühlingszwiebeln
- Mangold
- Mairübchen
- Möhren / Karotten
- Paprika, alle Sorten
- Pastinaken
- Pilze, alle Sorten
- Radieschen
- Rosenkohl
- Rote Beete
- Rotkohl

- Salat, alles Grüne
- Schwarzwurzeln
- Samen
- Spargel
- Spinat
- Spitzkohl
- Sprossen
- Staudensellerie
- Steckrüben
- Süßkartoffeln
- Tomaten
- Topinambur
- Weißkohl
- Wirsingkohl
- Zucchini
- Zuckerschoten
- Zwiebeln

Obst

nicht mehr als 2 Handvoll täglich:

- Ananas
- Äpfel
- Aprikosen
- Avocado
- Bananen
- Birnen
- Datteln
- Erdbeeren
- Feigen
- Grapefruit
- Heidelbeeren
- Himbeeren
- Stachelbeeren
- Johannisbeeren

- Kirschen
- Kiwis
- Kokosnüsse
- Oliven
- Mangos
- Oliven
- Pfirsiche
- Nektarinen
- Orangen
- Pampelmusen
- Pflaumen
- Preiselbeeren
- Stachelbeeren
- Sternfrüchte
- Wasser- und
- Honigmelonen
- Weintrauben
- Zitronen
- Zwetschgen

Stärkequellen
- Amaranth
- Buchweizen
- glutenfreie Haferflocken
- Kürbis
- Quinoa
- Süßkartoffeln
- Wurzelgemüse

Fleisch - unverarbeitet und möglichst nur in Bio-Qualität
- Kalb
- Rind
- Lamm
- Pute

Einkaufsliste

- Huhn

selten:

- Schwein
- Wurst und verarbeitetes Fleisch

Fisch

- Aal
- Hering
- Makrele
- Forelle
- Karpfen
- Lachs
- Heilbutt
- Sardine (Nordostatlantik)
- Thunfisch
- Dorade
- Kabeljau/Dorsch
- Shrimps
- Schellfisch

meiden:

- Dosenfisch mit Pflanzenöl
- Importware aus Asien & Afrika

Eier

- Hühnerei
- Entenei
- Wachteleier

Nüsse und Samen

- Cashew
- Kürbiskerne
- Leinsamen
- Macadamia
- Mandeln

- Sesam
- Walnüsse

Meiden:
- Erdnüsse (Hülsenfrüchte)

Kräuter und Gewürze
- Alle frischen und
- getrockneten Kräuter
- Salz/Meersalz
- Senf
- Pfeffer
- Essig
- Tomatenmark
- Verjus (statt Essig insbesondere bei HIT)

Meiden:
- Ketchup
- Fertigsaucen

Milchprodukte
sofern verträglich, ggf. auf Rohmilchprodukte ausweichen

- Buttermilch
- Frischkäse
- Käse/Weichkäse
- Kefir
- Mascarpone
- Milch
- Naturjoghurt
- Sahne
- Schmand
- Sour Cream

Süßungsmittel
- Honig

Einkaufsliste

- Ahornsirup
- Xucker (Erythrit)

Öle und Fette
- tierische Fette
- Olivenöl
- Kokosöl
- Butter/Ghee
- Leinöl (nur kalt verwenden)

Getränke
- Kaffee
- Kräuter- oder Gewürztee
- Wasser

Fasten

"Wer stark, gesund und jung bleiben will, sei mäßig, übe den Körper, atme reine Luft und heile sein Weh eher durch Fasten als durch Medikamente."
Hippokrates von Kos

Unter dem Begriff Fasten versteht man gemeinhin den Verzicht auf Nahrung für einen Zeitraum von 12 Stunden bis drei Wochen oder, wie im österlichen, christlichen Fasten, bis zu 40 Tage.

Die Fähigkeit zu Fasten spielt in der Geschichte der Menschheit eine sehr grundlegende Rolle, ist aber in unserer Überflussgesellschaft seit Beginn der Industrialisierung weitgehend in Vergessenheit geraten. Dabei gehörte es seit jeher zur Überlebensstrategie des Menschen fasten *zu können*. Stell dir einmal vor, unsere Spezies hätte in den mehr als zwei Millionen Jahren Entwicklungsgeschichte nicht fasten können. Die Spezies Mensch wäre längst ausgestorben, denn lange nicht jeder Tag unserer jagenden und sammelnden Vorfahren war mit Jagd- oder Sammelerfolg. Ohne Frühstück auf die Jagd zu gehen und mit leerem Magen einzuschlafen, dürfte für unsere Vorfahren eher die Regel als die Ausnahme gewesen sein.

Aber auch nach der neolithischen Revolution gehörte der Verzicht auf regelmäßige Nahrung durchaus zum Alltag. Die ersten Bauern, die sich an festen Orten niederließen und begannen Pflanzen und Tiere zu domestizieren, waren keineswegs zu jeder Zeit erfolgreich. Missernten und Nahrungsmangel waren in den ersten Jahrtausenden bis weit in die Neuzeit häufiger Begleiter des Alltags.

Während das Fasten für viele Menschen in der Geschichte ein notwendiges Übel war, entdeckte sowohl die Religion als auch die Heilkunde die Funktion und die Vorteile des Fastens für sich.

Der oben zitierte Hippokrates von Kos, der rund 400 Jahre vor Christus lebte, wird heute oft als Vorreiter angeführt, wenn es um den historischen Hintergrund zum Fasten geht. Aber auch andere traditionelle Gesundheitslehren, wie die traditionelle chinesische Medizin oder Ayurveda, die wesentlich älter sind, beinhalten das Fasten als einen wichtigen Baustein für ein gesundes Leben. Später finden wir Hinweise auf das Fasten als gesundheitliche Maßnahme in der Bibel. So hilft Jesus im Evangelium nach Markus 9 (14-29) einem Jungen, der - so lässt sich heute vermuten - unter Epilepsie leidet. "Und da er heimkam, fragten ihn seine Jünger besonders: Warum konnten wir ihn nicht austreiben? Und er sprach: Diese Art kann mit nichts ausfahren denn durch Beten und Fasten." Auch heute gilt das Fasten noch als sichere Behandlungsmethode bei Epilepsie.

Später finden wir das Fasten auch in der Klostermedizin wieder. Benedikt von Nursia (480-547), der Gründer des Benediktinerordens, und seine Nachfolgerin im Geiste, Hildegard von Bingen raten zum regelmäßigen Fasten. Während das Fasten in der Klostermedizin einen engen Bezug zur seelisch-geistigen Reinigung hat, sah Hippokrates im Fasten einen Weg körperlich zu heilen und "den inneren Arzt wirken zu lassen". Hört man die Berichte Fastender, steht zu vermuten, dass beides sehr wohl in einem sehr engen Zusammenhang zueinander steht.

"Wer nicht ganz gesund und noch nicht krank ist, dem bringt maßvolles Fasten die Gesundheit zurück. Auch die

Gesunden sollten diese Kur machen, weil es ihnen die Gesundheit erhält, damit sie nicht krank werden."
Hildegard von Bingen

In der Schulmedizin ist das Fasten heute kaum noch zu finden. Im Gegenteil. Viele Ernährungswissenschaftler warnen sogar vor seiner Gefährlichkeit. In meinen Augen ist nichts absurder als das, denn für die meisten Menschen liefert der vorübergehende Verzicht auf Nahrung in jedem Fall einen gesundheitlichen Vorteil. Ich gehe sogar davon aus, dass uns die ständige Verfügbarkeit von Nahrung gesundheitlich eher schadet.

Grund zur Annahme sind nicht nur die Erfahrungen zahlreicher Fastenleiter der letzten Jahrhunderte, sondern auch immer mehr wissenschaftliche Studien zum Fasten. Sie alle deuten darauf hin, dass das Fasten wichtige Prozesse in unserem Körper aktiviert, die unseren Körper von Altlasten befreien und so unser Immunsystem regenerieren können.

Auswirkungen des Fastens auf das Immunsystem

Einer der wichtigsten Forscher unserer Zeit zum Fasten und seinen Auswirkungen auf das Immunsystem, ist Prof. Dr. Longo von der Universität Kalifornien. Er beschäftigt sich seit vielen Jahren mit den Auswirkungen von Fastenperioden auf die Widerstandskraft von Organismen unterschiedlicher Art, vor allem aber von Mäusen.

Dabei stellte er fest, dass chemotherapeutische Eingriffe bei Mäusen deutlich besser vertragen werden, wenn die Mäuse vorher gefastet haben. Da die Ergebnisse an Mäusen nicht einfach so auf den Menschen zu übertragen sind, ist es aktuell schwer probate Studien an Menschen durchzuführen. Sie passieren nicht ohne weiteres den Ethikrat der wissenschaftlichen Einrichtungen, da die Leitlinien vorsehen, dass insbesondere Krebspatienten während der anstrengenden Chemotherapie ausreichend ernährt werden sollten.

Nichtsdestotrotz haben sich in den letzten Jahren einige Freiwillige in die Hände von Prof. Longo begeben. Wie eine Fernsehreportage des Senders *arte* vor einigen Jahren berichtete, empfanden die Probanden die Chemotherapie im gefasteten Zustand als deutlich leichter zu ertragen. Eine Studie, die die Patientenakten auswertete, stellte fest, dass einige Nebenwirkungen der Chemotherapie im gefasteten Zustand deutlich verringert werden konnten.

Ausgehend von diesen Ergebnissen in den 2000er Jahren sucht die Wissenschaft weiter nach Zusammenhängen zwischen dem Fasten und unserem Immunsystem. So wissen wir heute, warum ausgerechnet das Fasten den Körper "neu" macht, so, wie es schon Hildegard von Bingen feststellte.

Einer der wichtigsten Prozesse dabei ist der Prozess der Autophagie. Diesem Prozess scheinen wir einen wesentlichen Teil des Fasteneffektes zu verdanken. Wörtlich übersetzt bedeutet Autophagie "sich selbst essen". Die Autophagie kann man sich wie einen körpereigenen Recycling-Prozess vorstellen. Sie wird durch einen Mangel an Nährstoffen ausgelöst und läuft dann verstärkt ab. Dabei werden fehlgefaltete Eiweiße oder beschädigte Organellen in der Zelle zerlegt und von der Zelle selbst zur Energiegewinnung genutzt. Durch diesen Prozess entledigt sich die Zelle zum einen der beschädigten Elemente, zum anderen baut sie so aber auch eingedrungene Krankheitserreger und fremde Eiweiße vollständig ab. Das Fasten, das grundsätzlich erst einmal eine Nährstoffmangelsituation auslöst, führt also dazu, dass unserem Körper die Gelegenheit zu einer Art Frühjahrsputz gegeben wird.

Im Prinzip kann jeder fasten, der sich bewusst dafür entscheiden kann. Gänzlich auf das Fasten verzichten sollten allerdings Schwangere und Stillende. Menschen mit fortgeschrittenen Krebs-, Nieren- und Leberleiden sowie Schilddrüsenüberfunktion sollten laut dem Fastenexperten Otto Buchinger auf das Fasten verzichten. Ebenso ist es für Menschen mit Essstörungen, wie Binge Eating und Magersucht, nicht geeignet. Für alle anderen chronischen Erkrankungen, so Buchinger, lohnt sich immer ein Versuch.

Da Buchinger von Burn-Out noch nie etwas gehört hat, hat er das Fasten für Burn-Out-Patienten nicht ausgeschlossen. Ich halte das Fasten bei Patienten mit Nebennierenermüdung, Burn-Out, chronischem Erschöpfungssyndrom, bei Suchtkrankheiten und in aktiven Schüben von Autoimmunerkrankungen für kontraproduktiv, da das Fasten in erster Linie einmal Stress für den Körper bedeutet. Im Zweifel solltest du dein Vorhaben mit deinem Arzt oder einem erfahrenen Fastenleiter abklären.

Ähnliche Mechanismen wie beim Fasten scheinen übrigens auch bei der ketogenen Ernährung zu greifen, die im Wesentlichen darauf ausgelegt ist, den Fastenstoffwechsel nachzuahmen. Doch auch hier steckt die Forschung noch in den Kinderschuhen und das wirtschaftliche Interesse an diesen Erkenntnissen scheint einigermaßen gering zu sein.

Das Standardwerk: Heilfasten nach Buchinger

Das im Jahr 1935 erschienene Buch "Das Heilfasten" von

Otto Buchinger gilt bis heute als Standardwerk zum Thema Fasten.

Buchinger steht aufgrund eines schweren Gelenkrheumas mit gerade einmal 40 Jahren kurz vor dem Aus seiner jungen Karriere, als ihm Freunde zum Fasten raten. Da Buchinger zu diesem Zeitpunkt nicht mehr viel zu verlieren hat und einem Leben im Rollstuhl entgegensieht, probiert er das Fasten aus. Mit Erfolg. Nach knapp drei Wochen ist Buchinger schmerzfrei und nach eigenen Angaben sogar geheilt. Ein Schlüsselerlebnis, das ihn bestärkte das Fasten als Therapie weiterzugeben. In Fastenkliniken und Sanatorien weltweit wird auch heute noch nach seinen Anleitungen gefastet.

Beim Buchinger-Fasten wird für einen längeren Zeitraum bewusst auf feste Nahrung verzichtet. Zu Beginn der Fastenkur unterzieht sich der Fastende ein bis zwei sogenannten Entlastungstagen, bei denen nur Obst oder Reis mit leicht verdaulichem Gemüse gegessen wird. Am ersten Fastentag wird der Darm, zum Beispiel mit Hilfe von Glaubersalz oder F.X. Passage, gereinigt. Dann beginnt das eigentliche Fasten.

Die tägliche Nahrungsaufnahme wird auf 2-3 Liter stilles Wasser und/oder Kräutertees beschränkt. Um den Entgiftungsprozess des Körpers zu unterstützen, werden verschiedene Fastenanwendungen durchgeführt. Dazu gehören leichte Bewegung an der frischen Luft, Saunagänge, Leberwickel und auch Einläufe zum Abtransport der Schadstoffe aus Galle und Leber. So entledigt sich der Körper nach und nach der Abbauprodukte des Entzündungsstoffwechsels, des Eiweißstoffwechsels, von alten, kranken und geschwächten Zellen, Eiweißen und Fetten, Medikamentenrückständen, Lebensmittelzusatzstoffen und vielem mehr. Im Laufe des Fastens regulieren sich auch die messbaren Stoffwechselwerte Cholesterin, Triglyceride, Zucker und Insulin.

Weitere positive Effekte des Heilfastens insbesondere auf die Immunität sind:

- Abbau von Übergewicht
- Reduzierung einer Fettleber
- Immunmodulation
- Verminderung entzündlicher Prozesse
- Entwässerung und Entsalzung
- Unterstützend bei Diabetes Mellitus Typ II
- Ruhigstellung des Magen-Darm-Traktes
- Verbesserung chronischer Verdauungsbeschwerden
- Senkung von Bluthochdruck
- Verbesserung von Durchblutungsstörungen
- Verbesserung des Gas- und Nährstoffaustausches zwischen den Zellen
- Verjüngung des Eiweißpools
- Verstärkung der Serotoninwirkung, d.h. Stimmungsaufhellung
- Verbesserung der Fließeigenschaften des Blutes
- Einstellung einer Abneigung gegen das Rauchen

Längeres Fasten erlernen

Wer zu Hause fasten möchte, sollte sich einer Fastengruppe unter ausgebildeter Fastenleitung anschließen um das Fasten richtig zu erlernen, die richtige Geisteshaltung einzunehmen und motiviert durch die sogenannte Fastenkrise zu kommen. Viele Volkshochschulen bieten zur christlichen Fastenzeit zwischen Fastnacht und Ostern solche begleiteten Fastengruppen an. Auch geführte Fastenwanderseminare sind eine gute Alternative mal richtig abzuschalten und die Zeit des Fastens als kleines Reset zu nutzen. Dort wird mit engem Bezug zur Natur das Fasten erlernt und in der Gemeinschaft durchgeführt.

Überhaupt: die Gemeinschaft spielt beim Fasten eine wichtige Rolle zur mentalen Unterstützung. Der Fastenleiter liefert neben wichtigen Informationen zum richtigen Fasten auch Gelegenheiten zum Erfahrungsaustausch. Er motiviert, wenn es schwer wird und bestärkt das Gefühl mit den Erfahrungen während des Fastens nicht allein zu sein. Denn, so formulierte Hellmut Lützner, der Entwickler des Fastens für Gesunde: "Fasten schafft starke Erlebnisse."

Intermitierendes Fasten oder Intervallfasten im Alltag

Eine wunderbare Alternative zu längeren Fastenperioden von mehreren Tagen, ist das intermittierende Fasten oder Intervallfasten. Es eignet sich für viele Fasten-Anfänger und solche Menschen, deren Ernährung noch zu wünschen übrig lässt.

Wer nicht länger als drei Stunden ohne einen Snack auskommt, für den ist das intermittierende Fasten eine gute Möglichkeit einzusteigen. Außerdem bietet es für chronisch gestresste eine gute Möglichkeit das Fasten im Alltag zu integrieren und den Körper nicht durch eine längere Hungersnot zusätzlich und über Gebühr zu belasten.

Unter intermittierendem Fasten versteht man den Verzicht auf Nahrungsaufnahme für einen längeren Zeitraum am Tag bis hin zu 24 Stunden, ein- oder mehrmals pro Woche mit mindestens einem Tag normaler Nahrungsaufnahme zwischen den Fastentagen. In Fitness- und Diätkreisen ist das intermittierende Fasten in den letzten Jahren sehr beliebt geworden, weil es den Körper trainiert und metabolisch flexibler macht.

Hier haben sich vor allem drei Varianten großer Beliebtheit:

16/8 -Fasten
Bei dieser Methode wird zweimal wöchentlich an nicht aufeinander folgenden Tagen für 16 Stunden gefastet. Das geht am besten vom Abendessen bis zum nächsten Mittagessen.

5:2 Diät (The Fast Diet)
Die 5:2-Diät sieht das Fasten an zwei aufeinander folgenden Tagen pro Woche vor. An diesen beiden Tagen soll nicht mehr als 500kcal gegessen werden. An den anderen Tagen wird normal gegessen.

Eat-Stop-Eat
Hier werden zweimal pro Woche an nicht aufeinander folgenden Tagen Fastenzyklen von 24 Stunden eingelegt. Das funktioniert zum Beispiel gut von Abendessen zu Abendessen, von Frühstück zu Frühstück oder von Mittagessen zu Mittagessen.

Allergien als Hilferuf der Seele

"Das ist der größte Fehler bei der Behandlung von Krankheiten, dass es Ärzte für den Körper und Ärzte für die Seele gibt, wo beides doch nicht getrennt werden kann."
Platon

Sicherlich ist dir bis hierher klar geworden, dass die Ernährung bei Lebensmittelallergien und Unverträglichkeiten einen zentralen Punkt in der akuten Therapie darstellt. Sie sollte selbstverständlich als erstes so angepasst werden, dass der Organismus und das Immunsystem zur Ruhe kommen können und das Entzündungsniveau im Körper reduziert wird.

Doch auch wenn die Ernährung ein sehr wichtiger Faktor für ein gesundes Leben ist, musste ich in den vergangenen Jahren wiederholt feststellen, dass ohne die Einbeziehung der Psyche keine dauerhafte Verbesserung jeglichen Gesundheitszustandes zu erreichen ist.

Das Wissen darum, dass die Psyche einen Einfluss auf den Zustand des Körpers hat, reicht zurück bis in die Anfänge der Medizin. In allen Gesundheitslehren, in der Philosophie und in der Religion wurde im Laufe der Jahrtausende immer wieder Bezug auf diesen Zusammenhang genommen. So finden wir im Alten Testament im Buch der Sprüche Salomos, Kapitel 17, Vers 22: "Ein fröhliches Herz tut dem Leibe wohl; aber ein betrübtes Gemüt läßt das Gebein verdorren."

Hippokrates, seines Zeichens der Vater der Heilkunst, hielt es für vernünftig, von einem Arzt zu erwarten, "daß er vor der Macht des Geistes, Krankheiten zu überwinden, Ach-

263

tung hat." Wenn der Geist also die Fähigkeit hat zu heilen, dann scheint es selbstverständlich, dass er ebenso in der Lage ist, uns krank zu machen. Zu Beginn des 19. Jahrhunderts prägte der Leipziger Psychiater Johann Christian August Heinroth deshalb den heute verwendeten Begriff der Psychosomatik, der sich aus den beiden Begriffen Psyche (=Seele) und Soma (=Körper) zusammen setzt.

Die Psychosomatik ist heute ein eigenständiges medizinisches Fachgebiet, das sich mit der Beeinflussung körperlicher Prozesse durch die Psyche beschäftigt. Es geht in der Psychosomatik keinesfalls darum, dass Krankheiten eingebildet sind oder eine manifestierte psychische Erkrankung vorliegt, sondern darum, dass sich bestimmte seelische Zustände auf die einzelnen Organsysteme auswirken können. Ich denke, dass das oft missverstanden wird, wenn hilflose Ärzte auf eine psychosomatische Ursache verweisen und Patienten wütend davon stapfen. Die Wahrheit ist aber, dass wir alle unser Päckchen zu tragen haben.

Die Schulmedizin fasst den Begriff der Psychosomatik heute sehr eng und nur für wenige Krankheiten wird ein psychosomatisches Erklärungsmodell tatsächlich anerkannt. Für solche, bei denen das nicht eindeutig der Fall ist, spricht man von einer psychogenen Erkrankung, also etwas, bei dem die Psyche eine Rolle spielt, aber nicht zweifelsfrei als Ursache definiert ist.

In der Naturheilkunde wird der Begriff der Psychosomatik deutlich weiter gefasst. In den Jahrtausende alten Lehren und dem ganzheitlichen Verständnis gehört die Betrachtung des Zustandes der Psyche bei jeder Erkrankung schlicht dazu. Auch deshalb ist das Gespräch immer ein wichtiger Baustein der naturheilkundlichen und ganzheitlichen Therapie. Nicht zuletzt ist es das, was mittlerweile viele Patienten schätzen, die sich von der schulmedizinischen Behandlung, die dafür keine Zeit hat, abwenden.

Auch ich habe in den letzten Jahren an meinen Klienten und an mir immer wieder erfahren, welche massiven Veränderungen des körperlichen Gesundheitszustandes möglich sind, wenn seelische Knoten gelöst werden.

Wenn wir also davon ausgehen, dass die Psyche an der Entstehung aller Erkrankungen beteiligt ist, lohnt es sich selbstverständlich auch bei Allergien und Unverträglichkeiten genauer hinzusehen. Genau das wollen wir im Folgenden tun.

Psychosomatik und das Immunsystem

"Emotionen sind Herausbeweger. Wenn man sie bewusst durchlebt, machen sie beweglich. Wenn man sie in der Untergrund verbannt, bewegt sich der Boden, auf dem man steht; zuweilen so ruckartig, dass alles einstürzt."
Dr. med. Michael Depner

Wie du bereits weißt, sind die Haut, der Darm und alle Schleimhäute die Grenzflächen unseres Körpers. Sie trennen uns physisch von unserer Umwelt. Wenn wir davon ausgehen, dass die Sprache unseres Körpers sehr eindeutig ist - und das tue ich - , dann können wir sehen, dass insbesondere Menschen mit einer Allergie Schwierigkeiten haben, sich von ihrer Umwelt richtig abzugrenzen. Sie können nicht eindeutig zwischen Dingen unterscheiden, die schädlich für sie sind und solchen, die harmlos sind.

In meiner Beobachtung geschieht das sehr häufig, wenn Menschen beginnen Dinge zu tun, die sie eigentlich nicht tun wollen oder, wenn sie an Zuständen festhalten, mit denen sie sich nicht mehr wohlfühlen. Das kann zum Beispiel das Verbleiben in einer Beziehung, aber auch in einem Job sein. Diese Menschen haben dann Schwierigkeiten damit, sich klar und deutlich zu positionieren, die Signale ihrer Gefühlswelt wahrzunehmen, zu interpretieren und ihnen zu folgen. Ihre ureigensten Bedürfnisse werden oft in den Hintergrund gedrängt, um die Bedürfnisse anderer besser erfüllen zu können. Sie opfern sich auf, verleugnen sich und versuchen es allen recht zu machen - nur nicht sich selbst. In meiner Welt lässt sich dieses Muster bei den meisten Allergikern im Erwachsenenalter deutlich beobachten. Die Heilpraktikerin Annette Dröge schreibt dazu: "Allergien entstehen nach meiner Erfahrung dann, wenn in der Seele der Konflikt zwischen dem, was wir brauchen und dem, was wir bekommen, zu groß wird."

Insbesondere die klare Abgrenzung vom Elternhaus und die damit verbundene Definition des eigenen Ichs kann hier eine wichtige Rolle spielen. Wenn wir bis ins Erwachsenenalter ein Verhalten zeigen, das unseren Eltern vermeintlich gefällt, übergehen wir damit unter Umständen unsere eigenen Bedürfnisse und verdrängen unser eigenes Ich. In diesem Falle ist es besonders wichtig sich einmal intensiv mit der Entdeckung und Stärkung der eigenen Persönlichkeit zu befassen, denn unsere Eltern haben uns zwar in die Welt gesetzt, aber ihre Vorstellungen, Ängste und Glaubenssätze müssen keineswegs ein Leben lang von uns herum getragen werden, wenn sie nicht zu uns passen und uns in der Gestaltung eines glücklichen und selbstbestimmten Lebens limitieren.

Viele Menschen lassen die Vorstellungen der eigenen Eltern nie hinter sich oder überprüfen, ob sie zu ihnen selbst passen oder nicht. Dahinter verbirgt sich oft eine Angst, die Liebe und Anerkennung der Eltern zu verlieren, denn schließlich haben wir über viele Jahre erfahren, wie wir uns verhalten sollten, damit wir die Zuneigung von Mutter oder Vater erhalten. Die Angst, die Liebe und Anerkennung der Eltern zu verlieren, wenn wir unser Selbst nach Außen tragen, ist in den meisten Fällen allerdings unbegründet. Das eigene Ich zu erkennen und zu leben macht uns zu wesentlich zufriedeneren Menschen, die allen anderen Menschen viel leichter mit Zuneigung, Respekt, Verständnis und Liebe begegnen können - auch den eigenen Eltern.

Wenn dir das bekannt vorkommt und du aktuell auch das

Gefühl hast, dass du dich für andere maskierst, dein Selbst nicht anerkannt wird oder du dich ungeliebt fühlst, dann darfst du dir gern in den nächsten Wochen die Frage stellen, was zu den Bedürfnissen anderer Menschen gehört und was deine eigenen Bedürfnissen sind. Die Antwort darauf solltest du für dich unbedingt ernst nehmen und in dein Leben integrieren. Du wirst sicher erstaunt sein, wie schnell sich dein Abwehrsystem beruhigt.

Eine ähnliche Interpretation prägte der Immunologe Dr. Michael Levi in den 1980er Jahren. Seiner Ansicht nach ist die Allergie nichts anderes, als eine Phobie des Immunsystems. Als Phobie bezeichnet man eine sehr starke Angst vor etwas, die das Leben des Betroffenen in zunehmendem Maße einschränkt. Die meisten von uns kennen jemanden mit einer Phobie vor Spinnen, Fahrstühlen oder ähnlichem und wissen, dass die Phobie demjenigen verbietet mit der Sache in Kontakt zu kommen, ohne eine starke Panik zu empfinden. In der Erforschung der Ursachen von Phobien geht man davon aus, dass ein besonders unangenehmes Erlebnis zur Entstehung einer solchen Phobie beiträgt oder gar ursächlich ist. Dabei muss das Ereignis nicht unmittelbar mit dem Objekt der Phobie in Verbindung stehen. Es reicht zum Beispiel für eine Spinnenphobie, dass bei einem unangenehmen Ereignis eine Spinne *auch* im Blickfeld wahrgenommen wurde. Das Unbewusste verknüpft dann die Gefahr oder den Schock auch mit der Spinne. Ähnliches ist bei Platzangst und anderen Phobien zu beobachten.

Dabei muss das auslösende Erlebnis keinesfalls bewusst abrufbar sein, sondern kann auch unterbewusst abgespeichert oder einfach aus dem Elternhaus übernommen worden sein. Hat die Mutter beispielsweise eine Phobie, überträgt sie diese in ihrer Erziehung oft auch auf ihre Kinder.

Immerhin ist eine ängstliche Mutter für ein hilfloses Kind ein äußerst negatives Erlebnis das dann mit dem Objekt der Phobie der Mutter in Verbindung gebracht wird.

Bei genauer Betrachtung kann die durch einen Schock ausgelöste Phobie auch bei der Allergie eine Rolle spielen. Insbesondere bei Lebensmittelallergien stand für viele Jahre im Raum, dass die Verwendung von Hühnereiweiß in Impfungen zu einem erhöhten Allergieaufkommen auf Eier führen könnte. Eine Impfung ist letztlich ja nichts anderes, als eine abgeschwächte Infektion und damit ein Trigger für die unmittelbare Immunantwort auf diesen Schock. Das Immunsystem ist in der Lage zu generalisieren und eine entsprechende Reaktion zu lernen. Das ist das Prinzip der Impfung.

Es ist also denkbar, dass der erste Kontakt mit einem Allergen zeitlich und räumlich mit einem traumatischen Erlebnis zusammen fällt und der Körper im Rahmen der Generalisierung schlicht eine Fehlinterpretation abspeichert. Dann könnte es beispielsweise sein, dass die Abnabelung von der Mutter im Rahmen der ersten Zufütterung mit Beikost für manche Kinder einem Schock gleich kommt Viele Lebensmittelallergien entstehen immerhin in dieser Lebensphase.

Robert B. Dilts, einer der Mitentwickler des neurolinguistischen Programmierens, schreibt in seinem Artikel "The Allergy Process", dass viele Allergien in einer Zeit im Leben der Betroffenen entstehen, in der die Personenen an einem Punkt sind, in dem sich die Wahrnehmung ihrer eigenen Identität verändert. In diesen Lebensphasen kann die Person das Gefühl entwickeln, dass etwas im Außen ihr wahres Selbst beeinträchtigt oder gar bedroht. In diesem Fall wäre die Allergie eine Analogie zum psychologischen

Stress, der durch die Bedrohung auftritt. Eine Abwehrreaktion, die vom Gehirn auf das Immunsystem übertragen wird.

Ich denke mir, dass solche subtilen psychischen Vorgänge durchaus möglich sind, weil ich weiß, dass meine Wahrnehmungsfähigkeit als Mensch sehr eingeschränkt ist. Welche Signale *wirklich* zwischen meinem Gehirn und meinen Körperfunktionen ausgetauscht werden, kann ich definitiv nicht in allen Details überblicken.

Ich persönlich finde die Interpretation höchst interessant, da ich weiß, dass Phobien mit sehr einfachen Mentalübungen ganz leicht zu heilen sind. Und so hat Dilts aus Dr. Levis Gedanken von der Phobie des Immunsystems ein NLP-Format entwickelt, das es ermöglicht, die Allergie über einen Visualisierungs- bzw. Mentalprozess zu lindern oder sogar ganz zu heilen. Die Hypnosen lassen sich im Internet unter dem Suchbegriff "Schneller Allergie-Prozess" als kostenpflichtige Audioproduktionen finden. Ich habe überaus positive Erfahrungen mit dieser Hypnose gemacht und würde aus heutiger Sicht neben der Ernährungsumstellung damit beginnen.

Für die Unverträglichkeiten sehe ich persönlich ein anderes Bild. Wie du weißt, werden bei Unverträglichkeiten Bestandteile der verzehrten Lebensmittel nicht richtig verdaut. Auch hier lässt sich in vielen Fällen eine Analogie zur Psyche der Betroffenen beobachten. Sie können häufig traumatische Erlebnisse oder Emotionen nicht vollständig verarbeiten, also im wahrsten Sinne des Wortes verdauen. Ganz besonders traumatische Ereignisse, wie der Verlust geliebter Menschen oder das Gefühl der emotionalen Vernachlässigung in der Kindheit, lösen über die Stressreaktion bei mangelnder Verarbeitung über das Unterbewusstsein entzündliche Prozesse und Beschwerden im Körper aus. Sobald das Trauma emotional verarbeitet ist, lösen sich auch die Unverträglichkeiten oder andere Entzündungsherde im Körper auf.

Aber wie finden wir nun heraus, was uns da im Unbewussten plagt? Ich möchte dir im Folgenden zeigen, welche Überlegungen mir geholfen haben herauszufinden, welcher Sturm da in mir und auch in meinen Klienten tobt und wie du ihn beruhigen kannst.

Die Macht der eigenen Gedanken

*"Die Pflege des Seelen- und Geisteslebens ist wich-
tiger als alle naturgemäßen und diätetischen Anwendungen. Vergiss nie, daß Gedanken Kräfte sind,
die je nach ihrer Richtung aufbauen oder zerstören
können. Der äußeren Reinlichkeit muß unbedingt
die Reinheit der Gedanken folgen, wenn die Gesundheit Bestand haben soll. Körper, Seele und
Geist müssen in völlige Harmonie kommen."*
Dr. med. H. Will in "Der kleine Hausdoktor" (1927)

Vom Zeitpunkt unserer Geburt an speichern wir in unserem
Unterbewusstsein zahlreiche Informationen darüber ab, wie
die Welt funktioniert. Wir lernen das Laufen, Essen, Fahr-
rad fahren, Lesen, Schreiben und so vieles mehr. Wir entdecken die Welt.

Durch unsere Eltern, Erzieher und Lehrer erfahren wir in
unserer Kindheit auch, welches Verhalten in der jeweiligen
Gesellschaft, in der wir leben, angebracht ist. Was für uns
Europäer als Norm gilt, ist in China vielleicht unmoralisch
und umgekehrt. All diese Informationen werden wie auf
einer Festplatte in unserem Gehirn abgespeichert und können bei Bedarf jederzeit abgerufen werden. Sie bilden die
unbewusste Grundlage für unser Handeln und unsere Gefühle.

Für vieles, was wir im Laufe der Jahre lernen, müssen wir
im späteren Leben keine bewusste Anstrengung mehr
unternehmen. Das Unterbewusstsein regelt viele unsere
Handlungen ohne, dass wir bewusst darüber nachdenken
müssten. Schätzungen zufolge sind weit mehr als 95 Prozent der rund 80.000 Gedankenprozesse, die wir am Tag

haben, unterbewusst.

Allein diese unbegreifliche Menge der Prozesse zeigt, dass es für uns wichtig ist zu erkennen, was dort im Unterbewussten abgespeichert ist, wenn wir nicht wie Marionetten unserer Festplatte durch unser Leben gehen wollen. Zwar kann diese Entdeckungsreise schmerzhaft sein, aber das Ziel, das uns erwartet, ist in der Tat sehr schön.

C.G. Jung schreibt in seinem Buch "Archetypen": "Wer das Unbewusste entdecken will, muss zuerst eine Mutprobe bestehen, eine Probe, die genügt, um die meisten abzuschrecken, denn die Begegnung mit sich selber gehört zu den unangenehmeren Dingen, denen man entgeht, solange man alles negative auf die Umgebung projizieren kann. Ist man im Stande den eigenen Schatten zu sehen und das Wissen um ihn zu ertragen, ist schon ein kleiner Teil der Aufgabe gelöst."

Heute lenken uns zahlreiche Unterhaltungsmedien bereits im Kindesalter von der Notwendigkeit ab, unser Selbst, unsere Gedanken und unsere Gefühle bewusst wahrzunehmen. Eine der Bedingungen, die der Erkenntnisprozess mit sich bringt, ist die Notwendigkeit in Stille allein zu sein, um zu hören und zu fühlen, was da eigentlich in einem los ist und welche Muster die eigene Psyche hat. Genau das fällt immer mehr Menschen immer schwerer. Ich beobachte in den letzten Jahren zunehmend, dass Menschen nicht mehr mit sich allein sein können. An jeder roten Ampel wird das Smartphone gezückt, jedes Piepen des Telefons ist wichtiger als die Gegenwart. Mit sich allein zu sein und sich selbst zu fühlen, scheint für große Teile der Bevölkerung nicht mehr möglich. Ich habe mittlerweile oft den Eindruck, dass das Chaos der eigenen Gedanken und Gefühle offenbar für so einige Menschen nicht mehr auszuhalten ist.

Diese Entwicklung der letzten zwanzig Jahre birgt große gesundheitliche Risiken, die wir heute in ihrer Vielfalt noch nicht vollständig verstehen können. Wer bin ich, was brauche ich und was ist gut oder schlecht für mich? Diese Fragen lassen sich nur in Stille und Einkehr beantworten. Nur in der Stille und im Alleinsein können wir unsere eigenen Gedanken, unsere Wünsche und unsere Bedürfnisse wahrnehmen und erkennen, wer wir wirklich sind.

Selbstverständlich habe ich großes Verständnis dafür, dass der Prozess der Selbsterkenntnis den allermeisten Menschen zunächst Angst macht. Hier geht es um Gefühle, die nicht umsonst verdrängt wurden, denn sie sind zunächst unangenehm. Es geht um seelische Schmerzen, Ängste, Trauer, Grenzen, Verluste und unsere unerfüllte Bedürfnisse. Die Konfrontation damit ist nicht immer einfach. Das Problem ist: das Verdrängen hilft nichts. Die inneren Konflikte und damit auch die gesundheitlichen Probleme, werden nur größer.

Wer Mut beweist - und ich weiß, dass du dazu gehörst - wird einen ziemlich großen Gewinn an Lebensqualität aus diesem Prozess ziehen, der über die Linderung seiner allergischen Beschwerden und Unverträglichkeiten mit Sicherheit weit hinaus geht. Es folgt die Erkenntnis, dass es deine Pflicht ist, dich selbst von deiner Umwelt abzugrenzen und ein echtes Individuum mit eigenen Bedürfnissen, Gefühlen und Wahrnehmungen zu sein. Es folgt die Erkenntnis, dass du du bist und daran kein Weg vorbei führt - zum Glück!

Für mich persönlich glich dieser Prozess einem Aufwachen

aus einem jahrelangen Tiefschlaf. Ich habe wochenlang Freudentränen vor Dankbarkeit und Erleichterung geweint. Ich habe innerhalb von zwei Monaten fast sechs Kilogramm Gewicht verloren, ohne anders zu essen oder mehr Sport zu treiben. Ich war also nicht nur seelisch erleichtert, sondern auch körperlich.

Ich möchte dich also unbedingt ermutigen, dich auf den Prozess der Selbsterkenntnis und der seelischen Heilung einzulassen. Nicht immer braucht es dafür eine Psychotherapie. Ganz im Gegenteil. Ich habe bemerkt, dass die Psychotherapie und das ständige Herumstochern in der Vergangenheit den meisten Menschen nicht mehr bringt, als weitere Schmerzen und das erneute Erleben der Traumata. Oft reicht ein guter Coach, der dir dabei hilft, durch die richtigen Fragen überhaupt Zugang zu deinen unbewussten Prozessen zu finden und sie anschließend umzugestalten.

Für mich hat sich als erster Schritt dazu, die Arbeit mit Glaubenssätzen als besonders effektiv herausgestellt.

Gefühlsknoten lösen

Jeder von uns trägt eine unzählbare Menge von Glaubenssätzen in sich. Glaubenssätze sind Gedanken und Überzeugungen darüber, wie die Welt funktioniert. Man könnte sie auch als Lebensregeln bezeichnen. Viele Glaubenssätze entwickeln wir in unserer Kindheit und nehmen sie als Erwachsene nicht mehr bewusst wahr.

Die meisten Glaubenssätze beinhalten vermeintliche Fakten über uns und unsere Mitmenschen; darüber, was wir zu tun oder zu lassen haben oder was unsere Mitmenschen zu tun oder zu lassen haben, damit es uns gut geht. Oft sind hier auch ganz feste Überzeugungen darüber verankert, was der andere denkt, obwohl dieser das nie laut ausgesprochen hat.

Typische Glaubenssätze, die sehr, sehr viele Menschen mit sich herumtragen, sind:
- Ich bin nicht genug.
- Ich kann das sowieso nicht.
- Was ich mache, hat keinen Wert.
- Die anderen mögen mich nicht.
- Ich bin nicht liebenswert.
- Ich bin zu dick/dünn/klein/groß/hässlich.
- Meine Tochter sollte endlich erwachsen werden.
- Mein Mann sollte mir mehr Aufmerksamkeit schenken.
- Ich werde ständig kritisiert.
- Ich darf nicht unordentlich sein.
- Meine Frau sollte nicht fremdgehen.
- Ich muss funktionieren.
- Ich finde nie wieder Arbeit, wenn ich diesen Job verlasse.
- usw. usw.

Wir haben diese Gedanken so oft gedacht, dass sie uns in Fleisch und Blut übergegangen sind und unser Handeln und unsere Reaktionen auf unsere Umwelt in jeder einzelnen Minute bestimmen. Die Schwierigkeit ist, dass wir uns mit dem Gefühl, dass wir so, wie wir sind nicht richtig sind, in unserer Haut niemals wohlfühlen können. Diese Glaubenssätze limitieren uns also nicht nur, sondern sie sind auch falsch, denn jeder Mensch ist genau so richtig, wie er ist. Im Zweifel ist jeder Mensch - auch du - ein Rohdiamant, der durch ein kleines bisschen Schliff zum glänzen gebracht werden kann.

Das Schöne ist, dass wir für die Auflösung dieser selbstzerstörerischen Glaubenssätze niemanden anderes brauchen, als uns selbst, denn alles steckt bereits in uns.

Jeder Mensch trägt all seine Antworten schon in sich. Wir müssen unsere "eigene Weisheit nur anzapfen", wie Ina Rudolph in ihrem wunderbaren Buch "Ich will ja loslassen, aber woran halte ich mich dann fest?" schreibt.

Ich möchte dir dafür im Folgenden die Methode vorstellen, die mein Leben von einer Minute zur nächsten auf den Kopf gestellt hat. Vielleicht glaubst du beim Lesen, dass es so einfach nicht sein kann. Vielleicht glaubst du, dass deine Probleme und Sorgen so einzigartig sind, dass keine Übung der Welt sie für dich lösen kann. Wie du dir denken kannst, ist das Humbug. Stattdessen verspreche ich dir: wenn du dich darauf einlässt und die Übung tatsächlich auch schriftlich machst, wirst du dein erstes kleines Wunder der Transformation erleben.

The Work® von Byron Katie

"Nicht die Dinge sind es, die uns beeinträchtigen, sondern
unsere Meinung von den Dingen."
Epiktet

In den achtziger Jahren verfiel die Geschäftsfrau Byron Katie in eine Depression, die es ihr für rund zwei Jahre kaum erlaubte ihr Schlafzimmer zu verlassen. Eines Tages erwachte sie und sah plötzlich alles klar. An diesem Tag wurde ihr bewusst, dass alles Leid, das sie fühlt, nur durch ihre Wahrnehmung und ihre Gedanken entsteht. Aus dieser lebensverändernden Erkenntnis heraus entwickelte Byron Katie in den folgenden Jahren die Methode, die heute als The Work® den Globus erobert und das Leben von Millionen von Menschen täglich verbessert.

The Work® ist eine sehr einfache und sehr leicht zu erlernende Fragemethode, die es dir ermöglicht deine eigene Lebenswahrheit und vor allem deine stressigen Gedanken zu erkennen und so zu verändern, dass sie keine unangenehmen Gefühle mehr in dir auslösen.

Die Arbeit, die du in diesen Prozess investierst, wird in ungleich größerem Maße belohnt. Wer die Work anwendet, hat den Schlüssel zu innerem Frieden und seelischer Gesundheit. Ich verspreche dir, dass die emotionale Erlösung die wenige Zeit wert ist, die du hier einsetzen musst.

Um The Work® zu praktizieren, braucht es zunächst einmal einen stressigen Glaubenssatz. Ich hatte dir oben schon einige Beispiele genannt. Ich bin sicher, wenn du in Ruhe in dich hinein hörst, findest du schnell einen Glaubenssatz, der dich stetig begleitet. Am besten eignen sich für diese

Übung auch solche Glaubenssätze, die wir über andere haben. Im Sinne der oben erwähnten Projektionen sind andere Menschen meist wunderbare Spiegel unseres Selbst. Wenn du die Work anwendest, wirst du ganz schnell verstehen, warum. Ich höre immer ein paar Minuten in mich hinein. Meist kommen zuerst lange Erklärungssätze, warum mir etwas schlechte Laune macht. Sie lassen sich nach und nach auf ein paar Worte zusammenkürzen.

Schreibe dir also deinen Glaubenssatz auf. Du musst ihn wirklich aufschreiben, denn unser Gehirn ist clever. Das Aufschreiben ist wichtig, denn es ist Teil der Methode. Die Work hört auf zu funktionieren, wenn du zu faul bist deine Gedanken aufzuschreiben oder dir Abkürzungen ausdenkst. Das ist ähnlich wie beim Sport. Vom Zuschauen werden wir einfach nicht fit.

Danach wird dieser Glaubenssatz mit den folgenden vier Fragen reflektiert:

1. Ist das wahr?
Ja oder nein? Sei ehrlich zu dir, es gibt hier kein richtig oder falsch.

2. Kannst du mit absoluter Sicherheit wissen, dass das wahr ist?
Schließe die Augen und <u>fühle</u>, ob das wirklich ganz sicher zu 100 Prozent und <u>immer</u> wahr ist. Gibt es vielleicht Ausnahmen? Dann kannst du dir nicht zu 100 Prozent sicher sein, dass dein Glaubenssatz immer wahr ist.

3. Wie reagierst du, wenn du diesen Gedanken glaubst?
Schließe die Augen und fühle, wie sich das anfühlt. Bist du angespannt? Spürst du den Stress, den dieser Gedanke in

dir auslöst oder bist du entspannt und friedlich? Wo im Körper spürst du den Stress? Lokalisiere ihn möglichst genau. Welche Bilder aus der Vergangenheit tauchen in dir auf, die mit diesem Gedanken in Verbindung stehen? Wie reagierst du, wie reagiert dein Körper?

4. Wer wärst du ohne diesen Gedanken?
Stell dir vor es gäbe diesen Gedanken nicht. Wie wäre dein Leben? Wäre es leichter? Hättest du noch Angst? Wäre dein Körper immer noch angespannt?

Und nun kehre den Gedanken um.
Ein Beispiel: Mögliche Umkehrungen für "Mein Partner liebt mich nicht." wären:
a)   **Umkehrung zu dir selbst:**
        "Ich liebe mich nicht."
b)   **Umkehrung zum anderen:**
        "Ich liebe meinen Partner nicht."
c)   **Umkehrung ins Gegenteil:**
        "Mein Partner liebt mich."

Könnten diese Sätze ebenso wahr sein? Fühle, was diese Sätze in dir auslösen. Wie fühlen sie sich an? Welche Gedanken kommen dir?

Nun suchst du drei konkrete Beispiele aus deinem Leben, wie jede dieser Umkehrungen ebenso wahr sein könnte. Bist du derjenige, der mit sich selbst nicht im Reinen ist? Sind deine Gefühle für deinen Partner vielleicht nicht mehr das, was sie mal waren? Gab es konkrete Situationen, in denen dein Partner dir seine Liebe gezeigt hat? Schreibe zu jeder Umkehrung drei konkrete Situationen aus deinem Leben auf, die zeigen, dass die jeweilige Umkehrung ebenso wahr sein könnte. Gib dich nicht mit einer Situation zufrieden. Unser Gehirn ist clever, mit einem einzigen läppischen Moment lässt es sich nicht abspeisen. Drei Beispiele überzeugen es normalerweise, aber du kannst auch mehr Beispiele suchen, wenn es noch nicht zufrieden ist.

Insbesondere, wenn es um unsere Beziehung zu anderen Menschen geht, sind die Anschuldigungen, die wir anderen gegenüber haben, oft sehr umfangreich. Wir haben häufig nicht nur einen Glaubenssatz über unser Gegenüber manifestiert. Andere sind faul, kritisch, unfair, arrogant, ignorant, desinteressiert und vieles andere mehr, was wir nicht mögen.

Wenn du The Work® machst, wirst du schnell spüren, dass das deine Schwächen sind, die du verleugnest, weil du nicht akzeptieren willst, dass du eben nicht perfekt bist. Der andere ist ok, so wie er ist. Er ist nur ein Spiegel deines eigenen Innenlebens, eine Projektion deiner Gedanken.

Ich habe meinem Mann in den letzten Jahren so einiges vorgeworfen. In meinen Augen kritisierte er mich ständig, versuchte mich andauernd zu verändern, setzte mich unter Druck irgendwas zu erreichen, was ich gar nicht wollte, hörte mir nicht zu, interessierte sich nicht für mich und meine Bedürfnisse. Ich konnte es ihm in meiner Welt einfach nicht recht machen. Weißt du wie schwer es mit diesen Überzeugungen ist bedingungslos zu lieben? Es ist im Prinzip unmöglich. Ich mochte alles, was er mochte, damit es keine Auseinandersetzung gab, die mir Ablehnung signalisierte. Abgrenzung kann mit diesen Gedanken der fehlenden Anerkennung nicht stattfinden. Es war wirklich schwer für mich mit diesen Gedanken zu leben und im Rückblick ist es kein Wunder, dass ich darüber krank

281

geworden bin. Als ich die Work zum ersten Mal machte, fiel all die Last von mir ab. Ich musste plötzlich niemand mehr sein, der ich nicht war. Das war eine unwahrscheinliche Erleichterung.

Denn die Realität ist, dass mein Mann mir jeden Tag sagt, dass er mich liebt. Dass er wirklich alles tut, um mir *meine* Wünsche zu erfüllen. Er kauft mir nicht nur schöne Dinge, sondern kocht uns beiden jeden Abend das beste Essen der Welt. Er kümmert sich liebevoll um mich, seine alte Mutter, ihr Haus und ihren Garten. Ich konnte studieren, wo immer ich wollte, ich durfte mich ausprobieren und kreativ sein. In meiner Berufswahl, in meiner Wohnortwahl und in meinen Interessen. Er hat mich immer unterstützt. Finanziell, ideel und moralisch. Es war ihm völlig egal, was ich tun wollte. Er hat mich immer ermutigt.

Die einzige, die sich ständig kritisiert hat, war ich selbst. Als ich das erkannt habe, war mein Leben leicht wie eine Feder. Ich bin ganz allein für mein Seelenleben, meine positiven und meine negativen Emotionen verantwortlich. Mein Gegenüber hat darauf überhaupt keinen Einfluss. Gleichzeitig habe ich auf das Seelenleben meines Gegenübers auch keinen Einfluss. Er oder sie macht das, was er oder sie für richtig hält. Aus dieser Erkenntnis heraus wird Abgrenzung und ein eigenes Leben überhaupt erst möglich.

Wir können dann ganz entspannt "Nein" sagen, wenn wir etwas nicht tun möchten. Wir können unseren Standpunkt vertreten, ohne uns angegriffen zu fühlen, weil jemand anderes einen anderen Standpunkt hat. Und wir können endlich im Frieden mit uns selbst sein.

Ich weiß, dass vor allem mein eigener Aha-Moment und

meine alten Gedanken und Glaubenssätze von außen etwas verrückt klingen. Von außen ist ja immer vieles anders. Ich bin sicher du hat auch deine skurilen Ecken, die du mit der Work ganz wunderbar ausfegen könntest. Wenn ich du wäre, würde ich mir jetzt eine halbe Stunde Zeit nehmen und es ausprobieren.

Du findest weitere Informationen über "The Work" im Internet auf www.thework.com/de. Hier kannst du dir auch sehr hilfreiche Arbeitsblätter ausdrucken, die deine Glaubenssatzarbeit hilfreich unterstützen.

Aktives Stressmanagement

"Zeit die wir uns nehmen, ist Zeit, die uns etwas gibt."
Ernst Ferstl

Im letzten Abschnitt habe ich bereits darauf aufmerksam gemacht, dass das Alleinsein und die physische Abgeschiedenheit notwendig ist, um einen klaren Kopf zu bekommen. Wenn du die Work praktizierst, wirst du Tag für Tag einen weiteren Schritt in diese Richtung gehen.

Die Work ist einfach großartig, aber sie ist selbstverständlich auch nicht das einzige was funktioniert. Neben ihr wirst du Methoden benötigen, die dich in regelmäßigen Abständen aus deinem Kopf in deinen Körper zurück holen können. Das bewusste Abschalten der Gedanken, Raum für Regeneration von Arbeit und Denken ist wichtig, um deinen Körper zur Ruhe zu bringen und ihm die Möglichkeit zu geben, sich selbst zu regulieren und zu erneuern.

Im Folgenden stelle ich dir ein paar Methoden vor, die nachweislich eine positive Wirkung auf unser Immunsystem haben. Anstelle von Fernsehen, Internet und sozialen Medien können sie neben dem Kochen zu einer Bereicherung für deinen Alltag und zu einer sinnvollen Freizeitgestaltung beitragen. Wichtig ist auch hier, dass du dich keinesfalls unter Druck gesetzt fühlst. Sei einfach offen und probiere aus, was dir Freude bereiten könnte. Jedes Hobby, bei dem du du selbst sein kannst und Freude empfindest, hilft. Und achte darauf, dass du dabei immer nette Menschen um dich hast.

Yoga

Die mehr als 5.000 Jahre alte indische Lehre des Yoga hat

in den letzten Jahren auch in der westlichen Welt an Beliebtheit gewonnen. Das moderne Yoga, das vor allem bei uns in Europa praktiziert wird, ist weniger eine spirituelle Lehre, sondern sehr oft eine körperbezogene Praxis, die das Ziel hat Körper, Seele und Geist in Einklang zu bringen.

Die Übungen (Asanas) leisten vor allem im Sinne des aktiven Stressmanagements einen Beitrag zur körperlichen, aber auch geistigen und persönlichen Entwicklung. Sie können ganz unabhängig von den spirituellen Ansichten und Weltanschauungen praktiziert werden. Viele Yogis finden erst nach Jahren zur spirituellen Seite des Yoga.

Yoga gibt es in zahlreichen Stilrichtungen, die sich in ihrer Intensität und auch in der Ausrichtung auf einzelne Funktionsbereiche des Körpers unterscheiden. Wer es eher sportlich mag, wird mit Power Yoga/Vinyasa sicherlich glücklicher als jemand, der intensive und aktive Regeneration sucht. Hier ist das regenerative Yin Yoga besser geeignet.

Die Wirkung von Yoga auf Körper und Geist ist heute sehr gut erforscht. In den USA gehört Yoga heute schon zu den fünf am häufigsten genutzten Komplementär- und Alternativtherapien.

Yoga hat Auswirkungen auf eine Vielzahl von Systemen in unserem Körper, besonders aber auf unser vegetatives Nervensystem, also den Teil unseres Körpers, der für die Stressreaktion verantwortlich ist. Durch die aktive Entspannung wird der Parasympathikus aktiviert und der Körper, wie auch der Geist, können sich entspannen. Regelmäßig praktiziert, hilft Yoga so den Cortisolspiegel zu senken, die komplexe Balance der stimmungsmachenden Neurotransmitter ins Gleichgewicht zu bringen und das Immunsystem zu stärken.

In einer kleinen Studie der Universität von Ohio mit 25 Langzeit-Praktizierenden und 25 Yoga-Anfängern konnte festgestellt werden, dass die Antwort des Körpers auf Stress bei regelmäßig praktizierenden Yogis deutlich schwächer ausfällt, als bei Anfängern. Die Ergebnisse der Untersuchung legen nahe, dass die regelmäßige Praxis auch die Entzündungsgeschehen im Körper reguliert und reduziert. Letztendlich führt Stress auch zu einem erhöhten Energieumsatz in den Mitochondrien, wodurch freie Radikale entstehen, die unsere Zellen beschädigen und so Entzündungsreaktionen und auch vorzeitiges Altern auslösen können.

Wer nie Yoga probiert hat, hält die Vielfalt der positiven Effekte, die dem Yoga zugeschrieben werden, vielleicht für übertrieben. Ich kann dir versichern, dass sie das nicht sind. Letztlich fällt alles auf die Fähigkeit des Körpers zurück, sich im Stress zu regulieren. Yoga gibt uns - wie auch autogenes Training, progressive Muskelentspannung, Tai Chi und QiGong - die Möglichkeit, die hormonelle und neuronale Kaskade zu aktivieren, die mit der Bremsung des sympathischen Nervensystems zusammenhängt. Diese Fähigkeit hat eine große Bedeutung für unseren Körper, die sich bei jedem anders zeigt. Das erklärt die Vielzahl der positiven Effekte des Yoga.

Yoga-Klassen kann man mittlerweile in jeder Volkshochschule, fast jedem Fitnessstudio und in vielen Sportvereinen und Yoga-Studios besuchen. Auch online finden sich sehr gute Anleitungen. Zum Teil werden sie auch von den Krankenkassen gefördert. Im Gegensatz zum Besuch in einem Yoga-Studio sind die Yoga-Kurse in Fitness-Studios und Sportvereinen meist nicht sehr spirituell ausgerichtet. Hier liegt der Fokus eher auf der körperlichen Praxis. Ein bisschen yogische Philosophie hat aber in den Yoga-Klassen, die ich bisher besucht habe, auch noch keinen Anfänger von der Matte gejagt. Im Gegenteil: sie fördert ebenso wie die Asanas und die Konzentration auf den Atem das aktive Wahrnehmen der eigenen Bedürfnisse.

Die meisten Yoga-Klassen dauern zwischen 60 und 90 Minuten und schon zwei Besuche pro Woche haben spürbare Effekte auf das Stresslevel und die Fähigkeit zu entspannen.

Als ich mit Yoga anfing, fand ich es ein bisschen schwierig in den Rhythmus und die Praxis zu finden. Ich war ehrgeizig und konnte meine eigenen Grenzen nur schwer akzeptieren. Nach einigen wenigen Stunden bin ich allerdings an dem Punkt gekommen, an dem die Yoga-Praxis ihre magische Wirkung entfaltete. Ich genieße es heute sehr mit einem völlig entspannten Gesicht und leerem Kopf nach der Klasse nach Hause zu radeln.

Ich weiß, dass Yoga heilt und, dass in den verschiedenen Yoga-Übungen und –Stilen für jeden etwas dabei ist. Es gibt keinen Grund es nicht wenigstens einmal auszuprobieren.

Yoga einfach zu Hause üben

In Deutschland hat sich YogaEasy als Marktführer in Sachen Yoga-Videos im Internet etabliert. Hier findest du eine riesige Auswahl an Videos mit den bekanntesten deutschen Yoga-Lehrern. Ich nutze die Plattform seit Jahren und finde das Angebot großartig.

Unter www.yogaeasy.de/allergiefrei kannst du einen Gutschein für vier Wochen kostenlos YogaEasy einlösen und Yoga einfach einmal für dich ausprobieren.

Naturerlebnisse

"Es gibt eine Kraft aus der Ewigkeit, und diese ist grün."
Hildegard von Bingen

Der Kontakt zur Natur ist für uns Menschen das natürlichste auf der Welt. Das Leben in geschlossenen Räumen, vollen Zügen, auf Autobahnen und in überfüllten Großstädten hat mit unserem natürlichen Umfeld überhaupt nichts mehr zu tun.

Das erkannte vor mehr als 35 Jahren auch das japanische Forstministerium und postulierte im Jahr 1982, dass eine Praxis namens shinrin yoku zu einem gesunden Lebensstil gehören müsse. Seither ist shinrin yoku auf dem Siegeszug um die Welt. Shinrin yoku bedeutet übersetzt so viel wie "Waldbaden" oder "Baden in der Waldluft" und meint das bewusste Aufsuchen und Genießen eines Waldes.

Wie du dir vorstellen kannst, wurde das Waldbaden in seiner Wirkung auf die menschliche Gesundheit von japanischen Wissenschaftlern mittlerweile intensiv untersucht. Die japanische Forschung zeigt, dass der Aufenthalt im Wald unser Stresslevel signifikant reduziert, Blutdruck und Blutzucker reguliert und unser Immunsystem nachhaltig stimuliert, indem die Bildung natürlicher Killerzellen angeregt wird. Dieses erhöhte Niveau natürlicher Killerzellen konnte bei Testpersonen übrigens sogar bis zu 30 Tage nach dem Waldbaden festgestellt werden. Schon eine halbe Stunde im Wald oder ein Wochenendausflug ins Grüne kann also über einen längeren Zeitraum wahre Wunder bewirken.

Für den positiven gesundheitlichen Effekt des Waldbadens werden derzeit verschiedene Mechanismen diskutiert. Den wesentlichen Anteil sollen laut der japanischen Forschung aber die ätherischen Öle der Bäume haben, die wir bei einem Waldbesuch riechen können. Der Wald kommuniziert also über seine Duftstoffe direkt mit unserem Körper und unserem Immunsystem. Ist das nicht beeindruckend? Die Natur ist eben auf eine Art und Weise funktional, die wir kleinen Menschlein nur sehr schwer überblicken können.

Der Aufenthalt in der Natur hat darüber hinaus auch andere positive Effekte auf unser Immunsystem. So brauchen wir das Sonnenlicht um Vitamin D zu bilden und das blaue Lichtspektrum des Tageslichtes als Zeitgeber für eine Reihe hormoneller Prozesse in unserem Körper. Zeitgeber sind Umwelteinflüsse, die auf unseren biologischen Rhythmus wirken. Licht ist einer der stärksten Zeitgeber für Menschen, Tiere und Pflanzen.

Auch beim Wandern kommen wir in Kontakt mit der Natur und können uns ganz auf den Weg konzentrieren, der vor uns liegt. Besonders eine Bergwanderung kann so fast meditative Züge annehmen. Je anstrengender der Aufstieg, desto wirksamer die Erfahrung. Wir konzentrieren uns ganz auf den Körper und können den Geist für kurze Zeit ausschalten. Wer zwischen 1.000 und 2.500 Höhenmetern unterwegs ist, fördert zudem die Erythropoese, das heißt, dass der Körper die dünnere Luft mit der Produktion von mehr sauerstofftransportierenden roten Blutkörperchen ausgleichen muss. Das stärkt nicht nur das Abwehrsystem, sondern den ganzen Körper.

Das Ursprünglichste, was du dir gönnen kannst, ist übrigens ein kleiner Camping-Trip oder sogar ein ganzer Camping-Urlaub. Schlaf an der frischen Luft, kein oder minimales künstliches Licht und ein Leben fern von WLAN und Fernsehen ist das, was wir über Generationen erlebt haben und woran wir optimal angepasst sind. In dieser Umgebung regenerieren wir von ganz allein.

Bewegung

Genau wie die Natur, ist Bewegung zentraler Bestandteil unseres menschlichen Daseins. Optimal ist natürlich die Bewegung in der Natur, aber auch Bewegung im Fitness- oder Yogastudio ist gut. Noch in den 50er Jahren sind wir täglich im Durchschnitt mehrere Kilometer am Tag gelaufen. Heute kommen viele von uns kaum noch auf ein paar hundert Meter. Dabei sorgt Bewegung dafür, dass wir Stress abbauen, Endorphine produzieren und Dopamin ausschütten. Mindestens dreimal pro Woche 30 Minuten Bewegung solltest du also einplanen, damit es dir und deinem Körper gut geht. Am effektivsten ist übrigens Kraftsport.

Bewegung hilft uns auch dabei zu entgiften, unsere Atemfrequenz wird erhöht, was das schnellere Abatmen von Giftstoffen ermöglicht, Fett wird verbrannt - sofern wir nicht mit Zucker und Kohlenhydraten nachladen - und über den Schweiß und unsere Haut können wir ebenfalls Giftstoffe entsorgen.

Für alle die mit psychischen Beschwerden zu kämpfen haben, hat Bewegung noch einen anderen Effekt. Eine Meta-Studie der angesehenen Cochrane Gruppe, die regelmäßig den weltweiten Stand der Wissenschaft auswertet, kam zu dem Schluss, dass Bewegung genauso effektiv ist, wie Antidepressiva. Es gibt also auch hier keinen Grund auf Pillen zu setzen.

Schlaf

Auch ein gesunder Schlaf ist nicht mehr selbstverständlich. Erwachsene Menschen benötigen davon zwar nicht so viel, wie Kleinkinder und Senioren, aber regelmäßig sieben bis acht Stunden Schlaf sind durchaus sinnvoll. Im Schlaf regeneriert sich unser Körper, wichtige Reinigungsprozesse werden durchgeführt und sogar unser Gehirn soll sich von unnötigem Ballast befreien, während wir an der Matratze lauschen. Für einen gesunden Schlaf ist es wichtig, dass du rund eine Stunde vorher sämtliche elektronischen Geräte ausschaltest, der Raum gut abgedunkelt und kühl ist und die wesentlichen Störquellen ausgeschaltet sind.

Manche Menschen reagieren auch sehr empfindlich auf Strahlung, wie das WLAN-Signal oder den Funk vom drahtlosen Telefon. Selbst die Telekom warnt vor der

Strahlenwirkung dieser Geräte. Es ist sinnvoll beides so oft wie möglich auszuschalten.

Das wichtigste Hormon für einen guten Schlaf ist Melatonin. Melatonin wird aus der Aminosäure Tryptophan gebildet, das wir aus eiweißreichen Lebensmitteln erhalten. Eine eiweißarme, vegetarische Ernährung kann also auch auf diesem Wege unsere normalen körperlichen Funktionen beeinträchtigen.

Außerdem ist die Bildung von Melatonin vom Lichteinfluss abhängig. Bei Tageslicht wird kein Melatonin gebildet, was dazu führt, dass wir wach bleiben. Das ist eine der Schwierigkeiten bei Schichtdienst und Arbeitsschichten, die morgens enden. Hier hilft eine orange Blaufilterbrille, die bei Einbruch des Tages das blaue Licht filtert und so die Melatoninproduktion trotzdem ermöglicht.

Den gleichen Effekt wie Tageslicht, hat das blaue Licht, das von unseren Smartphones, Tablets und Fernsehgeräten ausgeht. Es kann die Bildung von Melatonin beeinträchtigen und das einfache Einschlafen verhindern.

Schritt für Schritt zum Ziel

"Der Mensch baue seinen Leib als ein wohnliches Haus,
damit die Seele gern darin wohnt."
Hildegard von Bingen

Eine Ernährungsumstellung, die veränderung des Lebensstils und die Arbeit an der eigenen Gefühls- und Gedanken-
welt ist kein Wettbewerb. Auch wenn der Erfolg davon
abhängt, wie viele Komponenten du letztlich umsetzt, muss
die Veränderung nicht von heute auf morgen stattfinden.
Wir Menschen sind alle unterschiedlich. Dem einen gelingt
der radikale Umschwung, andere brauchen Zeit und gehen
lieber Schritt für Schritt vor. Fest steht für beide Typen,
dass es Zeit braucht, bis dein Körper sich wieder in Balance
befindet.

Ich weiß, dass dir manche der Veränderungen, die hier
vorgeschlagen werden, unmöglich vorkommen. Du hast
keine Zeit zu kochen, dein Job ist stressig und der Haushalt
macht sich auch nicht von allein. Vielleicht musst du auch
Angehörige pflegen oder hast kleine Kinder zu Hause, die
dich fordern. Umso wichtiger ist es, dass du den Fokus
wieder etwas mehr auf dich richtest und dir das erlaubst,
was du brauchst, um gesund zu sein. Ohne deine Gesundheit kannst du für niemanden da sein. Nicht für deinen
Trainingspartner, deine pflegebedürftige Mutter oder deine
Kinder.

Leider gibt es auf dem Weg auch keine Abkürzung. Kein
Nahrungsergänzungsmittel kann die Ernährungsumstellung
und die Änderung des Lebensstils ersetzen. Es geht nicht
darum die Symptome zu unterdrücken und den Körper
mundtot zu machen, wie das leider in der konventionellen

Medizin allzu gerne gemacht wird. Die Ursache muss behoben werden. Nur dann ist echte Heilung möglich.

Medizin aus der Natur für ein gesundes Immunsystem

Naturheilkundliche Verfahren unterstützen den Körper bei seiner Fähigkeit sich selbst zu heilen. Sie greifen nicht, wie viele schulmedizinische Methoden, in die Regelkreisläufe des Körpers ein und blockieren Rezeptoren oder bestimmte Prozesse, die Beschwerden verursachen.

Wie auch bei der Ernährungs- und Ordnungstherapie, helfen keine Mittel oder Methoden allein. Sie sind immer im Kontext aller Maßnahmen zu sehen. Im Folgenden möchte ich nur auf zwei Methoden eingehen. Zum einen die ergänzende Nährstofftherapie, die dafür sorgen kann, dass du trotz einer beschädigten Darmschleimhaut alle Nährstoffe erhältst und die Bakterienkulturen in deinem Darm unterstützt. Zum anderen findest du hier auch Kräuter, Tees und ätherische Öle, also Therapeutika aus der Phytotherapie, die deine Beschwerden lindern und deinen Körper bei der Heilung unterstützen können.

Wie bei der Ernährung, ist es leider auch hier im Rahmen dieses Buches nicht möglich einen konkreten Plan zu entwerfen, der dir persönlich hilft. Menschen sind Individuen und ich bin der Ansicht, dass die Gestaltung der Medikation - und um nichts anderes geht es hier - durch einen Therapeuten erfolgen sollte.

Nährstofftherapie

Sich in dem Dschungel der Pillen und Pulver zurecht zu finden ist nicht ganz einfach und das weiß auch die Werbeindustrie. Nahezu wöchentlich erscheinen neue Wunderkuren für den Darm, die noch besser formuliert sind und dir noch mehr Bakterien liefern sollen. Nicht alles davon ist haltbar und hilft dir. Viele Produkte helfen vor allem dem Hersteller. Ich weiß, dass es einfach ist zu glauben, dass man nur dieses oder jenes Mittel braucht und schon ist morgen alles wieder gut. Seit den 60er Jahren versucht uns ein riesiger Apparat an Werbern und Pharmareferenten dieses Märchen zu verkaufen. Und viele, viel zu viele, fallen tagtäglich darauf herein.

Kein Mittel ersetzt dir einen vernünftigen Lifestyle, der deine Gesundheit fördert und nicht fordert.

Doch auch wenn viel Unsinn erhältlich ist, so gibt es doch einige wirklich gut erforschte und sichere Nahrungsergänzungsmittel, die zur Unterstützung eines gesunden Darms, zur Senkung des Entzündungsniveaus und zur Modulation des Immunsystems eingesetzt werden können.

Die Nahrungsergänzungsmittel, die im Folgenden vorgestellt werden, wurden nach ihrer wissenschaftlichen Validität, physiologischen Sinnhaftigkeit und den Erfahrungen aus der Praxis an mir und meinen Klienten ausgewählt.

Da die Ursachen für einen undichten Darm so unterschiedlicher Natur sein können, sprechen auch die Nahrungsergänzungsmittel verschiedene Anwendungsbereiche an. Ich habe sie nach den wesentlichen oben beschrieben Ursachen gegliedert, muss aber dazu sagen, dass sie sich nicht immer ganz abgrenzen lassen. Ein guter Therapeut wird das anhand einer kinesiologischen Austestung, einer Antlitzdiagnostik oder ähnlichen Verfahren für dich entscheiden können.

Wichtig ist, dass du auf qualitativ hochwertige Produkte in pharmazeutischer Qualität zurück greifst und nicht das billigste kaufst, was du bekommen kannst. Meine Erfahrung ist, dass Pulver oft besser verträglich sind als Kapseln, die oft mit Füll- oder Zusatzstoffen gefüllt werden, die den Herstellungsprozess vereinfachen.

Die wichtigsten Supplemente sind:

Zur Stärkung des Immunsystems
- Omega-3 Fischöl
- Vitamin D3
- Zink
- Vitamin C
- Kolostrum
- L-Methionin und Vitamin B6

Zur Förderung der Verdauung und Darmgesundheit
- L-Glutamin
- Weihrauch
- Curcuma
- Probiotika
- Bitterstoffe
- Betain HCL

Zur Förderung der Resilienz bei Stress
- Rhodiola rosea

Für eine gesunde Psyche
- Essenzielle Aminosäuren
- Tryptophan oder 5-HTP

Supplemente zur Stärkung des Immunsystems

Omega-3 Fisch- oder Algenöl
Im Prinzip empfiehlt sich ein gutes Fisch- oder Algenöl für jeden, der sein Immunsystem positiv unterstützen und das Entzündungsniveau im Körper senken möchte. Mittlerweile sind gute Produkte am Markt erhältlich, die nicht nach Fisch schmecken und aus nachhaltiger Fischerei stammen (z.B. Norsan). Auch gute Algenöle sind für Vegetarier und Veganer erhältlich. Die paar Euro extra lohnen sich im Vergleich zum Produkt aus dem Drogeriemarkt durchaus.

Vitamin D3
Vitamin D3 ist eigentlich kein Vitamin, sondern ein Hormon, das überwiegend in unserer Leber gebildet wird, wenn unsere Haut in Kontakt mit Sonnenlicht kommt. Einen kleineren Teil Vitamin D3 erhalten wir aus der Nahrung. Fisch und Milchprodukte von artgerecht gehaltenen Weidetieren enthalten beispielsweise Vitamin D3. Im Vergleich zur Eigensynthese ist die Zufuhr aus der Nahrung jedoch sehr gering.

Vitamin D3 spielt eine wichtige Rolle in sämtlichen Immunprozessen und ist wichtig für das Bindegewebe und den Knochenstoffwechsel. Vitamin D3 bindet an Rezeptoren an unseren Mastzellen, stabilisiert sie und hemmt ihre Aktivität. Es ist außerdem an der Glutathion-Synthese beteiligt und schützt als potentes Antioxidans unsere Zellen vor freien Radikalen, den Abfallprodukten unseres Energiestoffwechsels.

Leider ist eine ausreichende Vitamin D3 Versorgung heute nicht mehr selbstverständlich. Wir halten uns zu viel in geschlossenen Räumen auf und essen nur wenig Fisch.

Einige Untersuchungen gehen davon aus, dass über 85 Prozent der Deutschen einen zu niedrigen Vitamin D3 Spiegel aufweisen. Wer sich im Sommer viel an der frischen Luft aufhält und die Vitamin D3 Synthese nicht mit mineralölhaltigen Sonnencremes verhindert, kommt normalerweise gut durch den deutschen Winter. Leider gelingt das heute nicht mehr vielen Menschen. Dann ist die Supplementierung vor allem in den Sommermonaten sinnvoll.

Da Vitamin D3 Präparate belastend für die Leber sind, sollte vorher der Status über eine Blutuntersuchung unbedingt geprüft werden. Der Test ist bei den meisten Hausärzten erhältlich, muss allerdings selbst bezahlt werden und kostet <20 EUR.

Zink

Zink ist eng mit Immun- und Heilungsprozessen verbunden und fördert die Wiederherstellung einer gesunden Darmschleimhaut. Wer unter Allergien leidet, benötigt besonders viel Zink. Anzeichen für einen erhöhten Zinkverbrauch sind weiße Flecken auf den Fingernägeln und frühzeitiges Ergrauen. Beides kann in manchen Fällen durch Knochenbrühe oder eine Zinksupplement (<50mg/d) rückgängig gemacht werden. Ja, sogar die grauen Haare!

Vitamin C

Vitamin C ist als wichtiger Bestandteil unseres Immunsystems weit bekannt. Neben der Stärkung des Immunsystems an sich, ist Vitamin C auch beim Abbau von Histamin beteiligt. Die Einnahme von Vitamin C wirkt also nicht nur stärkend, sondern kann vor allem auch Symptome der Histaminintoleranz deutlich reduzieren.

Linus Pauling, einer der Pioniere der Mikronährstofftherapie mit Vitamin C, hat es in Dosen bis zu 15g eingesetzt. Vitamin C kann als Pulver, Kapsel oder auch intravenös verabreicht werden. Letzteres findet vor allem in der Krebstherapie begleitend Anwendung.

Die Dosen, in denen Vitamin C verabreicht werden kann, müssen individuell ausgetestet werden. In hohen Dosen führt Vitamin C zu Durchfall. Dann wird die Dosis auf ein verträgliches Maß reduziert.

Achtung: Synthetisches Vitamin C wird oft aus Schimmelpilzen gewonnen. Das belastet das Immunsystem zusätzlich. Besser sind natürliche Vitamin C-Präparate, zum Beispiel aus der Acerola-Kirsche. In meiner Wahrnehmung setzt bei natürlichen Vitamin C Quellen die Wirkung auch früher ein.

Kolostrum
Kolostrum ist die erste Milch, die ein Säugetier nach der Geburt des Nachwuchses bildet. Sie ist reich an Immunglobulinen (IgG, IgM, IgA), die das Immunsystem stärken und beim Neugeborenen dazu beitragen, dass das Immunsystem richtig ausgebildet wird. Auch deshalb ist das Stillen für den menschlichen Nachwuchs so wichtig. Die Immunglobuline überstehen die Vorgänge im Verdauungstrakt weitgehend unverändert und haben deshalb unmittelbar stärkende Effekte auf die darmeigene Immunabwehr. Zudem unterbindet Kolostrum unerwünschtes Bakterienwachstum.

Zur generellen Steigerung der Immunabwehr kann Kolostrum in Dosen von 300-900mg pro Tag eingenommen werden. Die Einnahme von Kolostrum-Präparaten empfiehlt sich nicht bei einer bekannten Allergie auf Milcheiweiß oder bei Laktoseintoleranz.

L-Methionin und Vitamin B6

L-Methionin ist eine Aminosäure, die in unserem Körper wesentlich zur Entgiftung von Schwermetallen und überschüssigem Histamin beiträgt. Sie wirkt außerdem als Antioxidans und trägt zur Bioverfügbarkeit von Selen bei. Ihr Co-Faktor ist das Vitamin B6, das sinnvoller Weise gemeinsam eingenommen werden sollte. Einige Präparate enthalten auch diese Kombination. Zur Förderung der Entgiftung und des Abbaus von Histamin werden Dosen von 200mg bis 1000mg pro Tag zwischen den Mahlzeiten eingenommen.

Eine Alternative dazu stellt der Metabolit aus L-Methionin SAMe dar. Insbesondere bei neurologischen Beschwerden hat sich in Doppelblindstudien gezeigt, dass die Gabe von 1600-3200mg SAMe pro Tag erfolgreicher ist, als die Verabreichung von Anti-Depressiva (Escitalopram).

Achtung: Synthetische B-Vitamine werden oft aus Hefepilzen gewonnen, die eine Belastung für das Immunsystem des Allergikers darstellen können. Im Zweifel bekommst du beim Hersteller Auskunft über den Ausgangsstoff.

Supplemente für einen gesunden Darm

L-Glutamin

L-Glutamin ist eine Aminosäure, die wir normalerweise aus unserer Nahrung erhalten. Es ist essenziell bei der Bildung und Erhaltung von Zellen und Zellsystemen. Insbesondere solche Zellen, die sich oft teilen, wie die des Immunsystems oder der Schleimhaut des Dünndarms, benötigen ausreichend L-Glutamin. Weiterhin spielt L-Glutamin eine wichtige Rolle bei der Biosynthese von Glutathion, einem wichtigen Antioxidans.

Eine Supplementierung mit L-Glutamin unterstützt die Heilung der Darmschleimhaut und verbessert so die Barrierefunktion des Darms.

Eine ausgezeichnete natürliche Quelle für Glutamin und andere wichtige Nährstoffe ist auch hier wieder die Knochenbrühe, auf die ich bereits hingewiesen habe. Ich ziehe sie jeglicher Supplementierung mit Pulvern vor.

Darüber hinaus wird L-Glutamin auch in Pulver- oder Kapselform angeboten. Derzeit gibt es keine Hinweise darauf, dass es in größeren Mengen schädlich sein könnte. In Studien wurde die Unschädlichkeit bis zu 14g pro Tag bestätigt. Zur Unterstützung der Heilung der Darmschleimhaut werden gemeinhin 2-10g L-Glutamin pro Tag empfohlen.

Einige Menschen reagieren auf die Supplementierung mit L-Glutamin ungünstig. Dann empfiehlt sich ein langsames Einschleichen der Supplemente, das Ausprobieren eines anderen Produktes oder, wie bereits erwähnt, Knochenbrühe.

Weihrauch (Boswellia serrata oder Boswellia carterii)
Weihrauch gehört zu den ältesten Heilmitteln, die wir kennen. Aufgrund seiner großen Heilkraft war und ist es in der Naturheilkunde sehr beliebt. Nicht umsonst brachten die drei Könige zur Geburt Jesu Weihrauch, Myrrhe und

Gold, was den Wert von Weihrauch schon vor Jahrtausenden unterstreicht. Weihrauch wird heute überwiegend im Jemen, in Indien und in Eritrea aus dem Harz des Weihrauchbaumes gewonnen. Wurde früher der erste Schnitt verworfen und nur die qualitativ hochwertige dritte Ernte verwendet, wird heute alles vermarktet. Es lohnt sich hier also besonders auf Qualität zu achten.

Weihrauch wird auch in der ayurvedischen Medizin wegen seiner anti-entzündliches Eigenschaften eingesetzt und ist deshalb vor allem für Patienten mit entzündlichen Darmerkrankungen, Rheumatoider Arthritis, Osteoarthritis und Asthma interessant. Auch wenn die klinischen Studien mit Boswellia serrata derzeit keine einheitlichen Aussagen über den Nutzen machen, spricht die Tatsache, dass Weihrauch im Gegensatz zu nicht-steroidalen Entzündungshemmern keine Nebenwirkungen hat, für einen Versuch mit entsprechenden Nahrungsergänzungen.

Für Kinder über 12 und Erwachsene werden Dosen von 900 mg bis 3600 mg/Tag zur Therapie vor allem chronisch-entzündlicher Darmerkrankungen genutzt.

Curcuma
Curcuma hat in den letzten Jahren viel mediale Aufmerksamkeit erfahren. Seine entzündungshemmende Wirkung zeigt in einer Vielzahl von Studien positive Ergebnisse bei der Behandlung von entzündlichen Darmerkrankungen, Bauchspeicheldrüsenkrebs und bei der Unterstützung der Entgiftung von Zellen. Darüber hinaus reduziert der Wirkstoff Curcumin die unerwünschten Nebenwirkungen von nicht-steroidalen Schmerzmitteln (Ibuprofen, Diclofenac etc.) im Magen-Darm-Trakt, die er bei ausreichender Dosierung sogar ersetzen kann.

Es wird in einer Dosierung von 500-1500mg als Nahrungsergänzung eingesetzt.

Probiotika
Probiotika sind in der Regel lebende Bakterien oder Pilze, die sich bei Einnahme im Darm des Menschen ansiedeln können, um positive gesundheitliche Wirkung auszuüben. Sie bilden die Gesamtheit unserer "guten" Bakterien. Zum Teil werden für industrielle Produkte auch abgetötete Organismen genutzt. "Gute" Bakterienkulturen sind wichtig für die Verdauung, den Schutz unserer Darmschleimhaut und um ungünstige Hefen, Pilze und Bakterien in Schach zu halten. Der Einsatz von Probiotika ist insbesondere bei Allergien hilfreich und kann diese nachweislich lindern. Auch Asthma lässt sich durch eine Probiotika-Therapie positiv beeinflussen.

Zu den bekanntesten Probiotika zählen Lactobazillen (Milchsäurebakterien), Enterokokken, Bifidobakterien und Hefepilze.

Probiotika können künstlich in Kapselform oder auch über Lebensmittel konsumiert werden, wie du bereits weißt. Klassische Probiotika sind beispielsweise echter Joghurt, nicht-pasteurisiertes Sauerkraut oder die Erfrischungsgetränke Kwas, Kombucha oder Wasserkefir. Auch pestizidfrei hergestelltes Gemüse, das nicht allzu gründlich gewaschen wurde, kann über die darauf siedelnden Bakterien probiotische Wirkung haben. Regelmäßig genossen, sind diese natürlichen Lebensmittel effektiver und auch sicherer als jedes industriell gewonnene Probiotikum, das du kaufen kannst.

Weitere Probiotika beziehen wir aus unserer Umwelt, z.B. durch die Tiere, die mit uns leben, über Kontakt zur Erde beim Gärtnern und andere Kontakte mit der Natur. Sie sind also ein ganz selbstverständlicher Bestandteil unserer Umwelt und müssen im Normalfall nicht über Kapseln und Therapeutika zugeführt werden.

Aktuell können wir keine generellen Aussagen über den Nutzen von industriellen Probiotika machen, da die Forschung sich in diesem Bereich noch ganz am Anfang wähnt. Wir wissen schlicht noch nicht, welche Bakterienstämme für uns welchen Nutzen erfüllen und ob der gleiche Stamm für jeden Menschen gleich wirkt. Es ist zum Beispiel davon auszugehen, dass unsere individuelle Bakterienbesiedlung einen ganz individuellen Grund hat. So wäre es beispielsweise denkbar, dass wir an bestimmten Orten der Welt bestimmte Bakterienstämme in und auf uns haben, weil sie uns an genau diesem Ort besonders hilfreich sind. All diese Fragen sind noch nicht beantwortet. Wir wissen aktuell nur, dass z.B. die indigenen Stämme der Hadza oder !Kung in Afrika ein anderes Mikrobiom aufweisen, als die Bewohner der Karpaten, US-Amerikaner oder auch Nordeuropäer. Welche Bedeutung das aber für unsere Gesundheit hat, haben wir noch längst nicht verstanden.

Nicht für jeden Menschen ist die Einnahme von Probiotika sinnvoll und es gibt eine Reihe von Gründen keine industriellen Probiotika zu konsumieren. So können einige Bakterienstämme zu einer ungünstigen Verschiebung der TH1/TH2 Balance führen und das Immunsystem so ungünstig verschieben. Andere Probiotika können zu einer vermehrten Freisetzung von Histamin im Darm führen.

Bei einer Fruktosemalabsorption ist zudem auf die Zutatenliste der Produkte zu achten, da fruktosereiche Zutaten häufig Verwendung finden. Wer unter einer schwachen Verdauung leidet oder über Jahre seine Magensäureproduktion medikamentös beeinflusst hat, sollte ebenfalls mit einem erfahrenen Therapeuten zusammen arbeiten.

Solltest du dich für die zeitweise Supplementeirung entscheiden, dann gilt Folgendes zu beachten. Ein gutes Probiotikum sollte mindestens 10 Milliarden (10^9) vermehrungsfähige Keime enthalten.

Folgende Stämme sollten mindestens enthalten sein:
- Lactobacillus acidophilus
- Lactococcus lactis
- Enterococcus faecium
- Bifidobakterium bifidum
- Lactobacillus casei
- Lactobacillus salivarius

Übrigens ist die Einnahme von Probiotika nur erfolgreich, wenn die Bakterienkulturen auch ausreichend Nahrung zur Vermehrung erhalten. Dabei helfen dir Präbiotika, auch bekannt als Ballaststoffe. Gute Ballaststofflieferanten sind Samen, Gemüse oder Kokos.

Histaminsenkende Probiotika
Für Histaminintolerante ist die Einnahme von Probiotika eine schwierige Angelegenheit. Zwar ist der Darm in den meisten Fällen in Mitleidenschaft gezogen, aber die Einnahme von Probiotika ist nicht immer gut verträglich, da viele Bakterienstämme biogene Amine wie Histamin oder Tyramin bilden.

Biogene Amine werden vor allem gebildet von:

- Lactobacillus casei (TISTR 389) (Tyramin und Histamin)
- Lactobacillus delbrueckii subsp. bulgaricus (TISTR 895) (nur Histamin)

Keine biogenen Amine bilden hingegen:
- Lactobacillus acidophilus
- Lactobacillus lactis subsp. lactis
- Lactococcus lactis subsp. lactis
- Lactobacillus plantarum

Empfohlene Probiotika bei HIT

Lactobacillus reuteri ist an der Konvertierung von Histidin zu Histamin beteiligt. Dieses Histamin sorgt für einen Anstieg von cAMP und dient damit der Linderung von Entzündungsgeschehen im Körper. Das unterstützt die These, dass nicht alles Histamin schlecht ist. Im Gegenteil: es ist eines der wichtigsten Entzündungsbotenstoffe, die wir brauchen um heilen zu können. Eine vollständig histaminfreie Ernährung scheint auch aufgrund dieses Gesichtspunktes nicht sinnvoll.

Lactobacillus rhamnosus scheint bei Menschen mit einer Histaminintoleranz gut vertragen zu werden und wird von Betroffenen in zahlreichen Foren gern weiter empfohlen. Eine Gen-Studie aus Helsinki kam 2011 zu dem Schluss, dass Lactobacillus rhamnosus GG und L. rhamnosus Lc705 in der Lage sind Gene zu unterdrücken, die die allergiebezogene Mastzellenaktivierung steuern und die entzündliche Immunantwort auslösen.

Saccharomyces boulardii ist eine probiotisch wirkende Hefe, die bei Durchfallerkrankungen und präventiv bei

Antibiotika-begleitendem Durchfall eingesetzt wird. Auch diese Hefe wird von HIT Betroffenen oft sehr gut vertragen. Saccharomyces boulardii ist leicht erhältlich, gut untersucht und hat nachgewiesener Maßen eine Reihe positiver Eigenschaften auf die Gesundheit der Darmschleimhaut und unsere Immunantwort im Darm.

Dazu gehören:

- antitoxische Effekte gegen Chlostridium difficile, Cholera Toxine und E.coli
- Erhaltung der Kittleisten zwischen den Zellen der Darmschleimhaut
- Bakterien binden an Saccharomyces boulardii, was den Verbleib im Darm verlängert
- Modulation der intestinalen Bakterienflora
- Metabolische Aktivität: Saccharomyces boulardii erhöht die kurzkettigen Fettsäuren, was zur normalen Darmfunktion beiträgt
- Saccharomyces boulardii erhöht die sIgA Level und stärkt damit die Abwehrkräfte im Darm
- Saccharomyces boulardii reagiert auf Zellsignale und reduziert die Synthese von Zytokinen (Entzündungsbotenstoffe)
- Anregung der Magen- und Verdauungssäfte

Verdauungsfördernde Pflanzenextrakte

In der Phytotherapie gibt es eine Reihe von Extrakten, die förderlich auf eine gesunde Verdauung wirken. Viele Pflanzen und insbesondere Kräuter oder Gewürze regen nicht nur die Bildung von Magensäure, sondern auch die Enzymproduktion und –freisetzung an. Am Markt sind aktuell Pflanzenextrakte zur Darmreinigung oder zur Anregung der

Verdauungs- und Entgiftungsleistung erhältlich, die ich persönlich den mechanischen Hydro-Colon-Therapien (Darmspülung) vorziehe.

Bitterstoffe
Die wichtigste Funktion im Bereich der Verdauungsförderung nehmen jedoch Bitterstoffe ein. Bitterstoffe werden seit jeher in der Naturheilkunde und Pflanzenheilkunde zur Förderung der Verdauungsaktivität genutzt. Interessant ist, dass besonders die Leute, die diese Lebensmittel nicht mögen, sie am ehesten brauchen. Aber keine Sorge: man gewöhnt sich sehr schnell daran und entwickelt sogar eine Vorliebe dafür, sobald sich ein besseres Wohlbefinden einstellt.

Bitterstoffe

- regen die Produktion von Magensäure und Pepsin an,
- fördern die Ausschüttung von Gastrin (ein Hormon, dass die Produktion von Magensäure anregt),
- verbessern die Beweglichkeit der Gallenblase und
- bereiten die Bauchspeicheldrüse auf die Mahlzeit vor.

Folgende bittere Lebensmittel eigenen sich gut als kleine Vorspeise um die Magensäureproduktion anzuregen:
- Bittere Salate, wie Rucola, Chicorée, Endiviensalat, Friseé, Radicchio, Löwenzahn
- z.B. mit Grapefruit, Ananas oder einem Zitronen-/Essigdressing

Auch ein kleines Glas Wasser mit einer halben Zitrone oder ein kleines Schnapsglas mit Apfelessig vor dem Essen kann die Verdauung anregen. Wenn du den Verdacht hast, dass du zu wenig Magensäure bildest, dann ist es sinnvoll hier anzufangen.

Besonders verdauungsfördernd wirken die Extrakte (z.B. als Pflanzenfrischsaft von Schoenenberger) aus:
- Löwenzahn
- Birke
- Brennnessel und
- Zinnkraut
- Schwarzrettich

Als Ergänzung dazu gibt es auch einige Präparate, die in Tropfenform vor oder auch nach den Mahlzeiten eingenommen werden können (z.B. Retterspitz Innerlich, Iberogast).

Sie enthalten meist ein oder mehrere der folgenden Kräuter:
- Enzian
- Tausendgüldenkraut
- Bitter- oder Fieberklee
- Kalmus
- Engelwurz
- Benediktenkraut
- Galgant
- Gelbwurz

Im Reformhaus ist auch ein Heilpflanzensaft aus Wermut erhältlich, der die Magensäureproduktion anregt. Bevor mit den folgenden Kapseln probiert wird, bilden diese natürlichen Mittel einen sicheren Anfang und können schon deutliche Verbesserungen bewirken.

Betain HCL (Betainhydrochlrid)
Betain HCL ist ein Wirkstoff, der bei einem Mangel an Magensäure eingesetzt wird. Es fördert die Produktion von Magensäure und damit die Aufspaltung der zugeführten Nahrung sowie die Produktion von eiweißspaltenden Enzymen.

Die Dosis der Kapseln wird schrittweise erhöht bis die gewünschte Wirkung einsetzt. Eine Therapie von 3-6 Monaten kann die eigene Magensäureproduktion bei einer Umstellung der Lebens- und Ernährungsgewohnheiten wieder soweit herstellen, dass auf die Supplementierung verzichtet werden kann.

Supplemente zur Förderung der Resilienz

Rhodiola rosea
Rhodiola rosea ist eine Pflanze, die in der traditionellen Heilkunst Russlands und Skandinaviens bereits seit vielen Generationen genutzt wird. Sie enthält einen ganzen Blumenstrauß an Wirkstoffen, die zu mehr Resilienz und einer erhöhten kognitiven Leistungsfähigkeit beitragen. Dazu gehören Flavonoide, Terpene und Phenolsäuren.

Dieser Wirkstoffkomplex wirkt hemmend auf Zytokine, die Botenstoffe, die für Entzündungen in unserem Körper verantwortlich sind. Rhodiola rosea wird in Tagesdosen von 200mg zwischen den Mahlzeiten eingenommen.

Supplemente für eine gesunde Psyche

Ein wesentlicher Teil unserer Neurotransmitterproduktion findet auch im Darm statt. Ist der Darm nicht im Gleichgewicht, können auch wichtige Neurotransmitter, wie Serotonin und Dopamin nicht immer in ausreichender Menge hergestellt werden. Zu wenig Serotonin im Blutkreislauf kann nicht nur zu Depressionen, Motivations- und Antriebslosigkeit führen, sondern auch den Schlaf beeinträchtigen.

Bei anhaltenden Verdauungsstörungen trotz FODMAP-armer Ernährung kann die Supplementierung mit L-Tryptophan oder essenziellen Aminosäuren in Betracht gezogen werden.

Essenzielle Aminosäuren

Aminosäuren sind die Bausteine aus denen Eiweiße zusammengesetzt werden. Sie bilden damit die Grundlage des Lebens und aller Strukturen, Hormone und Neurotransmitter in unserem Körper. Aus unserer Nahrung können wir, sofern sie ausreichend Eiweiß enthält, 19 verschiedene Aminosäuren beziehen, die in unserem Körper in über 50.000 Kombinationen zusammengesetzt werden können.

Für Erwachsene sind acht Aminosäuren essenziell, d.h. sie müssen mit der Nahrung aufgenommen werden. Bei einer vegetarischen oder gar einer veganen Ernährung treten hier häufig Engpässe auf, vor allem, wenn sie mit Nahrungsmittelunverträglichkeiten einhergehen. Ein Präparat mit den essenziellen Aminosäuren kann hier Abhilfe schaffen.

Die acht essenziellen Aminosäuren sind:
- L-Leucin
- L-Valin
- L-Isoleucin
- L-Lysin
- L-Phenylalanin
- L-Threonin

- L-Methionin
- L-Tryptophan

Die Aminosäure L-Histidin ist semi-essenziell und sollte für Kinder und Senioren zusätzlich in Erwägung gezogen werden. Vorsicht ist auch hier bei Histaminintoleranz geboten: L-Histidin wird zu Histamin umgebaut.

L-Tryptophan oder 5-HTP (5-Hydroxitryptophan)
Tryptophan ist die Aminosäure, die wir zur Bildung von Serotonin und damit auch zu Melatonin benötigen. 5-HTP ist ein Syntheseschritt von Tryptophan zu Serotonin. Beide Substanzen sind als diätetisches Lebensmittel erhältlich und wirken gegen Depressionen und Schlafstörungen. Normaler Weise werden sie am Abend, mindestens zwei Stunden nach dem Abendessen in Dosen von 500-1000mg zusammen mit einem kohlenhydrathaltigen Getränk eingenommen.

Die überwiegende Mehrheit verträgt Tryptophan besser als 5-HTP. Das sollte zusammen mit einem Therapeuten ausgetestet werden. L-Tryptophan darf in keinem Fall ohne ärztliche Aufsicht in Kombination mit Serotonin-Wiederaufnahme-Hemmern (SSRI) oder MAO-Hemmern eigenommen werden. Bei Schlafstörungen trotz SSRI kann Melatonin eine gute Option sein.

Phyto- und Aromatherapie

"Gegen jede Krankheit ist ein Kraut gewachsen."
Pfarrer Sebastian Kneipp

Tees

Sicherlich kannst auch du dich noch erinnern, dass du als Kind bei Durchfall schwarzen Tee bekommen hast. Während heute viele Menschen sofort in die Apotheke laufen und ein chemisches Medikament erhalten wollen, haben meine Eltern bei Magenverstimmungen oder Durchfall zuerst die komplette Hausapotheke verabreicht.

Aufgüsse von Pflanzenteilen, gemeinhin als Tee bekannt, sind seit jeher fester Bestandteil der Natur- und Volksmedizin. Leider, und das wird nicht erst seit kurzer Zeit beklagt, verliert sich das Wissen um ihre Möglichkeiten und Anwendungen zwischen den Werbeanzeigen für pharmazeutische Produkte mehr und mehr. Dabei sind sie eigentlich das, was Medizin seit tausenden von Jahren ausmacht - und zwar mit guten bis sehr guten Erfolgen.

"Der Mensch des 20. Jahrhunderts weiß doch gar nicht mehr, wie die Natur aussieht, erkennt nicht mehr die Kräfte, die in der Natur walten, er weiß nicht mehr, daß die Natur auch in der Heilkunde die älteste und sichersten Lehrmeisterin ist, er kennt nicht mehr die Heilmittel, die durch Jahrhunderte, manche sogar durch Jahrtausende hindurch ihre Brauchbarkeit immer wieder erwiesen haben."
H. Claus in "Der gesunde Mensch" (1940)

Sicherlich sind dir aus deiner Kindheit noch so einige Tees und ihre Wirkung in Erinnerung. Ich möchte dich im Folgenden deshalb nur kurz an einige Tees erinnern, mit denen du deine Verdauung und dein Wohlbefinden regulieren und fördern kannst. Auch hier lohnt es sich auf die Qualität zu achten. Das, was bei uns im Teebeutel im Supermarktregal für ein paar Cent landet, hat selten noch das Potential für pharmazeutische Wirkungen. Im Internet gibt es einige Qualitätsanbieter, wie z.B. Naturix24, bei denen du gute Tees finden kannst.

Über die hier vorgestellten Tees hinaus, gibt es eine Vielzahl von Tees mit ähnlicher Wirkung. Sollte hier nichts dabei sein, was dir schmeckt, kannst du im Internet oder im Rahmen von Kräuterexpeditionen und Kursen weitere Pflanzen kennenlernen. Solche Ausflüge werden deutschlandweit angeboten. Weitere Informationen findest du z.B. auf wildpflanzenliebe.de

Nun aber zu den Tees und ihren Wirkungen.

<u>Verdauungsregulierende Tees</u>

Fenchel-Anis-Kümmel
der Klassiker bei nervösem Magen, Blähungen, Krämpfen, die Heilpflanzen können auch einzeln zubereitet werden, verstärken sich aber gegenseitig in ihrer Wirkung; Fenchel unterdrückt die pathogene Mikroflora im Darm

Ingwer
entzündungshemmend, anti-oxidativ, bei Übelkeit, Schwangerschafts-, See- und Reiseübelkeit, Verdauungsfördernd - keine Gegenanzeigen

Johanniskraut
Sodbrennen durch zu viel Magensäure, Gallensteine, Gallenblasentorsion, Fehlfunktion der Gallenwege (Dyskinesie) - nicht mit Antdepressive, Leberzirrhose, Bluthochdruck und Magensäuremangel

Echte Kamille
Magenkrämpfe, Blähungen, Durchfall, Gastritis, Kolitis, Magen- und Zwölffingerdarmgeschwüre, Dyspepsie, Gallensteine, Leberzirrhose, Diabetes Typ II - keine Gegenanzeigen - gut kombinierbar mit Schafgarbe und Ringelblume, blockt Degranulation der Mastzellen und wirkt so histaminsenkend

Pfefferminze
bei Dysbiose, Magen- und Darmkrämpfen, Blähungen, Übelkeit und Erbrechen, Verstopfungen - nicht bei Saliclatintoleranz!

Ringelblume
Gastritis, Magen- und Zwölffingerdarmgeschwüre, Kolitis, Fehlfunktion der Gallenwege (Dyskinesie), Gallenstauung, Bluthochdruck, Wassereinlagerungen - keine Gegenanzeigen - gut kombinierbar mit Kamille und Schafgarbe

Salbei
regt Magensäure an, hilfreich bei Durchfall, Kolitis, Blähungen, Zahnschmerzen, Parodontitis

Schafgarbe
bei nervösen Magenbeschwerden, Magen- und Zwölffingerdarmgeschwüre, auch bei Blutungen des Magen-Darm-Traktes - keine Gegenanzeigen - gut kombinierbar mit Kamille und Ringelblume

Süßholz (Lakritz)
Dyspepsie, Durchfall, Sodbrennen, Gastritis, Magen- und Zwölffingerdarmgeschwüre, Kolitis, Asthma, Nebennieren-erschöpfung, allergische Hautentzündungen, niedriger Blutdruck, stark entzündungshemmend - Gegenanzeigen: Bluthochdruck

Wermuth
breites Spektrum antibakterieller Wirkung, bei Bandwür-mern, appetitanregend, fördert alle Verdauungssäfte, stärkt Immunsystem - max. 1 gehäufter TL pro Tag für Erwachse-ne

Beruhigend für die Nerven und bei anhaltendem Stress

Baldrian *(auch als Pflanzensaft erhältlich)*
Hysterie, Epilepsie, Muskelkrämpfe, Migräne, manisch-depressive Zustände, Neurosen, Neurodermitis, Bluthoch-druck - Langzeitanwendung kann zu Schläfrigkeit und Depressionen führen, erhöhte Blutgerinnung

Lavendel
Nervosität, Schlafstörungen, Angstzustände, Blähungen, Verstopfungen - Gewöhnungseffekt bei langfristiger An-wendung

Hopfen
nervöse Zustände, Schlafstörungen, Neurosen, antialler-gisch, schmerzstillend, entzündungshemmend, allergische Hautausschläge jeglicher Art - Überdosierung führt zu Erbrechen und Übelkeit

Histaminsenkende Tees

Tulsi (Indisches Basilikum)
stabilisiert Mastzellen, natürliches Antihistaminikum, Blähungen, Krämpfe, Stress, Kopfschmerzen, Angstzustände, Panikattacken, Depressionen, stärkt das Immunsystem

Schwarzer Tee und Grüner Tee
bei Durchfällen, repariert DNA Schäden, verbessert Bewegung des Verdauungstraktes, der Nährstoffaufnahme und der Mikroflora - nicht mehr als 2 Tassen pro Tag, bei Grüntee 1 Liter - Überdosierung hemmt Eisenaufnahme, Gerbstoffe "verschließen" Schleimhäute des Verdauungstraktes, auch für Umschläge bei Neurodermitis geeignet

Aromatherapie mit ätherischen Ölen

Ätherische Öle sind hochkonzentrierte Duftstoffe, die als Öltropfen in allen Pflanzenteilen in unterschiedlicher Konzentration zu finden sind. Sie sind in allen Pflanzenteilen, also in Wurzeln, Blättern, Blüten, Früchten und Schalen, enthalten und werden über mechanische Verfahren, wie Wasserdampfdestillation, Auspressen oder mithilfe von Lösungsmitteln aus den Pflanzenteilen gewonnen. Für Pflanzen sind ätherische Öle überlebensnotwendig. Durch sie locken sie Insekten an, wehren Mikroorganismen ab und kommunizieren mit ihrer Umwelt, wie du bereits weißt, auch mit uns und unserem Immunsystem. Außerdem dienen sie innerhalb der Pflanze als Kommunikationsstoff, so ähnlich wie beim Menschen die Hormone.

Für uns Menschen haben die ätherischen Öle der Pflanze eine große Bedeutung. Sie sind der wesentliche Grund dafür, dass Tees, Kräuter und Gewürze für uns so vorteilhaft sind. Etwa seit dem Mittelalter existieren die Verfahren, die es uns ermöglichen die Öle aus den Pflanzen zu extrahieren. Zu dieser Zeit kamen die ersten Parfümerien auf, die für lange Zeit nur die ätherischen Öle für die Komposition von Düften nutzten.

Ätherische Öle enthalten bis zu 500 Inhaltsstoffe, die in ihrer Kombination die Wirkkraft entfalten. Um die Potenz der ätherischen Öle zu verdeutlichen, reicht ein Blick auf die Menge der benötigten Pflanzenteile. Für einen Liter Pfefferminzöl benötigt man beispielsweise 100 kg angetrocknetes Kraut; für einen Liter Lavendelöl bis zu 150kg der duftenden, violetten Blütenrispen. In einer im Handel erhältlichen Flasche mit 5ml stecken also gut 750g Lavendelblüten.

Die Wirkung für einige ätherische Öle, wie beispielsweise Lavendel, Zitrone oder Orange, ist wissenschaftlich gut untersucht. Für einige Behauptungen, die ihren Nutzen betreffen, müssen wir allerdings auf die Volksmedizin und die Erfahrungen langjährig praktizierender Aromatherapeuten zurückgreifen. Meiner Erfahrung nach sind ätherische Öle hochwirksame Substanzen, die sehr wohl einen wichtigen Platz in der Heilkunde verdient haben. Ich möchte sie in meinem Alltag nicht vermissen.

Die meisten ätherischen Öle werden mit Duftlampen, Duftsteinen oder elektrischen Diffusern zur Raumbeduftung genutzt. Darüber hinaus können sie auch zusammen mit Trägerölen, wie Jojoba-, Mandel- oder Kokosöl auf die Haut aufgetragen werden. In diesem Fall lohnt es sich die Öle in der gemischten Form einige Tage stehen zu lassen, denn erst dann entfalten sie ihr volles Potential.

Einige wenige Öle können auch in sehr kleinen Dosierungen (1 Tropfen) verzehrt werden. Ebenso ist das Abfüllen in magensaftresistente Kapseln für einige ätherische Öle gebräuchlich.

Das wichtigste ist bei allen Verfahren die 100-prozentige Reinheit des Öles. Neben den Ölen, die für diese Anwendungen gebraucht werden können, gibt es im Handel auch Öle, die explizit für Duftlampen hergestellt werden. Sie erfüllen den Qualitätsanspruch für die Anwendung auf der Haut oder gar intern bei weitem nicht. Achte auf den Vermerk "100% naturreines ätherisches Öl" auf der Verpackung.

Ätherische Öle sollten nur in dunklen Glasflaschen, kühl

und außerhalb der Reichweite von Kindern aufbewahrt werden.

Einer der größten Vorteile von ätherischen Ölen ist ihre Fähigkeit Entzündungen im Körper zu lindern und das Immunsystem zu stärken. Ähnliches haben wir bereits bei den Tees gesehen. Ätherische Öle sind jedoch viel konzentrierter und haben eine sehr starke antibakterielle, antimykotische, antiparasitäre und immunstabilisierende Wirkung. Einige ätherische Öle befreien auch die Atmung und wirken schweiß- und harntreibend, was wiederum unsere natürlichen Entgiftungsmechanismen unterstützt.

Folgende ätherischen Öle haben sich insbesondere bei der Behandlung von Stress, Allergien und Unverträglichkeiten bewährt. Sie sind in meinen Augen die Grundausstattung für die ätherische Hausapotheke.

Echter Lavendel (Lavandula angustifolia)

Lavendel ist eines der am weitesten verbreiteten ätherischen Öle, das nahezu jeder aus Omas Duftkissen zur Mottenbekämpfung kennt. Es ist zudem eines der am besten untersuchten ätherischen Öle, das eine Vielzahl von Funktionen und Anwendungsmöglichkeiten hat. In der ätherischen Hausapotheke bei Allergien sollte Lavendel aufgrund zahlreicher Wirkungen und Anwendungsmöglichkeiten nicht fehlen.

Lavendel ist vor allem für jene interessant, die dauerhaft unter Druck stehen, denn Lavendel wirkt ausgleichend, entspannend, antidepressiv und schlaffördernd. In zahlreichen Studien konnte bisher gezeigt werden, dass das Vernebeln von Lavendel sowohl direkte Auswirkungen auf den Cortisol-Wert im Speichel, als auch auf den wahrgenommenen Stress-Pegel hatte. Sein Duft wirkt direkt auf den

Parasympathikus und sorgt so dafür, dass wir uns entspannen und unser Immunsystem seine Arbeit machen kann.

Eine Laborstudie zur Behandlung von Dysbiosen durch verschiedene ätherische Öle kam außerdem zu der Erkenntnis, dass Lavendel (Lavandula angustifolia) neben Carum carvi (Echter Kümmel), Trachyspermum copticum (Ajowan) und Citrus aurantium var. amara (Bitterorange) zu den wirkungsvollsten, selektiven Ölen gehört, die nur auf Pathogene, nicht aber auf unsere nützlichen Bakterien abtötend wirken.

Im Handel ist echter Lavendel als "Lavendel extra" oder "Lavendel fein" erhältlich. Die Wirksamkeit und Anwendung unterscheidet sich nicht, "Lavendel extra" ist der wilde Berglavendel, während "Lavendel fein" aus kultivierten Pflanzen gewonnen wird.

Neben Duftlampe oder Duftstein, lässt sich Lavendel auch hervorragend in Mandelöl als entspannendes Öl für den Abend anwenden. Ein solches Öl aus z.B. 50ml Mandelöl und 25 Tropfen Lavendelöl hilft auch bei neurodermitischen Hautausschlägen gegen Juckreiz und fördert die Heilung. Auf den Solarplexus und die Magengegend massiert, hilft es bei nervösen Magenbeschwerden.

Für alle mit Schlafproblemen ist auch das nachfolgende Kissenspray empfehlenswert.

Lavendel Kissenspray

Dieses Rezept ist für einen 50ml Flacon geeignet.

Zutaten

*   1 Glassprühflasche
*   2 TL Vodka oder med. Alkohol aus der Apotheke (sorgt für die Verflüchtigung)
*   6 TL Wasser
*   10 Tropfen ätherisches Lavendelöl fein oder extra

So einfach geht's

1. Alles in die Flasche geben und kräftig schütteln.
2. Vor dem Schlafen gehen das Kissen und die Bettdecke leicht besprühen.

Übrigens ist Lavendel fein immer in meinem Kosmetikbeutel, denn es wirkt nicht nur anti-septisch, sondern auch wundheilend. Bei kleinen Verletzungen oder Wunden einfach 1-2 Tropfen darauf geben und die Wunde ist im Nu verheilt.

Gegenanzeigen sind für die Anwendung von Lavendelöl nicht bekannt.

Pfefferminzöl

Pfefferminzöl ist eines der wichtigsten ätherischen Öle, das ebenfalls in keiner Hausapotheke fehlen sollte. Es hat unwahrscheinlich viele Verwendungsmöglichkeiten, wovon Kopfschmerzen, Verdauungsstörungen und die Linderung von allergischen Beschwerden die wichtigsten sind.

In mehreren guten medizinischen Studien konnte der Nutzen bei Verdauungsstörungen und Reizdarmsyndrom nachgewiesen werden. In Kombination mit Kümmelöl kann

Pfefferminzöl Völlegefühl, Appetitlosigkeit, Blähungen, Aufstoßen, Übelkeit, Erbrechen und Durchfall reduzieren.

Bei Kopfschmerzen ist eine Lösung aus Pfefferminzöl 10 Prozent und Ethanol sogar als Akuttherapie in den Leitlinien der Fachgesellschaften verankert. Ärzte müssen also bei wiederkehrendem Spannungskopfschmerz keinesfalls auf Pharmazeutika mit Nebenwirkungen zurückgreifen, denn es ist erwiesen, dass Pfefferminzöl in seiner Effizienz mit Aspirin oder Paracetamol vergleichbar ist.

Neben der Blockierung einiger Mechanismen der Schmerzentstehung konnte gezeigt werden, dass Pfefferminzöl auf die Stirn aufgetragen, eine deutliche Verbesserung der Durchblutung der Haut bewirkt, was die Kopfschmerzen lindert. Für den Hausgebrauch gibt man einfach einen bis maximal zwei Tropfen Pfefferminzöl in die Hand oder in ein Taschentuch und reibt es auf die Schläfen und in den Nacken. Es stellt sich kurz ein kühlender Effekt ein und die Kopfschmerzen verziehen sich in wenigen Minuten. Als Alternative zum reinen Pfefferminzöl eignen sich auch OLBAS® Tropfen, die zusätzlich Cajeput und Eukalyptus enthalten und innerlich angewendet werden können.

Zur Entspannung und Befreiung der Atemwege bei allergischen Reaktionen kannst du 5 Tropfen Pfefferminzöl zusammen mit Wasser in die Duftlampe geben. Der Duft entspannt die Muskulatur in der Nase und regt die reinigende Schleimbildung an. Zusammen mit etwas Trägeröl kannst du 2-3 Tropfen Pfefferminzöl auch auf die Brust oder den oberen Rücken auftragen, um die Atmung zu erleichtern. Mir hilft Pfefferminzöl ebenfalls bei neurodermitischen Hautausschlägen. In meiner Handtasche habe ich

in Akutphasen einen kleinen Roller, ähnlich einem De-
ostick, in dem Mandelöl mit 5 Tropfen Pfefferminzöl gelöst
ist. Sobald sich Juckreiz einstellt, kann ich schnell eine
kleine Menge davon auftragen.

Um das Entzündungsgeschehen zu reduzieren, kannst du
1-2 Tropfen Pfefferminzöl in einem Glas Wasser, einer
Tasse Tee oder einem Smoothie verrühren. Dieser kleine
Pfefferminzdrink hilft auch bei Verdauungsbeschwerden,
z.B. nach schwerem Essen.

Gegenanzeigen: Hiatushernie, starker Reflux, Erkrankungen der Gallenblase, bei Schwangeren und Stillenden nur
stark verdünnt anwenden, ggf. auf Pfefferminztee ausweichen, nicht bei Salicylatunverträglichkeit anwenden, bei
Kindern nicht intern oder nahe des Gesichtes anwenden

Echte Kamille (Chamonilla recutita)
Die Kamille als Allround-Talent in Sachen Magen und
Darm kennst du nun schon aus dem Teeregal. Sie kann aber
noch viel mehr. In der Homöopathie gilt sie sogar als Anti-
dot, d.h. als Substanz, die die Giftigkeit anderer Substanzen
aufheben kann.

Als ätherisches Öl wirkt die Kamille beruhigend auf die
Nerven, angstlindernd und entspannend. Seine besondere
Wirkung hat Kamille aber für die Haut. Durch die entzündungshemmende, antibakterielle und vor allem juckreizstil-
lende Wirkung eignet sich das ätherische Öl der Kamille
hervorragend für beruhigende Hautöle bei Neurodermitis,
Psoriasis, Akne und anderen Hauterkrankungen.

Bei Atemwegserkrankungen und allergischem Schnupfen
kann mit 1 Tropfen Kamille über einer Schüssel mit hei-

ßem Wasser inhaliert werden.

Gegenanzeigen: Kamille ist ein mögliches Allergen und kann als solches bei sensiblen Personen anaphylaktische Reaktionen auslösen.

Oreganoöl (Origanum vulgare)
Oregano gehört zu den potentesten Desinfektionsmitteln, die die Natur zu bieten hat. Das Öl des "wilden Majoran", wie Oregano auch genannt wird, ist stark antibakteriell, antimykotisch, virenhemmend und immunstärkend. Oregano kann als Kraut auch als Tee aufgegossen werden und ist als solches ein altbewährtes Heilmittel bei Erkältungskrankheiten.

Auf seelischer Ebene wirkt Oregano eher anregend, belebend und vitalisierend.

Angewendet werden kann das hochkonzentrierte ätherische Öl zum Beispiel topisch bei Haut-, Fuß- und Nagelpilzen, aber auch gelöst in Speiseölen als Gewürz und damit gleichzeitig als antibakterielles Öl für den Magen-Darm-Trakt. Da das Oreganoöl eine sehr starke Wirkung hat, sollte es nicht pur verwendet werden, sondern stets mit einem Trägeröl verdünnt werden.

Eine Untersuchung der Universität Lodz (Polen) hat festgestellt, dass die Öle von Kräutern und Gewürzen, wie Oregano-Öl neben Thymian, Minze, Zimt, Salbei und Nelke die stärksten antimikrobielle Wirkung unter einer Vielzahl bisher untersuchter ätherischer Öle haben.

Zur innerlichen Anwendung, z.B. bei Pilzbefall wie Candida albicans, ist Oregano-Öl auch fertig als Nahrungsergänzung in Kapselform erhältlich. Alternativ kann ein Tropfen Oregano-Öl zusammen mit einem Teelöffel Kokosöl verzehrt werden.

In der Duftlampe harmoniert Organoöl hervorragend mit Zitrone oder Orange.

Gegenanzeigen: Bluthochdruck, Einnahme von Blutverdünnern, bei Eisenmangel im Abstand von 2 Stunden zu den Mahlzeiten

Zeder (Cedrus atlantica libani)

Die Zeder gilt als "Baum der Kraft" und ist wie viele andere Öle bereits seit Jahrtausenden im Einsatz. Die alten Ägypter sollen mit ihrem desinfizierenden und konservierenden Öl die Leichname der Pharaonen einbalsamiert haben.

Zedernöl wird sehr aufwändig hergestellt und hat eine starke antiallergische und zellstabilisierende Wirkung, was es dem hohen Anteil an Sesquiterpenen verdankt. Wie alle ätherischen Öle wirkt es zudem entzündungshemmend, antibakteriell und antimykotisch.

Auf seelischer Ebene wirkt die Zeder angstlösend, beruhigend und aufrichtend, insbesondere bei Trauer, Unsicherheit, Ärger und Aggressionen.

Ich verwende das Zedernöl sowohl in der Duftlampe gern, als auch in Kombination mit Mandelöl und Palmerosa als Einreibung für Ekzeme.

Rezept für die Duftlampe zur Entspannung
- etwas Wasser
- 3 Tropfen Zeder
- 4 Tropfen Orange

Rezept für Roll-On-Öl bei Ekzemen
- 1 Glas Roll-On
- 10ml Mandelöl
- 3 Tropfen Zeder
- 2 Tropfen Palmerosa

Rezepte

Bitte achte vor der Zubereitung darauf, dass die Zutaten, die in dem jeweiligen Rezept verwendet werden, für dich verträglich sind. Einige Rezepte enthalten Zutaten, die nicht in das strikte Konzept von Paläo gehören. Dazu gehören z.B. Buchweizen, glutenfreie Haferflocken und Milchprodukte. Mir persönlich haben diese Rezepte den Übergang erleichtert, weshalb ich sie hier mit aufgenommen habe.

Frühstück

Frühstück ist nicht gleich Frühstück. Die Menschen der westlichen Welt sind mit ihren süßen Zuckerbomben auf dem Frühstückstisch eine echte Rarität auf diesem Planeten. Die meisten Völker essen herzhaft und das Frühstück ist eine ganz normale Mahlzeit. Warum also nicht die Reste vom Vorabend zum Frühstück essen? Es ist ganz sicher nur eine Frage der Sozialisation, dass wir das im ersten Augenblick abschreckend finden. Ich kann dir aber versprechen, dass der Tag mit richtigem Essen ganz anders startet. So viel Energie hattest du lange nicht! Am besten ist es aber selbst zu experimentieren und dein perfektes Frühstück zu finden.

Beachte dabei vor allem deinen Appetit. Auch der ändert sich im Jahreslauf und im Lauf unseres Lebens.

Zudem muss nicht jeder Mensch frühstücken. Diese alte "Weisheit" ist längst überholt und sollte dich keinesfalls beeinflussen. Unsere Vorfahren sind mit ziemlicher Sicherheit ohne Frühstück zur Jagd aufgebrochen. Warum sollten wir das also nicht können?

Glutenfreier Haferbrei klassisch

Für 2 Portionen

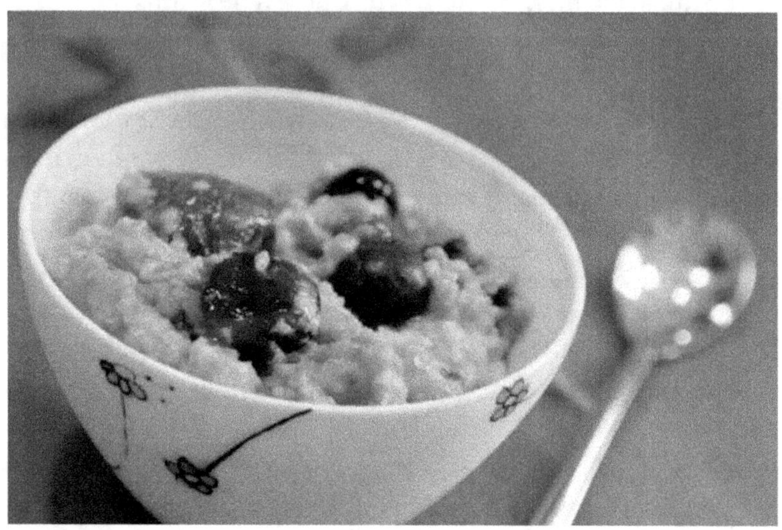

Zutaten

- 100g glutenfreie Haferflocken
- 200ml Wasser
- 1 Prise Salz

Zubereitung

Die Haferflocken in einem Topf mit dem Wasser verrühren und bei mittlerer Hitze unter ständigem Rühren erwärmen, bis ein Brei entsteht. Bei Bedarf mit etwas Wasser oder (Pflanzen-) Milch auffüllen.

Dazu passen frische oder tiefgefrorene Beeren und etwas Honig.

Haferflocken sind von Natur aus glutenfrei, werden aber aufgrund von Anbau- und Verarbeitungsmethoden meist

mit Gluten kontaminiert. Im Handel sind glutenfreie Haferflocken separat deklariert. Sie werden in Fabriken verpackt,
die keine glutenhaltigen Getreide verarbeiten und oft in
Gegenden angebaut, wo ausreichend Abstand zu anderen
Getreidesorten eingehalten werden kann.

Als Alternative zu Haferflocken können auch verwendet
werden:

- Quinoa-Flocken
- Buchweizen-Flocken
- Reis-Flocken
- Amaranth-Flocken
- Hirse-Flocken
- oder eine Mischung aus verschiedenen Flo-
  cken

Kasha – Buchweizenbrei

Für 1 Portion

Kasha ist ein traditionelles russisches Gericht, das vor allem wärmend in den Wintermonaten wirkt. Ohne Zimt und Milch kann der Buchweizenbrei auch mit Gemüse angerichtet werden.

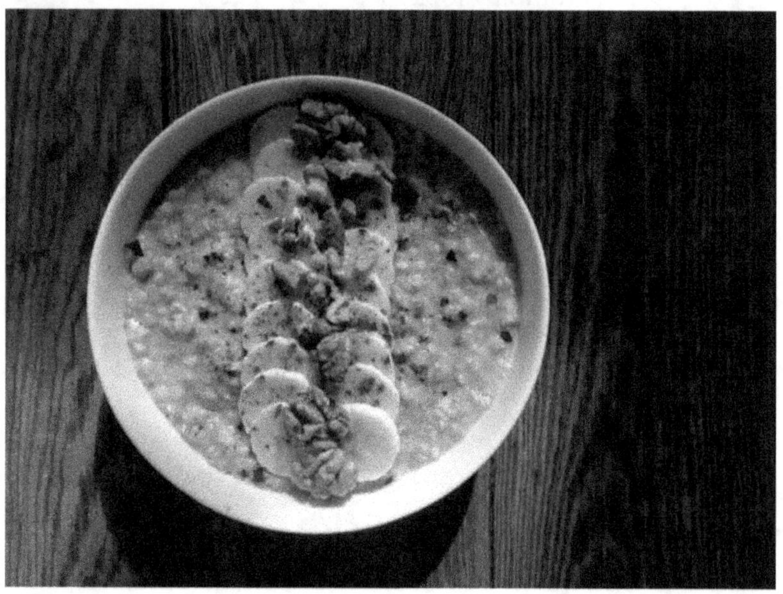

Zutaten

- 1 Tasse Buchweizen
- 2 Tassen Wasser
- 1/2 Zimtstange
- 1 Schluck Kokos- oder Mandelmilch
- 1/2 Banane
- Kakao

Zubereitung

1. Den Buchweizen über Nacht in Wasser einweichen um die Anti-Nährstoffe zu reduzieren. Morgens das Wasser abgießen und den Buchweizen gründlich abspülen.
2. Zwei Tassen Wasser zusammen mit der Zimtstange aufkochen und den Buchweizen ins kochende Wasser geben. Kurz umrühren und ca. 10 Minuten bei niedriger Hitze zugedeckt köcheln lassen.
3. Anschließend mit einem Schluck Kokos- oder Mandelmilch verfeinern und auf niedriger Flamme noch einmal 5 Minuten ziehen lassen.
4. Mit Bananen, Walnüssen und Kakao anrichten und servieren.

Warmer Obstsalat

Für 1 Portion

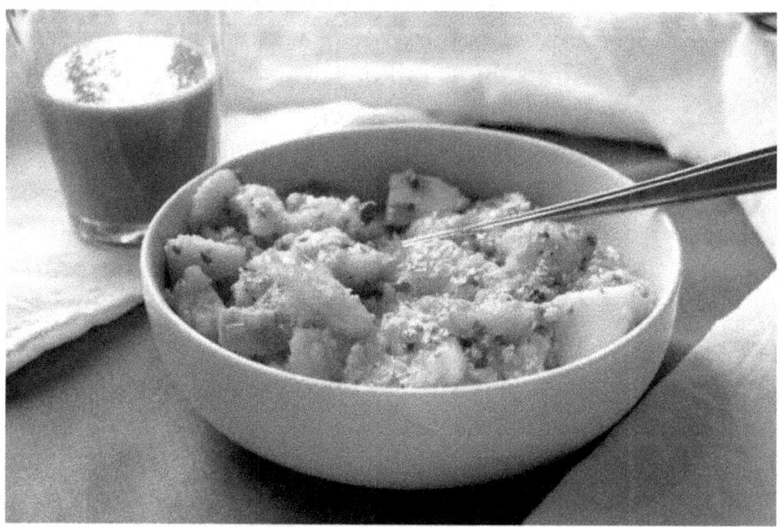

Warmer Obstsalat ist eine gute Option für alle, die etwas Schwierigkeiten haben Obst zu verdauen oder solche, die gerade im Winter eher frieren. Auch bei Kreuzallergien, z.B. auf Apfel, ist das Dünsten eine gute Option, um das Obst besser zu vertragen. Zusammen mit einigen Zutaten, die die Verdauung erleichtern, ist er so ein idealer, kuscheliger Start in den Tag.

Zutaten

- 1 Banane
- 1 Apfel
- 1 Orange
- Kokosflocken nach Belieben
- Gemahlene Mandeln, Mandelsplitter oder Mandelplättchen nach Belieben
- 4 EL Leinsamen

- Zimt
- Optional: Kresse, Ziegenfrischkäse, Roh-
milchquark

Zubereitung
Das Obst kleinschneiden und mit einem Schluck Wasser in eine Kasserole oder Sauteuse geben. Bei mittlerer Hitze 5 Minuten andünsten. Kokosflocken, gemahlene Mandeln und Leinsamen dazu geben und unterrühren. Mit Zimt bestreuen und servieren.

Paläo Frühstücksbrei

Für 1 Portion

Zutaten

- 1 reife Banane
- 120ml Kokos- oder Mandelmilch
- 50g gemahlene Mandeln
- 40g Kokosraspeln
- ½ TL Zimt
- 1 TL Leinsamen
- 2 TL Rosinen

Zubereitung

Kokos- oder Mandelmilch mit gemahlenen Mandeln und Kokosraspeln in einen Topf geben und langsam erwärmen. Die Banane in dünne Scheiben schneiden und mit einer Gabel zerquetschen. Anschließend zu dem Brei geben. Zimt, Leinsamen und Rosinen dazu geben und ohne Hitze noch etwas ziehen lassen.

Gemüsefrittata

Für 2 Portionen

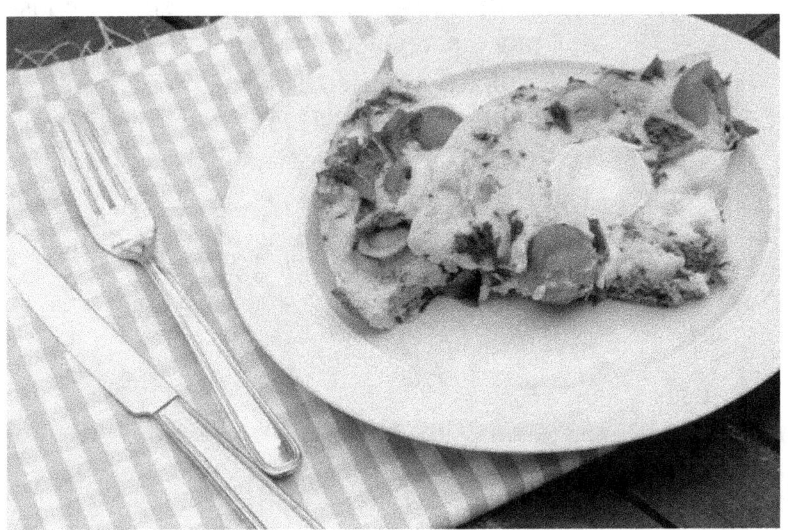

Zutaten

- Stärkearmes Gemüse nach Wahl, z.B. Frühlingszwiebeln, Tomaten, Junger Spinat, Lauch, Grünkohl, Spitzkohl, Wirsing...
- Pilze
- 6 Eier
- Salz
- Pfeffer

Nach Belieben:

- Feta oder Ziegenkäse
- Speck

Zubereitung

1. Falls Speck: Speck in Streifen schneiden und anbraten.
2. Gemüse und Pilze klein schneiden und mit

Kokosöl in der Pfanne 5 Minuten andünsten. Ab und zu wenden. Wenn Kohl dabei ist, dann so lange, bis der Kohl etwas zusammengefallen ist. Eier in einer kleinen Schüssel mit einer Gabel oder dem Schneebesen ordentlich verquirlen, salzen und pfeffern.

3. Die Eier über das Gemüse in die Pfanne gießen. Mit Feta oder Ziegenkäse belegen.

4. Die Pfanne mit einem Deckel abdecken und bei niedriger Temperatur ca. 7-8 Minuten stocken lassen.

Rührei mit Speck

Für 2 Portionen

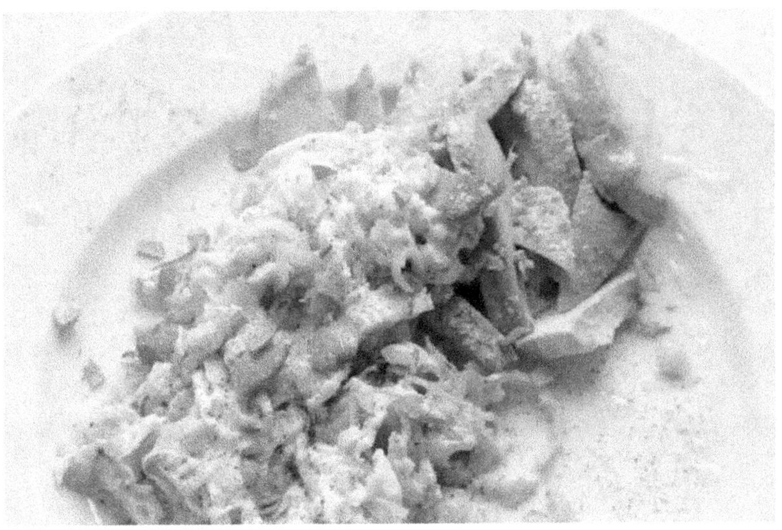

Zutaten

- 6 Scheiben Frühstücksspeck
- 4 Eier
- Salz und Pfeffer nach Belieben

Optional:

- Lachs
- Avocado
- etwas Obst

Zubereitung

1. Den Speck in feine Streifen schneiden und in einer beschichteten Pfanne langsam anbraten.
2. Die Eier in einer Schüssel oder einer Tasse aufschlagen und mit einer Gabel ordentlich aufschlagen, so, dass das Eigelb und das

Eiweiß gut vermengt ist und ein leichter Eiweißschaum entsteht.

3.   Das Ei zum Speck geben und stocken lassen. Mit einem Spatel gelegentlich umrühren.

Glutenfreie Pfannkuchen

Für 6 Pfannkuchen

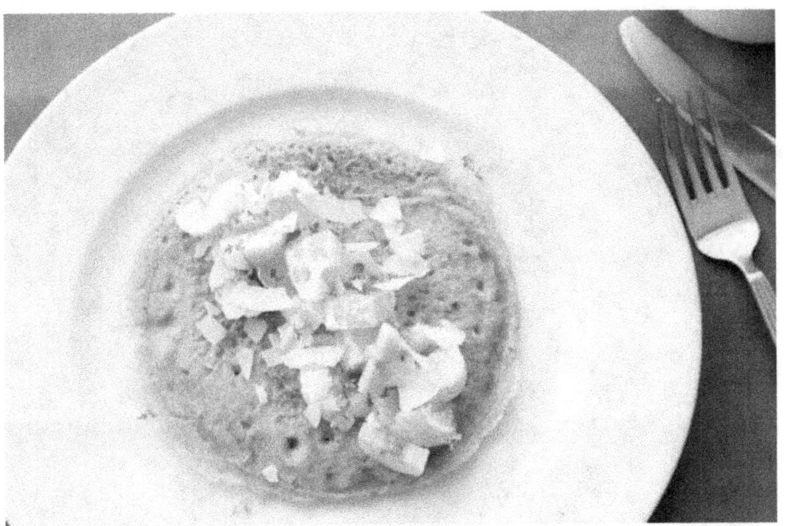

Zutaten

- 125g Buchweizenmehl
- 1 Ei
- 150 ml Kokosmilch
- 150 ml Wasser
- 1 Prise Salz
- Kokosöl zum Ausbacken

Zubereitung

1. Alle Zutaten zu einem Teig verrühren und 15 Minuten gehen lassen.
2. Kokosöl in einer Pfanne erhitzen und Teig von beiden Seiten ausbacken.
3. Mit frischem Obst, Beeren oder Kokosraspeln oder einem Nussmus genießen!

Ei-Muffins

Für 6 Muffins

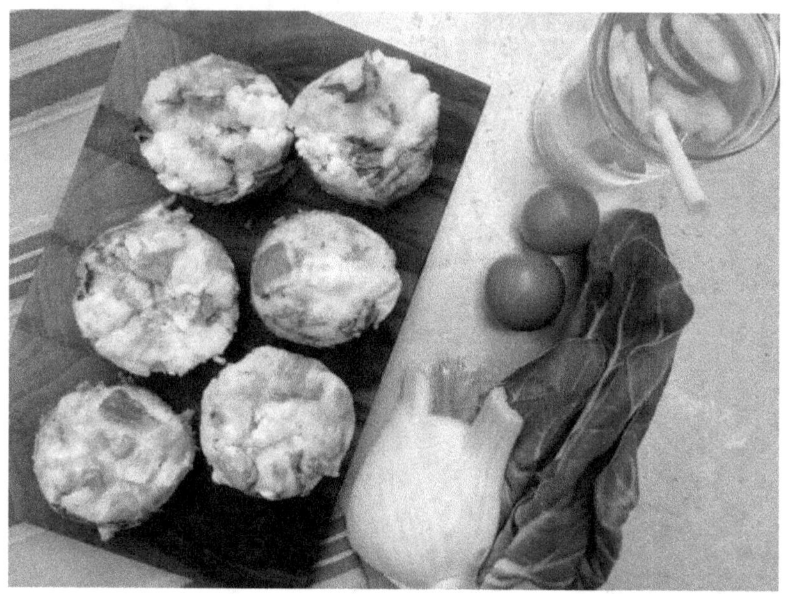

Zutaten

- 1 handvoll Spinat, Mangold oder beides
- 4 Cherry-Tomaten
- 1/4 Zucchini und
- 1/4 Möhre
- etwas Fenchel in kleine Würfel geschnitten
- 8 Eier
- Bergkäse oder Parmesan
- Salz
- Pfeffer

Zubereitung

1. Den Ofen auf 200°C (Umluft) vorheizen.
2. Eine Muffinform mit etwas Butter oder

Kokosfett einfetten.

3. Spinat und Mangold waschen und in schmale Streifen schneiden. Ein kleines Stück Zucchini und etwas Möhre waschen und reiben, ein Stück Fenchel in kleine Würfel schneiden. Tomaten achteln.

4. Gemüse und nach Geschmack etwas Ziegenkäse/Feta in eine Muffinform geben.

5. Die Eier in eine Schüssel aufschlagen und mit dem Schneebesen gut verrühren, salzen und pfeffern und anschließend über das Gemüse in die Form gießen.

6. Je nach Geschmack etwas Bergkäse oder Parmesan darauf geben.

7. 12-15 Minuten im Ofen backen und das Ei stocken lassen.

Süßkartoffel-Pfanne

Für 2 Portionen

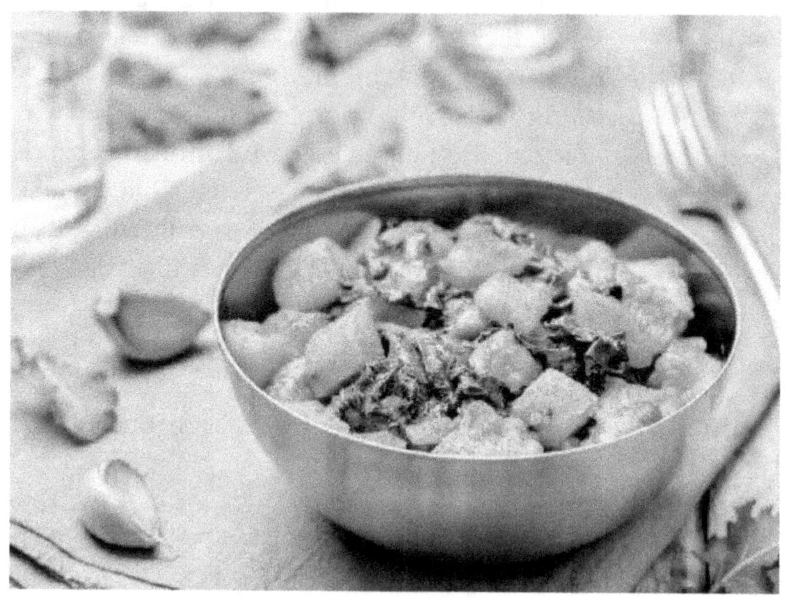

Zutaten

- 2-4 TL Kokosöl
- 2 Süßkartoffeln,
- geschält, gewürfelt
- 1 Zwiebel, geschält, gewürfelt
- ¼ TL Zimt, gemahlen
- 1/8 TL Muskatnuss, gemahlen
- 1 Prise Meersalz

Zubereitung

1. Kokosöl in der Pfanne bei mittlerer Hitze erwärmen.
2. Süßkartoffeln und Zwiebeln dazu geben und zugedeckt 7-10 Minuten unter Rühren an-

schwitzen.
3. Zimt, Muskatnuss, Salz und Pfeffer zugeben
4. 2-3 Minuten weiter dünsten, bis die Süßkartoffeln weich sind.

Dazu passen ein paar grüne Blätter, z.B. vom Grünkohl, Spinat oder Mangold. Du kannst sie in den letzten Minuten mit dünsten.

Mögliche Ergänzungen
*   Spiegelei/Rührei
*   Avocado
*   Fleischreste vom Vorabend

Glutenfreie Brote

Süßkartoffel-Buchweizen-Brot

Für zwei kleine Brote

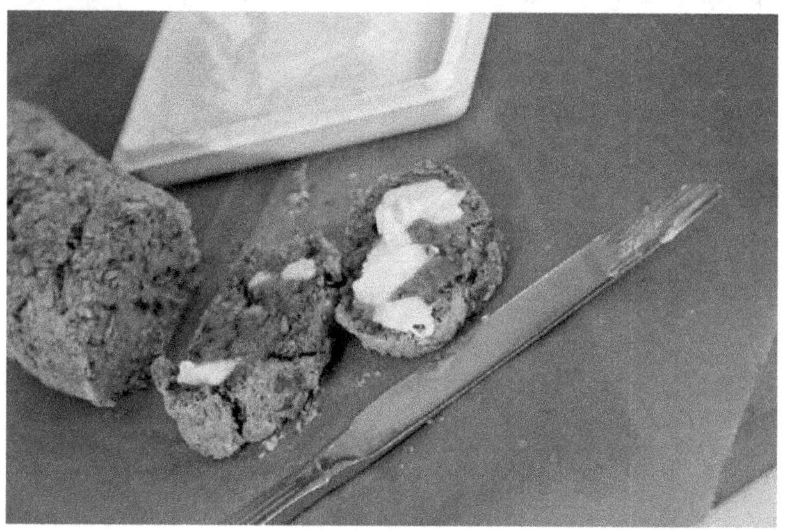

Zutaten

- 1 große Süßkartoffel
- 110g Buchweizen Mehl
- 4 TL Pfeilwurzmehl
- ¼ TL Weinstein-Backpulver
- ½ TL Meersalz
- 2-3 TL Zitronensaft oder Apfelessig
- 180g Müsli-Kernmix (Davert) *oder:*
- je 60g Sonnenblumenkerne, Kürbiskerne, Sesam und 1TL geschroteten Leinsamen
- Optional: 75g Rosinen oder zerkleinerte Datteln

Zubereitung

1. Ofen auf 200°C vorheizen
2. Süßkartoffeln schälen, in daumendicke Scheiben schneiden und 15 Minuten kochen.
3. Süßkartoffeln stampfen oder mit einer Gabel fein zerdrücken
4. Alle restlichen Zutaten dazu geben und kneten. Bei Bedarf etwas von dem Kartoffel-wasser unterkneten.
6. Zu einem Leib formen und bei 200°C 40 Minuten backen.
7. Anschließend den Ofen ausdrehen und 10 Minuten nachbacken lassen.

Leinsamen-Brot

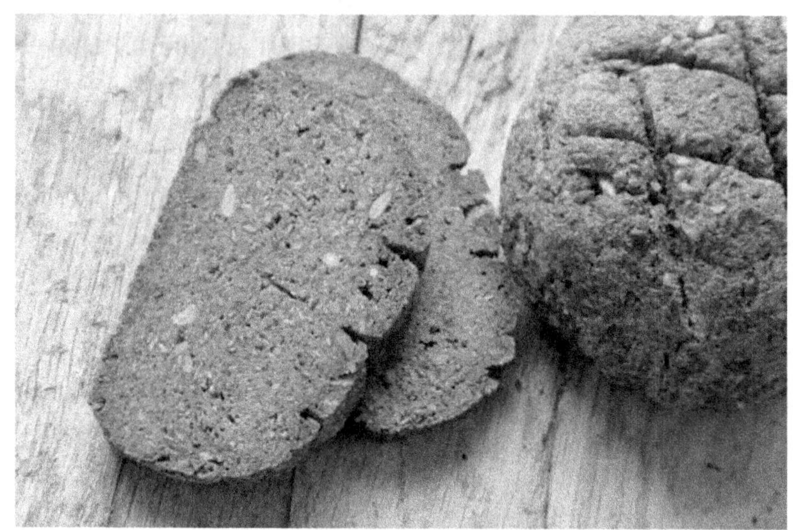

Zutaten

- 200g Leinsamen-Mehl (z.B. Ölmühle Solling)
- 100g geschrotete Leinsamen
- 2 EL Kokosmehl
- ½ TL Meersalz
- 50g Sonnenblumenkerne, Sesam oder Kürbiskerne
- 4 Eier
- 1 EL Apfelessig
- 3 EL Kokosöl
- 300ml Wasser
- etwas Olivenöl

Zubereitung

1. Den Ofen auf 200°C vorheizen und eine ofenfeste Schüssel mit Wasser auf den Boden des Ofens stellen.

2. Das Kokosöl so erwärmen, dass es flüssig wird.

3. Die Zutaten in einer großen Schüssel vermengen und ca. ½ Stunde stehen lassen. Wenn der Teig zu fest erscheint, noch etwas Wasser hinzugeben und erneut verkneten. Leinsamen-Mehl und Kokosmehl saugen viel Wasser.

4. Brotlaibe formen, mit Olivenöl einstreichen und auf einem mit Backpapier ausgelegten Blech 45 Minuten backen. Mit einem Zahnstocher prüfen, ob das Brot durchgebacken ist.

Buchweizenbrötchen

Für 6-7 Brötchen

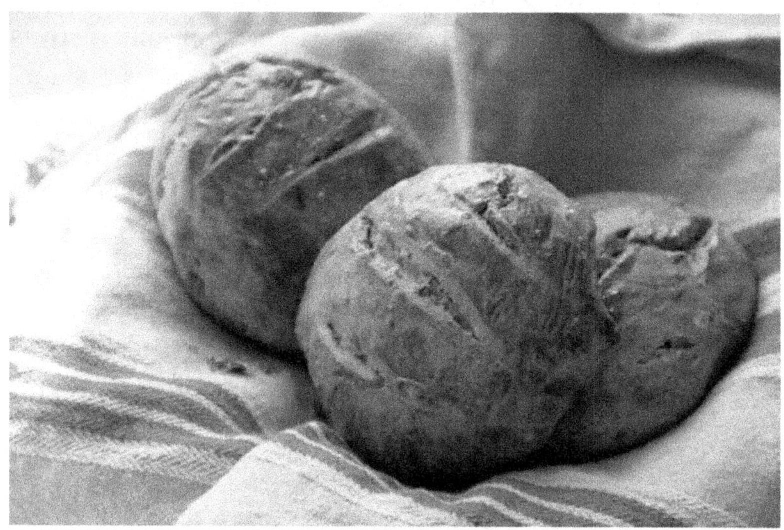

Zutaten

- 250g (Rohmilch-)Quark
- 150g Naturjoghurt
- 350g Buchweizenmehl
- 2 EL Honig
- 1 TL Meersalz
- 2 Eier
- 100g Körner, z.B. Sesam, Kürbiskerne, Leinsamen
- 1 TL Weinstein-Backpulver

Zubereitung

1. Ofen auf 200°C vorheizen.
2. Backblech mit Backpapier auslegen.
3. Quark, Naturjoghurt, Salz, Mehl, Backpulver, Körner und Honig in eine

Schüssel geben.

4. Eier trennen, 1 Eigelb zu den anderen Zutaten, 1 Eigelb zum bestreichen beiseite stellen und das Eiweiß in einer separaten Schüssel aufschlagen.
5. Anschließend den Eischnee zu den anderen Zutaten geben und alles durchkneten.
6. Hände reinigen und mit feuchten Händen kleine Brötchen formen.
7. Mit dem Eigelb bepinseln und mit einem kleinen Messer die Brötchen einritzen.
8. Bei 200°C ca. 25 Minuten backen.

Alternativ als Brotlaib formen oder in eine Kuchenform geben und bei 200°C ca. 45 Minuten backen.

Küchenbasics

Knochenbrühe

Für 3 Liter

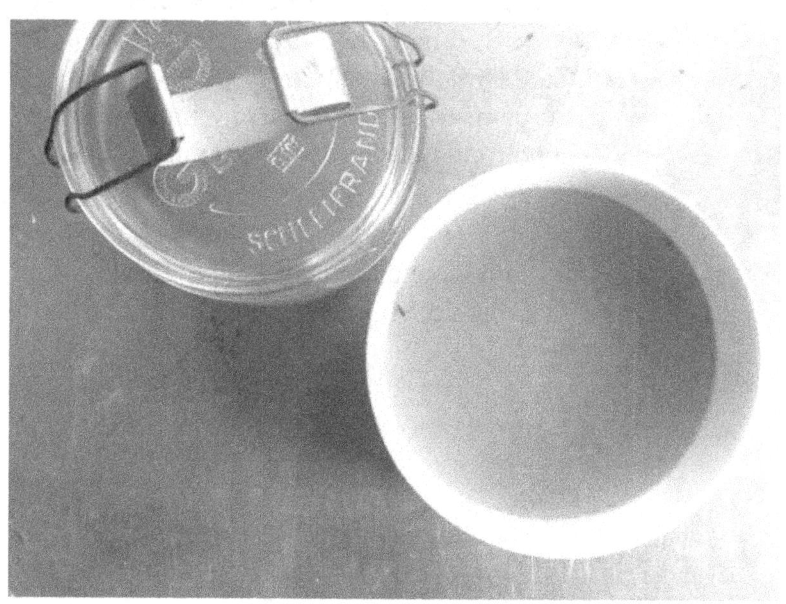

Zutaten

- 1 Beinscheibe
- 1kg Rinderknochen
- 1 Bund Suppengrün
- 1 große Zwiebel
- ½ EL Meersalz
- ½ EL Pfefferkörner
- 3 Stängel Thymian
- 1EL Apfelessig
- 1 EL Kokosfett
- 4 Knoblauchzehen

- 3-4 Liter Wasser

Zubereitung

1. Zwiebel halbieren und auf Alufolie direkt auf der Herdplatte oder in einer beschichteten Pfanne anrösten, bis die Schnittfläche gut schwarz geröstet ist.
2. Suppengrün putzen und in nicht allzu kleine Stücke schneiden.
3. Alles in einen großen Topf geben und mit Wasser aufgießen.
4. Gewürze dazu geben.
5. Zunächst kräftig aufkochen und dann mindestens zwei Stunden, besser drei, bei kleiner Hitze köcheln lassen.
6. Das Fleisch und die Knochen herausnehmen und die Brühe durch ein Sieb abgießen. Das Gemüse und die Gewürze können weg, sie sind zerkocht.
7. Das Mark aus den Knochen kann als Einlage verwendet werden. Die Beinscheibe kann zu gedünstetem Gemüse als Mahlzeit zubereitet werden, sie ist jetzt schön mürbe.
8. Die Brühe noch heiß in saubere Schraubgläser oder Weckgläser abfüllen und nach dem Abkühlen im Kühlschrank lagern. Sie hält sich ungeöffnet ca. 2-3 Wochen. Sobald das Glas geöffnet ist, sollte es nach 2-3 Tagen verbraucht werden. Alternativ kannst du sie auch in Gefrierbeuteln oder Plastikdosen einfrieren.

Traditionell werden die Knochen zwischen 24 und 48 Stunden ohne Gemüse ausgekocht. Das Gemüse kann dann die letzten 2 Stunden dazu gegeben werden. Je länger die Brühe kocht, desto höher ist der Nährstoffanteil in der Brühe und desto gelatinehaltiger wird sie im abgekühlten Zustand. Histaminintolerante sollten die Brühe nicht länger als zwei Stunden kochen.

Gemüsebrühe

Für 3 Liter

Zutaten

- 1 Bund Suppengrün
- 1 Zwiebel
- ½ EL Meersalz
- ½ EL Pfefferkörner
- 3 Stängel Thymian
- 1 EL Kokosfett
- 4 Knoblauchzehen
- 3-4 Liter Wasser

Zubereitung

1. Zwiebel halbieren und auf Alufolie direkt auf der Herdplatte oder in einer beschichteten Pfanne anrösten, bis die Schnittfläche schwarz ist.
2. Suppengrün putzen und in nicht allzu kleine Stücke schneiden.
3. Alles in einen großen Topf geben und mit Wasser aufgießen.
4. Gewürze dazu geben.
5. Zunächst kräftig aufkochen und dann mindestens eine Stunde bei halber Hitze köcheln lassen.
6. Das Gemüse herausnehmen oder durch ein Sieb abgießen.
7. Die Brühe noch heiß in saubere Schraubgläser abfüllen und im Kühlschrank lagern. Sie hält sich ungeöffnet ca. 2-3 Wochen. Sobald das Glas geöffnet ist, sollte nach 2-3 Tagen verbraucht werden.

Fleisch- und Fischgerichte

Kalbsbäckchen mit Rosenkohl

Für 6 Portionen

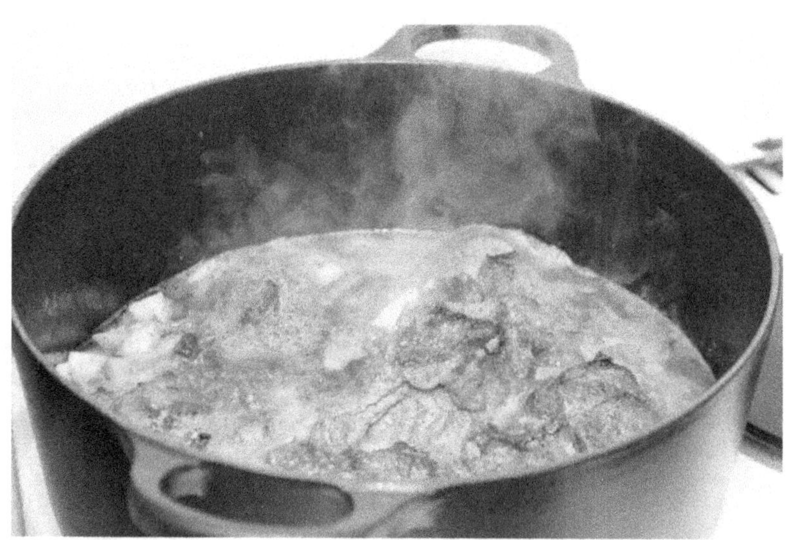

Zutaten

- 1/2 Suppenbund, geputzt und klein geschnitten
- 2 Stangensellerie, in Stücken
- 4 Knoblauchzehen, geschält in Scheiben
- 2 kleine Zwiebeln, klein gewürfelt
- 6 parierte Kalbsbäckchen (von Sehnen befreit)
- 4cl Madeira
- 4 cl Portwein
- 250ml Spätburgunder
  Alternativ zu Madeira, Portwein und Spätburgunder kann Rinder- oder Kalbsbrühe

verwendet werden.
- 2 EL Ghee oder Kokosöl
- 1 kg Rosenkohl
- Muskatnuss, gerieben

Zubereitung
1. In einem Schmortopf bei voller Hitze die Kalbsbäckchen von allen Seiten in Ghee oder Kokosöl anbraten, herausnehmen und auf einem Teller zur Seite stellen.
2. Gemüse im gleichen Topf anschwitzen, salzen und pfeffern. Anschließend mit Madeira und Portwein ablöschen.
3. Kalbsbäckchen wieder dazu geben und mit Spätburgunder auffüllen, bis die Kalbsbäckchen fast bedeckt sind.
4. Den Topf mit dem Deckel zudecken und 3 Stunden bei geringer Hitze köcheln lassen.

Für den Rosenkohl
1. Den Rosenkohl putzen und in kochendem Wasser ca. 8 Minuten garen.
2. Das Wasser abgießen. Mit etwas geriebener Muskatnuss würzen.
3. Zusammen mit den Kalbsbäckchen anrichten und genießen.

Wer möchte, kann auch noch etwas Süßkartoffel als Stärkebeilage servieren.

Lammhaxen

Für 5 Portionen

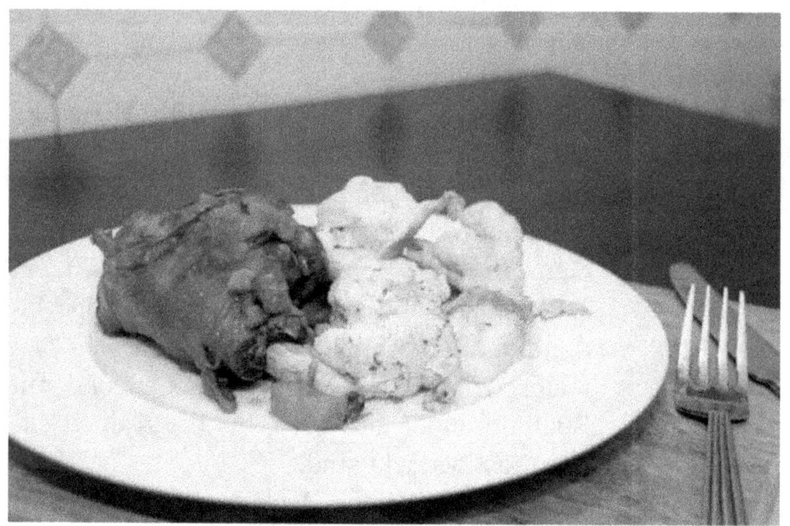

Zutaten

- 5 Lammhaxen
- 2 Stangen Sellerie
- 3 mittelgroße Möhren
- 3-4 Knoblauchzehen
- 1 Zweig Rosmarin
- 2-3 Stängel Thymian
- 1 EL Tomatenmark
- 2 EL Ghee
- 1 TL Senf
- 1/2 Liter Rotwein (alternativ: Rinderbrühe)
- 250ml Wasser

Zubereitung

1. Ofen auf 180°C vorheizen.
2. Sellerie und Möhren putzen, halbieren und

in kleine Stücke schneiden.

3. Knoblauchzehen schälen und in Scheiben schneiden.

4. Ghee, Tomatenmark, Senf und Gemüse in einem Schmortopf anschwitzen.

5. Lammhaxen hinzugeben und mit Rotwein und Wasser ablöschen.

6. Rosmarin und Thymian darauflegen und den Topf abgedeckt in den Ofen auf die untere Schiene stellen.

7. Nach einer Stunde die Temperatur auf 120°C reduzieren und zwei Stunden weiter schmoren lassen.

Dazu passt zum Beispiel Blumenkohlpüree oder Möhren-Pastinaken-Stampf.

Hühnchen aus dem Ofen

Für 3 Portionen

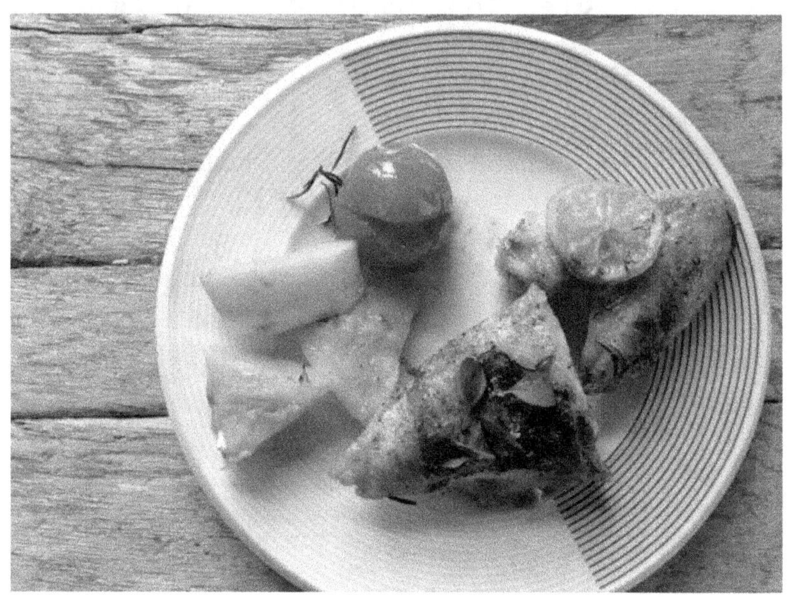

Zutaten

- 2-3 Keulen vom Bio-Huhn
- 1 Hokkaido-Kürbis oder Möhren, Pastinaken, Süßkartoffeln,
- Cherry-Tomaten
- Zwiebeln
- 1 Bio-Zitrone
- Salz
- Pfeffer
- Paprika
- Curry
- 2 Knoblauchzehen
- 1 Zweig Rosmarin
- Olivenöl oder Butter

Zubereitung

1. Den Ofen auf 200°C vorheizen.
2. Die Hühnchenkeulen abwaschen und mit Küchenpapier trocken tupfen. Mit einem scharfen Küchenmesser in der Mitte im Gelenk zerteilen.
3. Das Gemüse putzen und in mundgerechte Stücke schneiden und in einer Ofenform den Boden bedecken. Cherry-Tomaten im Ganzen dazu geben.
4. Knoblauchzehen mit dem großen Küchenmesser flach zerdrücken und dazu geben.
5. Die Zitrone waschen und in Scheiben schneiden.
6. Das Hühnchen salzen, pfeffern, mit Paprika und etwas Curry einreiben, auf das Gemüse geben und mit den Zitronenscheiben belegen.
7. Rosmarin vom Zweig streifen und darüber streuen.
8. Olivenöl darüber geben oder je ein kleines Stück Butter auf die Hühnchenteile geben.
9. Für 30-45 Minuten im Ofen backen. Zwischenzeitlich 1-2-mal wenden. Das Hühnchen ist fertig, wenn der austretende Saft klar ist. Du kannst mit einer Gabel oder einem Messer hinein stechen, um das zu prüfen.

Scharfer Gulasch

Für 3 Portionen

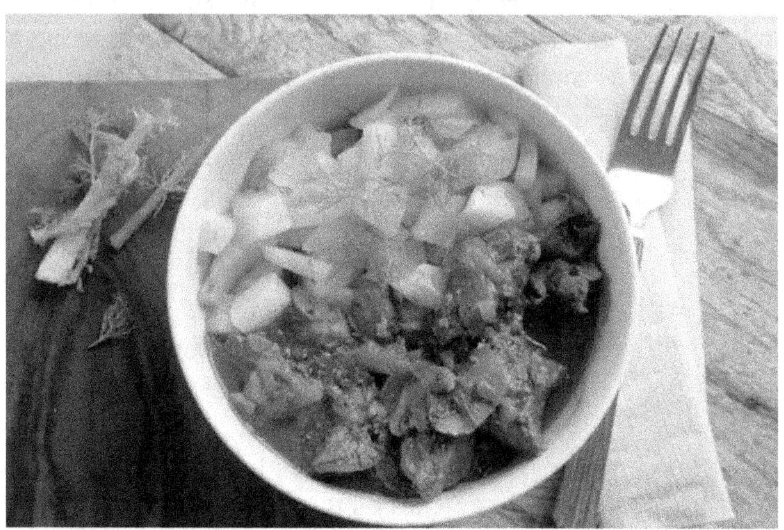

Zutaten

- 700g Gulasch, z.b. Hüfte vom Rind
- 2 große Zwiebeln, grob gewürfelt
- 2 rote Paprika, geschält und entkernt
- 3 Knoblauchzehen, grob würfeln
- 2 TL Pfefferkörner, gemörst
- 2 TL Paprikapulver
- 1 TL Meersalz
- 3 Lorbeerblätter
- 2 Zweige Rosmarin
- 1 EL Tomatenmark
- ¼ Liter Weißwein, 4cl Portwein
- Alternativ: 300ml Rinder- oder Knochenbrühe
- 1 Tasse Wasser
- 500g Champignons, geputzt und in Scheiben

Zubereitung

1. Das Fleisch in einem Schmortopf oder einer Pfanne scharf anbraten.
2. Die Zwiebeln, Knoblauch und das Tomatenmark dazu geben und mit anbraten, bis es leicht säuerlich riecht.
3. Die Paprika mit dem Sparschäler grob schälen, entkernen, zerteilen und dazu geben.
4. Pfeffer und Meersalz mörsen oder mit einem Küchenmesser flach zerdrücken und dazu geben.
5. Parikapulver, Rosmarin und Lorbeer hinzugeben und unter mehrfachem Rühren alles anbraten.
6. Mit Wein, Wasser und Portwein (alternativ: Rinder- oder Knochenbrühe) ablöschen.
7. Eine Stunde köcheln lassen.
8. Dann die Pilze dazugeben und eine weitere ¼ Stunde köcheln lassen.

Dazu passt Fenchelgemüse oder ein Gemüsestampf.

Burger ohne Brot

Für 2 Portionen

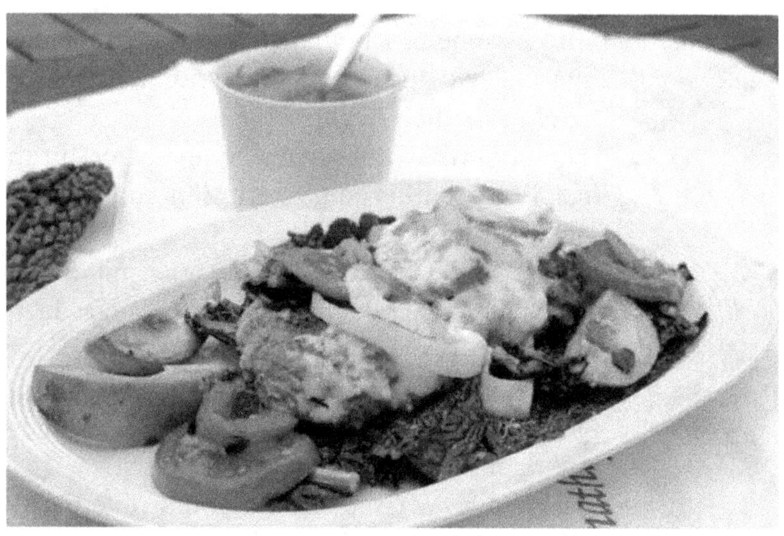

Zutaten

- 400g Rinderhack oder gemischtes Hack
- 1 Zwiebel, gewürfelt
- 1 Ei
- 1 mittelgroße Möhre, geraspelt
- Salz, Pfeffer, Paprika
- 1 EL Kokosöl/Olivenöl

Für das Gemüse

- 1 Tomate, in Scheiben
- 1 Zwiebel, in Ringen
- 1 Avocado, in Spalten
- Käse oder Mozzarella zum überbacken
- etwas Kohl, z.B. Grünkohl, Palmkohl, Wirsing, Spitzkohl oder auch Spinat
- 2 Frühlingszwiebeln, klein geschnitten

Zubereitung

1. Ofen auf 200°C vorheizen, sofern vorhanden mit Grillfunktion.
2. Das Hackfleisch mit den anderen Zutaten (Zwiebel, Ei, geraspelter Möhre, Salz, Pfeffer und Paprika) in einer Schüssel verkneten. Fett in einer beschichteten Pfanne erhitzen, Frikadellen formen und von beiden Seiten anbraten.
3. Frikadellen in eine ofenfeste Form geben, mit Tomaten, Zweibelringen und Käse belegen. Für 15 Minuten in den Ofen stellen.
4. Frühlingszwiebeln in der Pfanne andünsten und den Kohl in mundgerechte Stücke geschnitten, dazu geben. Kurz anbraten und zusammenfallen lassen, unterheben und mit einem kleinen Schluck Wasser ablöschen. Salzen, pfeffern und abgedeckt bei niedriger Temperatur ziehen lassen.
5. Auf einem Teller mit dem überbackenen Burger anrichten.

Beinscheiben vom Kalb

Für 4 Portionen

Zutaten

- 1 Bund Suppengrün
- 2 Zwiebeln
- 3 Knoblauchzehen
- 4 Beinscheiben vom Kalb
- 2 EL Tomatenmark
- 1 TL Salz
- 1 TL Pfeffer
- Thymian
- 2 Lorbeerblätter
- 1 Zweig Rosmarin
- 2 EL Ghee oder Kokosöl
- 1/4 l Gemüse- oder Knochenbrühe

Zubereitung

1. Gemüse putzen und kleinschneiden, beiseitestellen
2. Beinscheiben in 2 EL Ghee oder Kokosfett von beiden Seiten scharf anbraten.
3. Gemüse dazu geben und mit Tomatenmark anrösten, wenden.
4. Mit 1/4 l Gemüse- oder Knochenbrühe ablöschen. Gewürze und Kräuter dazu geben.
5. 2 Stunden auf kleiner Hitze köcheln lassen.

Wildbratwürstchen mit Spitzkohlgemüse

Für 2 Portionen

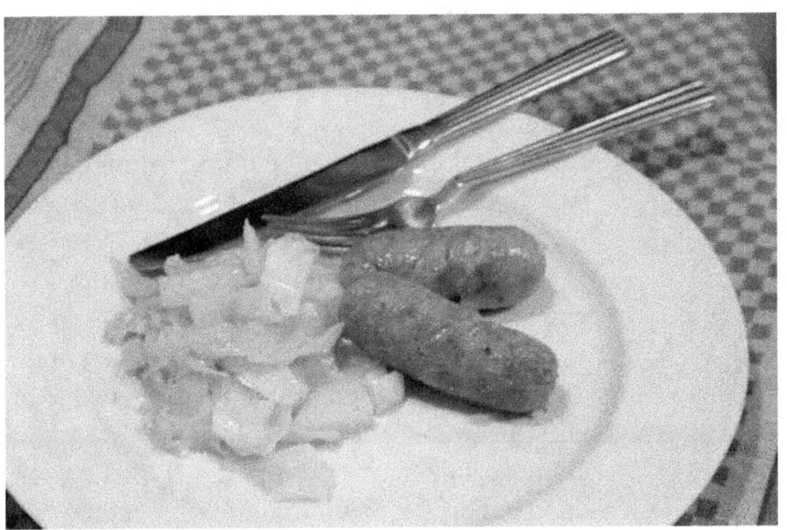

Zutaten

- 1/2 großer Spitzkohl
- 1/4 Kohlrabi
- 1 Schalotte
- 4-6 Wildbratwürstchen (Alternativ: Bio-Würstchen, Merguez o.ä.)
- 2 EL Kokosfett/Butter
- Salz, Pfeffer, etwas Curry
- Wasser oder Weißwein zum ablöschen

Zubereitung

1. Den Spitzkohl halbieren, vierteln und den Strunk in der Mitte herausschneiden. Anschließend in fingerbreite Streifen schneiden.
2. Den Kohlrabi schälen und in kleine Stücke

schneiden.

3. Zwiebel schälen und in Würfel schneiden.

4. In einem Topf oder einer Sauteuse 1 EL Kokosfett erhitzen, die Zwiebel kurz glasig andünsten.

5. Bei 2/3 Hitze Kohlrabi dazu geben und andünsten.

6. Den Spitzkohl dazu geben, unter ständigem wenden 3 Minuten andünsten und mit einem kleinen Schluck Wasser ablöschen. Dann ca. 10 Minuten bei offenem Deckel dünsten. Zwischendurch wenden.

7. In einer Pfanne 1EL Kokosfett erhitzen und die Würstchen darin braten bis sie leicht aufplatzen.

8. Gemüse salzen, pfeffern und ½ TL Curry dazu geben. Noch einmal untermengen und dann anrichten.

Hackbraten mit Zuckerschoten

Für 2-3 Portionen

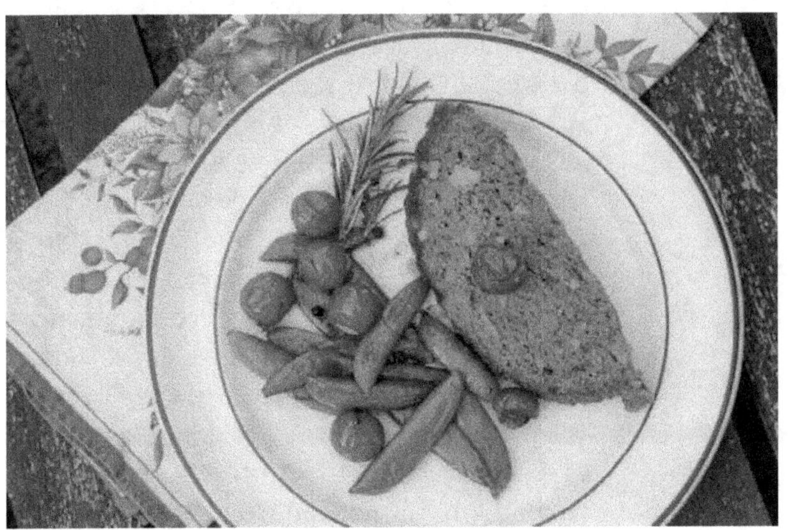

Zutaten

- 800g Rinderhack
- 1 Möhre
- 1 Zwiebel
- 3 Knoblauchzehen
- 2 mittelgroße Eier
- Salz
- Pfeffer
- Paprikapulver
- ggf. 1EL Buchweizenmehl oder Pfeilwurzel-mehl
- Optional: Schafskäse oder ein gekochtes Ei

- 250g Zuckerschoten
- Cocktailtomaten
- 2EL Kokosfett

- etwas Butter

Zubereitung
1. Ofen auf 200°C vorheizen.
2. Die Möhre waschen und raspeln, die Zwiebel schälen und in kleine Würfel schneiden. Beides in einer Schüssel mit der Gabel etwas ausdrücken und den Saft abgießen.
3. Das Hackfleisch mit der Möhre, der Zwiebel, den Eiern, Salz, Pfeffer und Paprikapulver in eine Schüssel geben. Die Knoblauchzehe schälen und mit der Knoblauchpresse dazu drücken. 1EL Kokosöl dazu geben. Alles gut mit den Händen vermengen.
4. In einer ofenfesten Form aus der Massen einen Laib formen und das Ganze in den Ofen schieben. Ca. 50 Minuten backen.
5. Option: du kannst in den Hackbraten einen Schafskäse oder ein ganzes gekochtes Ei mit einformen.
6. Die Zuckerschoten waschen und in kochendem Wasser 7 Minuten blanchieren. Das Wasser abgießen, etwas Butter und etwas Kokosöl dazu geben und für die letzten 5 Minuten die Cocktailtomaten dazu geben. Auf mittlerer Hitze nochmal kurz erwärmen, bis die Cocktailtomaten leicht aufplatzen. Salzen und zusammen mit dem Hackbraten servieren.

Gebratene Leber mit Apfel

Für 2 Portionen

Zutaten

- 250g Leber
- 1 kleiner säuerlicher Apfel
- 2EL Kokosfett oder Olivenöl
- Meersalz und
- 1TL Pfefferkörner
- 1 Lorbeerblatt
- 1 Knoblauchzehe

Zubereitung

1. Die Leber waschen und trocken tupfen. Meersalz und Pfefferkörner mörsern und auf der Leber verteilen.
2. Apfel in Spalten schneiden und das Gehäuse entfernen. Die Knoblauchzehe schälen und in feine Scheiben schneiden.
3. Das Fett in einer Pfanne erhitzen, Lorbeerblatt und Knoblauch dazu geben und die Leber von beiden Seiten darin scharf anbraten. Die Temperatur auf niedrige Flamme reduzieren und die Apfelstückchen dazu geben.
4. Abgedeckt 8-10 Minuten ziehen lassen.

Dazu passt ein Brei aus Möhren und Knollensellerie. Beides einfach schälen und weich kochen, dann stampfen und mit Sahne, Salz und Pfeffer abschmecken.

Forelle blau

Für 2 Portionen

Zutaten

- 2 ganze Forellen, ausgenommen
- 1 halbe Zwiebel, in Scheiben geschnitten
- 200ml trockenen Weißwein
- 150ml Weißweinessig (Alternativ: Verjus)
- 1 Stange Sellerie mit Grün, in Stücke geschnitten
- 2-3 Scheiben Zitrone
- 2 TL Wacholderbeeren, leicht gemörst
- 2 TL Pfefferkörner, leicht gemörst
- 1 Lorbeerblatt
- etwas Meersalz
- 1 Knoblauchzehe, geschält, in Scheiben

Zubereitung

1. In einer tiefen Pfanne oder einem Topf den Weißwein und den Weißweinessig zusammen mit Zitrone, Sellerie und den Gewürzen erhitzen und eine Viertelstunde aufkochen.
2. Die Hitze abdrehen, den Sud kurz abkühlen lassen und die Forellen in den Sud legen. Die Forellen darin 10 Minuten garen lassen.
3. Aus dem Sud nehmen und mit etwas frischem Salat oder gedünstetem Gemüse anrichten.

Gebratene Dorade mit Spargelgemüse

Für 2 Portionen

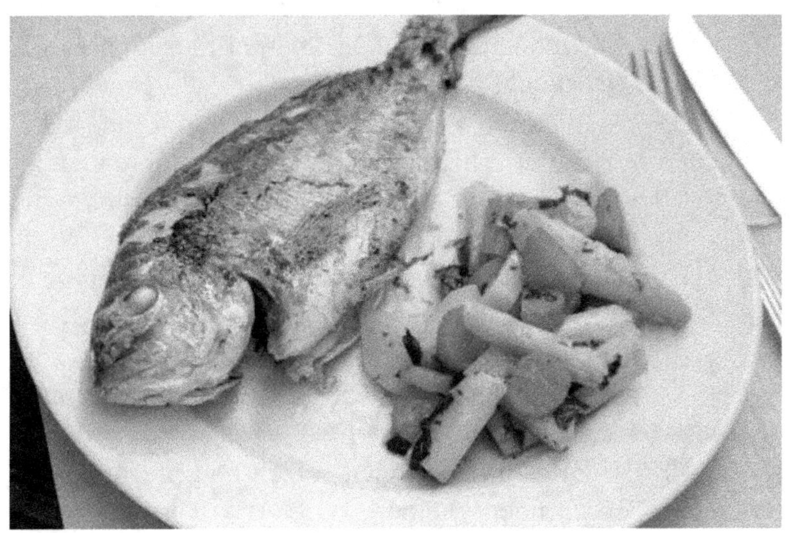

Zutaten

- 2 ganze Doraden, ausgenommen
- 1 Zitrone
- 2 Zweige Rosmarin
- 1 Handvoll frischen Thymian
- 2 frische Lorbeer-Blätter
- 2 Knoblauchzehen
- Salz
- Pfeffer
- Olivenöl und Butter zum Anbraten

Für das Gemüse:

- 500g Spargel (alternativ: Schwarzwurzel oder Blumenkohl)
- 2 große Möhren
- 1 kleiner Kohlrabi

Zubereitung

1. Das Gemüse putzen und in mundgerechte Stücke schneiden. Wenn du Blumenkohl oder Schwarzwurzel nimmst, sollten diese vorgekocht werden. Spargel muss nicht vorgekocht werden.

2. In einer Pfanne etwas Olivenöl und 1EL Butter erhitzen. Kohlrabi und Möhren zuerst andünsten, dann kommt der Spargel bzw. das vorgekochte Gemüse dazu. Salzen, Pfeffern und etwas Thymian oder Salbei nach Geschmack dazu geben.

3. Die Doraden waschen und bei Bedarf die restlichen Innereien auslösen. Blut gut auswaschen.

4. Die Doraden innen salzen und pfeffern, je 1 Zitronenscheibe, 1 Zweig Rosmarin und etwas Thymian sowie 1 Lorbeerblatt in den Bauch geben. Die Knoblauchzehe mit der Hand zerdrücken und ebenfalls hinein geben.

5. 3EL Olivenöl und 1EL Butter in eine große Pfanne geben und bei voller Hitze von beiden Seiten kurz anbraten, anschließend auf 1/2 Hitze zurückdrehen und ca. 10 Minuten durchgaren lassen.

6. Um zu prüfen, ob die Dorade gar ist, kann man ein kleines Stück der Rückenflosse abzupfen. Lässt sie sich leicht lösen, ist sie fertig.

Lachs mit Sommergemüse aus dem Ofen

Für 4 Portionen

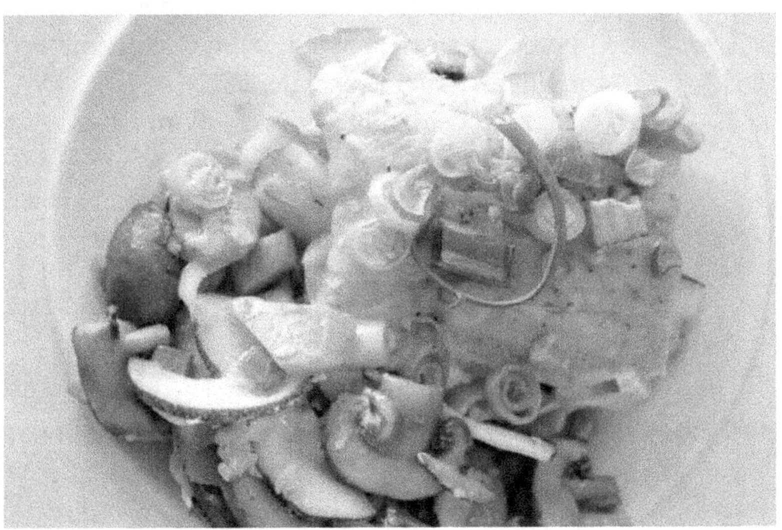

Zutaten

- 600g Lachsfilet
- 1 Zucchini, gehobelt
- 1 große Möhre, gehobelt
- 1 daumengroßes Stück Ingwer, geschält und gewürfelt
- 1 Gemüsezwiebel, geschält
- 250g Champignons
- 1 Bund Frühlingszwiebeln, in Ringe geschnitten
- 1 Bio-Zitrone
- 100ml Wasser, Brühe oder Weißwein
- Salz
- Pfeffer
- Olivenöl
- 1 Bio-Zitrone

Zubereitung

1. Den Ofen auf 150°C vorheizen.
2. Die Champignons in Scheiben schneiden, die Gemüsezwiebel halbieren und ebenfalls in dünne Scheiben schneiden.
3. Die Zwiebel in einer großen Pfanne glasig andünsten; den Ingwer, die Champignons, Zucchini und Möhren hinzugeben und etwa 4 Minuten dünsten. Mit etwas Wasser, Brühe oder Weißwein ablöschen.
4. Alles in eine ofenfeste Form geben.
5. Den Lachs salzen, pfeffern und ganz kurz in der Pfanne anbraten von einer Seite (ggf. auf der Haut). Dann auf das Gemüse legen und die Frühlingszwiebeln darüber geben. Die Schale der Bio-Zitrone ziselieren und dazu geben.
6. Alles in den Ofen stellen und ca. 20 Minuten garen lassen. Der Lachs ist gut, wenn das erste Fett weiß auf der Oberfläche zu sehen ist.
7. Alles mit einer Scheibe Zitrone anrichten.

Gemüsegerichte

Blumenkohl mit Zitrone und Tomaten

Für 2-3 Portionen

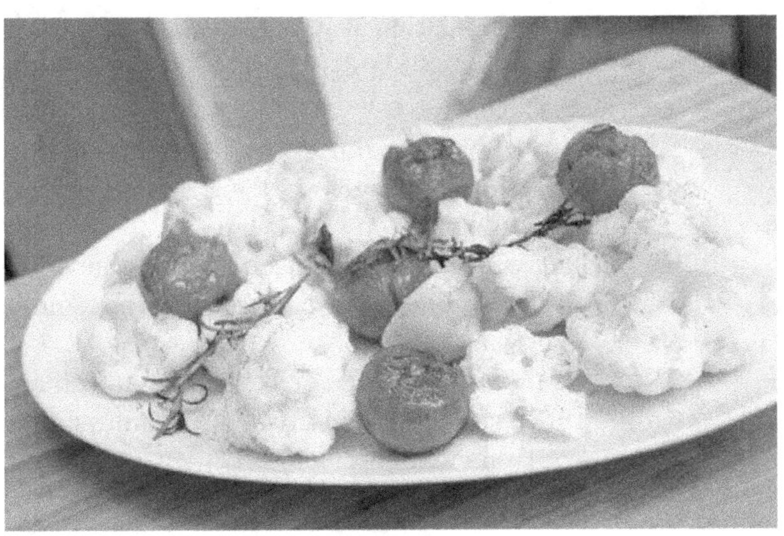

Zutaten

- 1 Blumenkohl
- 2 Bio-Zitronen
- 0,2l Olivenöl
- 10 Kirschtomaten
- 2 Zweige Rosmarin
- 2 Knoblauchzehen
- Meersalz
- Pfeffer
- Muskatnuss

Zubereitung

1. Blumenkohlröschen vom Strunk befreien

und in einen Topf mit kochendem Wasser geben.

2. Die Zitronen auspressen. Den Saft, Olivenöl, etwas Meersalz und die ausgepressten Zitronen in den Topf geben.

3. Den Blumenkohl 10-15 Minuten kochen lassen.

4. In der Zwischenzeit die Knoblauchzehen schälen und halbieren. Die Kirschtomaten waschen.

5. Den Knoblauch mit etwas Olivenöl und den 2 Rosmarinzweigen in eine Pfanne geben und kurz anbraten.

6. Die Kirschtomaten dazu geben und bei mittlerer Hitze kurz anbraten bis die Tomaten etwas aufplatzen.

7. Den Blumenkohl abgießen, alles auf einem Teller anrichten und etwas Muskatnuss über den Blumenkohl reiben.

Wirsinggemüse mit Orangen

Für 4 Portionen

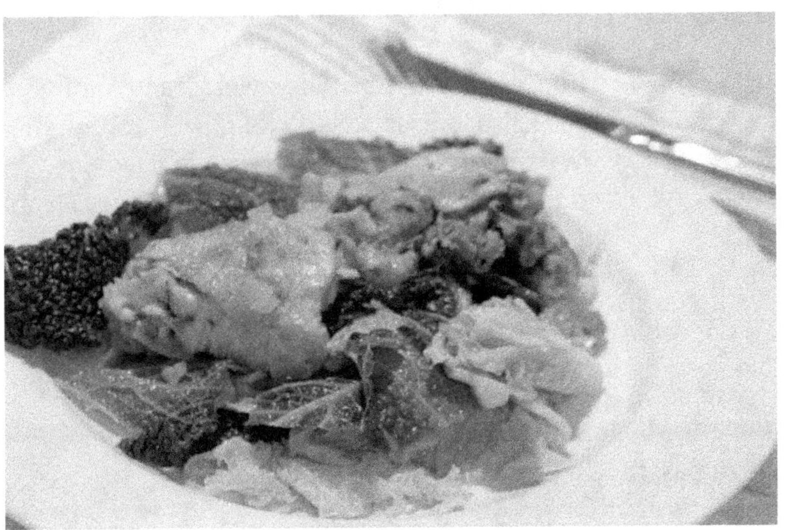

Zutaten

- 1 mittelgroßer Wirsingkopf
- 150g durchwachsener Bauchspeck
- 2 Orangen
- Salz
- Pfeffer
- 2 EL Butterschmalz (Ghee) zum Anbraten

Zubereitung

1. Einen großen Topf mit Wasser aufsetzen und erhitzen.
2. Wirsing halbieren und Strunk in der Mitte herausschneiden. Die Blätter auseinander zupfen.
3. Die Wirsingblätter ins kochende Wasser geben und ca. 4 Minuten blanchieren.

4. Anschließend abgießen und mit kaltem Wasser abschrecken.
5. Bauchspeck würfeln und mit 2 EL Butterschmalz oder Ghee in einer tieferen Pfanne glasig andünsten.
6. In der Zwischenzeit die zwei Orangen mit der Zitruspresse ausdrücken.
7. Wirsing grob in mundgerechte Stücke schneiden und das Wasser ausdrücken. Dann zu dem Speck geben und unterheben.
8. Pfeffern, ganz wenig salzen (der Speck ist salzig) und mit dem Saft der beiden Orangen ablöschen.
9. Ca. 3 Minuten weiter dünsten.

Dazu passt Hühnchen, Kalb oder Rindfleisch.

Blumenkohlpüree

Für 2-3 Portionen

Zutaten

- 1 Blumenkohl in Röschen geteilt
- 50g Butter
- Salz
- Pfeffer
- Muskat

Zubereitung

1. Blumenkohl mit wenig Wasser in einem Topf 10 Minuten dämpfen. Wasser abgießen.
2. Mit einem Kartoffelstampfer den Blumenkohl stampfen.
3. 4-5 EL Butter hinzugeben, salzen, pfeffern und etwas Muskatnuss darüber reiben und anschließend unterheben.

Dazu passt scharfes Gulasch, Hühnchen oder Lammhaxen.

Möhren-Pastinaken-Stampf

Für 5 Portionen

Zutaten

- 5 mittelgroße Möhren
- 4 mittelgroße Pastinaken
- 2 Knoblauchzehen, geschält
- 1 EL Butter
- Salz
- Muskatnuss

Zubereitung

1. Möhren und Pastinaken schälen, vierteln und in kleine Stücke schneiden.
2. Möhren, Pastinaken und Knoblauch mit Salzwasser bedeckt zum Kochen bringen und bissfest kochen.
3. Wasser abgießen und mit zwei Esslöffel Butter grob zerstampfen.
4. Mit etwas Muskat abschmecken.
5. Mit etwas Petersilie dekoriert anrichten.

Als Alternative zu den Pastinaken kannst du auch einen halben Knollensellerie verwenden. Das gibt dem Stampf noch etwas mehr Pfiff.

Fenchelgemüse

Für 2 Portionen

Zutaten

- 2 Fenchelknollen
- 1 EL Olivenöl
- 1 EL Kokosöl

Zubereitung

1. Grüne Strünke abschneiden, Fenchel halbieren und den Strunk in der Mitte herauslösen. Den Fenchel grob würfeln.
2. In Oliven- und Kokosöl 7-10 Minuten dünsten.

Wer es etwas schärfer mag, kann etwas gewürfelten Ingwer oder Kurkuma vor dem Fenchel kurz im Öl anschwitzen.

Gemüse Tian

Für 4 Portionen

Zutaten

- 4 Schalotten, geschält und gehackt
- 200g Champignons (1 Schale), geputzt
- 500g Spinat, gewaschen
- 3 große Süßkartoffeln, geschält
- 8 Fleischtomaten, gewaschen
- 2 mittlere Zucchini, gewaschen
- 3 EL Olivenöl
- 1 Knoblauchzehe, geschält und gehackt
- geriebene Muskatnuss
- Meersalz
- 2 EL Schnittlauch, gehackt
- 1 EL Rosmarin, gehackt
- 150ml Gemüsebrühe oder Weißwein
- 2 EL Parmesan
- etwas Butter zum fetten der Form
- ein Spritzer Zitrone

Zubereitung

1. Schalotten und Knoblauch in 1 EL Olivenöl in einer großen Pfanne kurz andünsten, die Champignons hinzugeben und bei voller Hitze etwa 1 Minute dünsten, bis die Flüssigkeit verdampft ist. Auf einem Teller zur Seite stellen.
2. 1 neuen EL Olivenöl in die Pfanne geben, den Spinat hinzugeben und bei mittlerer Hitze in der Pfanne unter wenden zusammenfallen lassen. Salzen, pfeffern und etwas Muskat darüber reiben. Anschließend von

der Herdplatte nehmen.
3. Die Auflaufform mit Butter fetten.
4. Die Süßkartoffel halbieren, in dünne Scheiben schneiden und die Auflaufform damit bis etwa 1 cm zum Rand auslegen. Mit etwas Salz, Pfeffer und Muskatnuss bestreuen.
5. Den Ofen auf 180° vorheizen.
6. Tomaten und Zucchini in Scheiben schneiden.
7. Den Spinat auf die Kartoffeln geben und mit den Tomaten- und Zucchinischeiben abwechselnd belegen. Die Kräuter darauf streuen und 20 Minuten in den Ofen geben. Dann die Champignons mit den Schalotten darauf verteilen, ggf. mit etwas Parmesan bestreuen und weitere 10 Minuten backen.
8. Anschließend servieren.

Rote Beete aus dem Ofen

Für 3 Portionen als Beilage

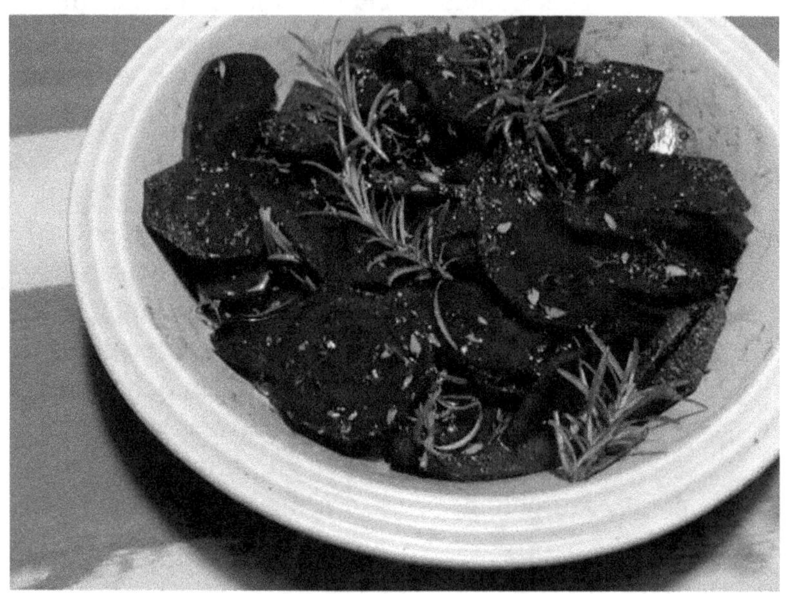

Zutaten

- Gummihandschuhe!!
- 2-3 Knollen rote Bete
- Salz
- Pfeffer
- Kümmel
- Thymian
- Rosmarin
- Olivenöl
- 2 EL Honig

Zubereitung

1. Ofen auf 180°C vorwärmen.
2. Gummihandschuhe anziehen und rote Bete

schälen.

3. Die Knollen in 0,5 cm dicke Scheiben schneiden und in einer ofenfesten Form verteilen.

4. Nach Geschmack Salz, Pfeffer und Kümmel auf der roten Bete verteilen, Olivenöl (ca. 3 EL) darüber geben und 2 EL Honig darauf geben.

5. Rosmarin und Thymian vom Stängel entfernen und als letztes über den Honig geben.

6. Zum Schluss die Form mit Alufolie (oder besser: einem Deckel) abdecken, damit die Flüssigkeit nicht verdampft. Wenn ihr das vergesst, dann wird die rote Bete ziemlich trocken.

7. Nun für ca. 60 Minuten ab in den Ofen.

Ofenkartoffel mediterranea

Für 2 Portionen

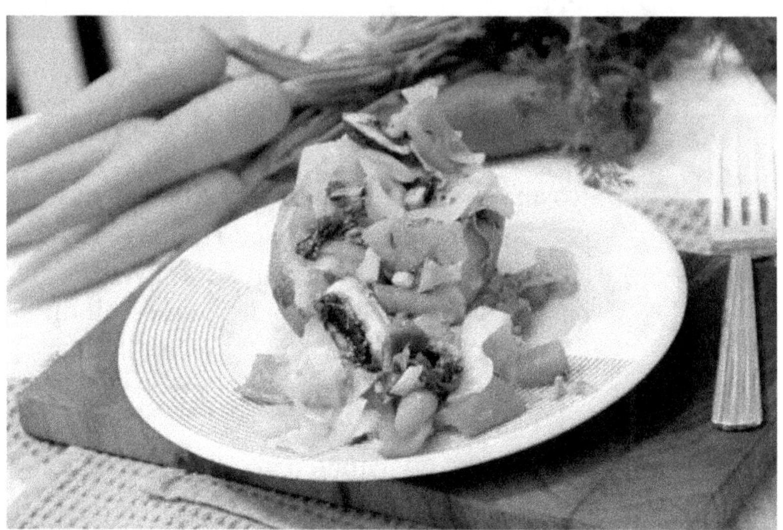

Zutaten

- 2 große Süßkartoffeln
- 1 Zwiebel
- 1 Möhre
- 1 Paprika
- 1/2 Spitzkohl
- ggf. etw. Spinat
- 8 Champignons
- 1 EL Kokosöl
- 1 EL Olivenöl
- 1 EL Butter

Nutze alternativ andere Gemüsesorten, die du noch übrig hast.

Nach Belieben
- Kräuterquark

Zubereitung
1. Ofen auf 175°C vorheizen.
2. Süßkartoffel waschen, mit Kokosfett einreiben und mit einer Gabel ringsum einstechen. Falls das zu schwer geht, kannst du auch mit einem kleinen Messer die Kartoffel längs zu 1/4 aufschneiden.
3. Die Süßkartoffel auf Backpapier auf ein Blech geben und in den Ofen schieben. Rund 45 Minuten garen.
4. Gemüse putzen und in mundgerechte Stücke schneiden.
5. Olivenöl und Butter in einer tiefen Pfanne oder Sauteuse erwärmen und Zwiebel darin glasig andünsten.
6. Gemüse dazu geben und bei 2/3 Hitze rund 10-15 Minuten dünsten. Beginne am besten mit der festesten Gemüsesorte (hier: Möhre)
7. Nach Belieben mit Salz, Pfeffer, 1/2 TL Currypulver und 1/2 TL Paprika würzen und auf der Kartoffel anrichten.
8. Bei Verträglichkeit mit Kräuterquark (Quark+Petersilie, Schnittlauch o.ä.) servieren.

Zucchini-Möhren-Puffer mit Beerenmarmelade und Lachs

Für 2 Portionen

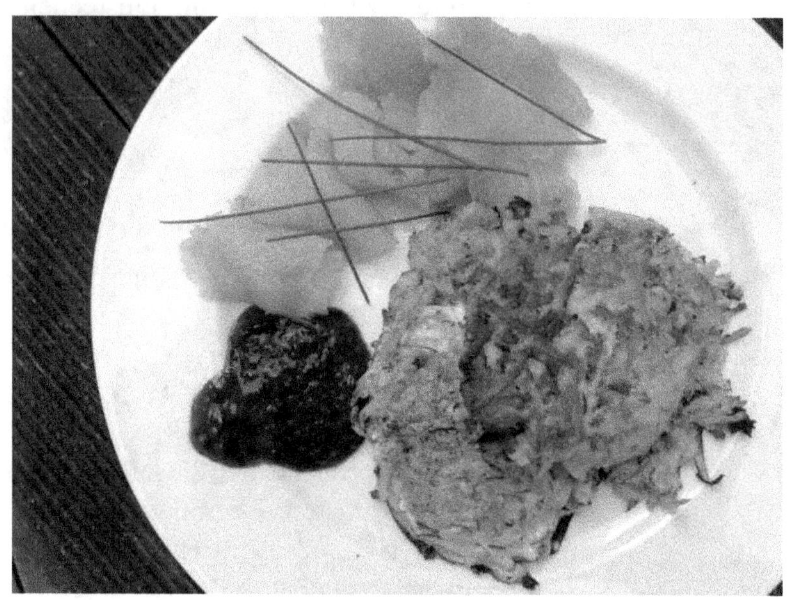

Zutaten

- 1 mittelgroße Zucchini
- 1 große Möhre
- 2 große Eier
- Kokosöl zum ausbacken
- Salz, Pfeffer
- 300g tiefgekühlte oder frische Beeren nach Geschmack
- 2-3 EL Chiasamen oder Leinsamen
- 1 Packung Bio-Räucherlachs

Zubereitung

Für die Marmelade
1. Beeren in einer Schüssel auftauen, 2 TL Wasser und die Chia-Samen dazu geben. Mit dem Pürrierstab kurz aufmixen.
2. Wenn die Masse zu sauer ist: 2 TL Honig dazu geben, alternativ: Stevia oder Xucker
3. In ein altes Marmeladenglas geben und mindestens eine Stunde im Kühlschrank stehen lassen.
4. Die "Marmelade" hält sich verschlossen ca. 2 Wochen im Kühlschrank.

Puffer
1. Die Zucchini und die Möhre waschen und mit der Gemüsereibe raspeln. Anschließend das Wasser mit den Händen gut ausdrücken und abgießen.
2. Salzen, pfeffern und die Eier dazu geben. Alles gut vermengen.
3. In einer Pfanne 2 EL Kokosöl oder Olivenöl erhitzen und kleine Puffer darin ausbacken.
4. Mit Bio-Räucherlachs und der Beeren-Marmelade anrichten.

Gazpacho (Kalte Sommersuppe)

Für 3 Portionen

Zutaten

- 1/2 Gurke, geschält und kleingeschnitten
- Eine Dose geschälte Tomaten oder Tomaten- würfel
- 1 rote Paprika, kleingeschnitten
- 1 Knoblauchzehe, zerdrückt
- 1 EL Oliven- oder Kokosöl
- 1 EL Tomatenmark
- 200ml Wasser
- Salz
- Pfeffer
- Schnittlauch zum Garnieren

Zubereitung

1. Alle Zutaten in den Mixer geben und gut pürieren.
2. In eine Schüssel geben und abgedeckt 1-2 Stunden im Kühlschrank kalt stellen.
3. Sollte die Suppe zu dick sein, dann kannst du sie mit Eiswürfeln oder kaltem Wasser verdünnen.
4. Mit Schnittlauch garnieren und servieren.

Fermentierte Lebensmittel

Rote-Beete-Kwas (Getränk)

Für 1,5-2 Liter
Gärzeit 3-7 Tage

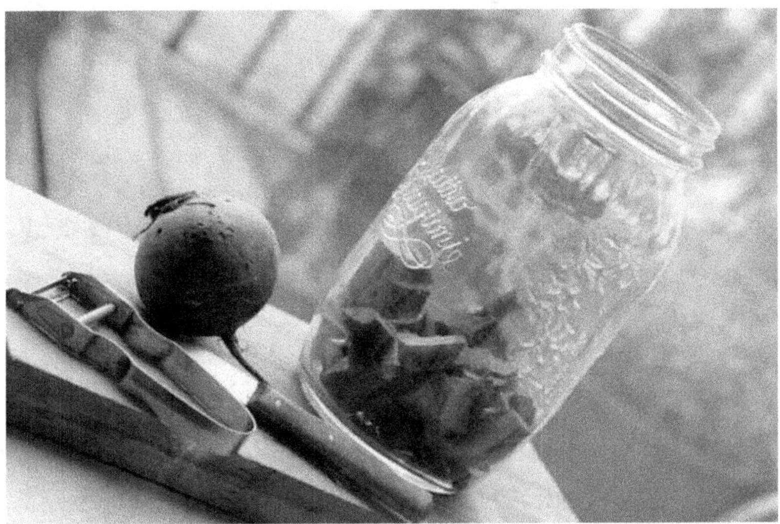

Kwas (oder alt: Quas) ist ein fermentiertes Getränk, das ursprünglich aus Russland stammt und dort vorwiegend aus Brot hergestellt wird. Es gilt dort als alkoholfreies Bier. In Deutschland kennen wir Kwas kaum. Bekannt ist hier vor allem der Kanne Brottrunk, der industriell hergestellt wird. Kwas ist ein tolles Erfrischungsgetränk, das wegen seiner positiven Auswirkungen auf unsere Darmflora gern täglich getrunken werden kann. Er lässt sich aus altem Brot oder auch aus rote Beete, Kohl, Möhren usw. ganz leicht selbst herstellen. Wie alle milchsauren Getränke und Lebensmittel sorgt auch Kwas für ein schön saures Milieu im Verdauungstrakt und hält damit den Darm gesund oder unterstützt ihn bei der Heilung.

Zutaten

- 2 mittelgroße Rote Beete Knolle
- 100ml Sauerkrautsaft (z.B. milchsauer vergoren von Alnatura)
- 2 TL Meersalz
- 1,5 - 2 Liter Einmachglas
- Gummi-Handschuhe!

Zubereitung

1. Handschuhe anziehen!
2. Die Rote Beete schälen und in kleine Würfel schneiden. Bio-Qualität muss nicht geschält werden.
3. Zusammen mit dem Meersalz und dem Sauerkrautsaft in das Einmachglas geben.
4. Mit Wasser auffüllen und 3 fingerbreit Platz zum Rand lassen.
5. Mit einem Tuch und einem Gummiring abdecken, so dass das Ferment atmen kann.
6. Je nach Zimmer-Temperatur 3-7 Tage fermentieren lassen.
7. Der Fermentationsprozess ist abhängig von der Temperatur. Je wärmer es ist, desto schneller wird fermentiert. Du kannst den Kwas in Flaschen abfüllen und den weiteren Fermentationsprozess langsamer im Kühlschrank vor sich gehen lassen.

Fermentiertes Rotkraut

Für 1 kg
Gärzeit 2-3 Wochen

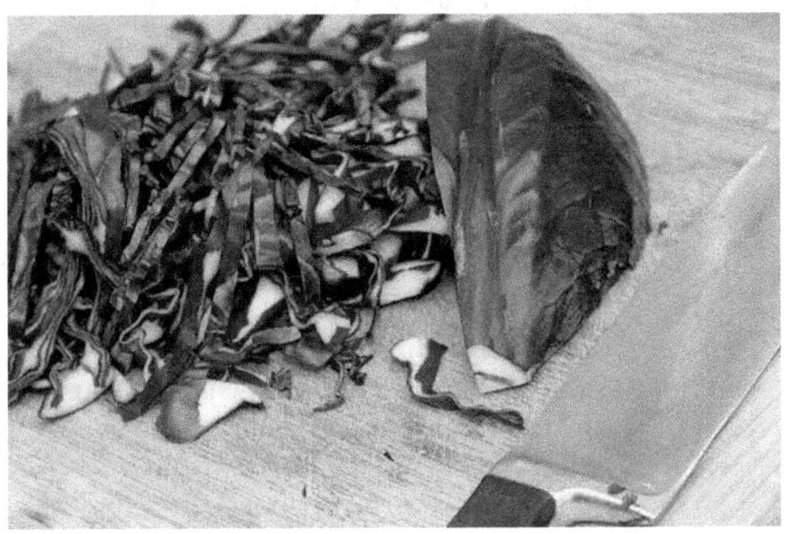

Zutaten

- 1 kg Rotkohl
- 1 EL Wacholderbeeren
- 2 Lorbeerblätter
- 1 säuerlichen Apfel, z.B. Boskop
- 20g Meersalz
- 1 Liter Einmachglas, z.B. Fido oder Kilner
- Gummi-Handschuhe !!

Zubereitung

1. Den Rotkohl mit einem scharfen Kochmesser in schmale Streifen schneiden. Alternativ mit einem Gemüsehobel hobeln.
2. In einer großen Schüssel zusammen mit dem

Meersalz ca. 10 Minuten kräftig verkneten, bis der Saft aus dem Rotkohl austritt. Zieh dazu unbedingt Handschuhe an, sonst hast du nachher sehr lila Hände.

3. Du kannst das Kraut noch etwas stehen lassen. Das Meersalz zieht dann weiter Flüssigkeit, die wir im Glas brauchen.

4. Den Apfel schälen, den Kern entfernen und in kleine Würfel schneiden.

5. Apfel, Wacholderbeeren und Lorbeerblätter untermischen und alle in das Einmachglas geben. Anschließend so festdrückend, dass alles mit Flüssigkeit bedeckt ist. Bei Bedarf mit einem kleinen Teller oder einem Beschwerungsstein dafür sorgen, dass kein Kraut aufschwimmen kann.

6. Das Glas kommt nun für etwa 2-3 Wochen, je nach gewünschter Fermentierung, ins Küchenregal und anschließend in den Kühlschrank.

Wer mit Histamin Probleme hat, lässt das Kraut nicht so lang fermentieren. Es gärt im Kühlschrank zwar weiter, aber lange nicht so schnell, wie im Küchenregal. Beginne dann einfach mit einem zwei Wochen gereiften Kraut und kleinen Mengen.

Veganes Kimchi

Für 1,5kg Kimchi
Gärzeit 3-7 Tage

Zutaten

- 1 Chinakohl
- 2 Chilischoten
- Ein kleiner Rettich
- Ein Bund Frühlingszwiebeln
- 2 große Möhren
- Ein Stück Ingwer
- 4 Knoblauchzehen
- Meersalz
- Wasser

Zubereitung

1. Den Chinakohl in fingerbreite Streifen schneiden. Und in einer großen Schüssel mit Salzlake bedeckt eine Stunde ziehen lassen. Für die Salzlake 20g Meersalz in einem Liter Wasser auflösen. Den Kohl ggf. beschweren (Teller), sodass alles mit der Salzlake bedeckt ist.

2. In der Zwischenzeit die Möhren und den Rettich grob raspeln, die Frühlingszwiebeln in Ringe schneiden und beiseite stellen.

3. Knoblauch und Ingwer schälen und klein hacken. Die Chilischoten ebenfalls klein hacken, die Kerne nicht entfernen. Mit einem Esslöffel des Salzwassers verrühren und ebenfalls ziehen lassen.

4. Nach einer Stunde die Salzlake des Kohls abgießen und etwa 500ml zurück behalten.

Den Kohl ausdrücken und anschließend mit den anderen Zutaten vermengen und gut durchkneten.

5. In heiß ausgespülte Einmachgläser füllen und fest drücken, sodass keine Luftblasen im Glas verbleiben. Etwa einen halben Zentimeter Platz zum Glasrand lassen. Das Kimchi sollte mit Salzlake bedeckt sein und nichts aufschwimmen. Ggf. mit einem Kohlblatt bedecken und mit einem kleinen Teller oder einem Beschwerungsstein beschweren.

6. Das Glas mit einer Gummidichtung schließen und auf einen Teller stellen, damit überlaufende Flüssigkeit aufgefangen werden kann.

Gewürz-Möhren

Für 1 mittelgroßes Einmachglas
Gärzeit 2-3 Wochen

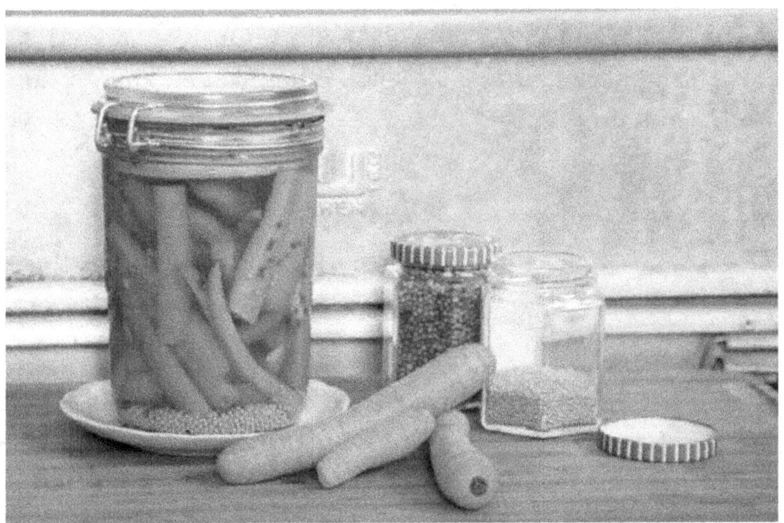

Zutaten

- 4 große Bio-Möhren, geschält
- 1 Esslöffel Senfkörner
- 1 Esslöffel Korianderkörner
- 4 Kapseln Kardamom
- 1 Liter Wasser
- Meersalz

Zubereitung

1. Aus einem Liter Wasser und 30g Meersalz eine Lake herstellen. Dazu einfach in lauwarmem Wasser das Salz auflösen.
2. Die Möhren schälen, vierteln und auf eine Größe zurecht schneiden, die ins Glas passt.
3. Gewürze hinzugeben und mit der Salzlake

auffüllen. Wie bei allen Fermenten sollten die Möhren komplett mit Lake bedeckt sein. Um sie am Aufschwimmen zu hindern, kannst du einen Beschwerungsstein oder einen kleinen Teller benutzen.

4. 2-3 Wochen fermentieren lassen. Bei Bedarf einen Teller unter das Glas stellen, um übertretende Flüssigkeit aufzufangen. Nach einer Woche kann schon mal probiert werden.

Joghurt

Für 1 Liter
Gärzeit 8-14 Stunden

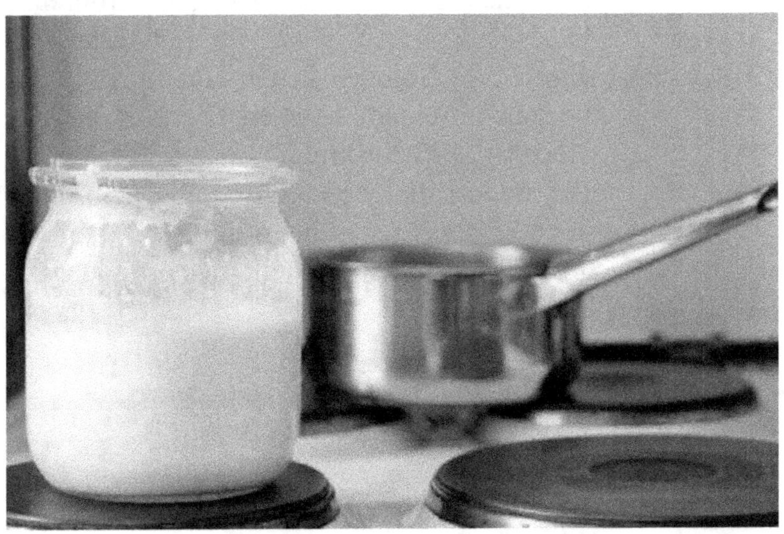

Zutaten für den ersten Ansatz

- 10EL eines möglichst guten Naturjoghurts mit lebenden Kulturen
- Alternativ: Joghurtkultur laut Packungsangabe
- 1 Liter Vollfett Bio-Milch oder Rohmilch (z.B. von der Milchtankstelle)

Zubereitung

1. Milch in einem Topf kurz aufkochen und gelegentlich umrühren, damit sie nicht anbrennt.
2. Zur Seite stellen und ca. 10 Minuten auf rund 40°C abkühlen lassen.
3. Den Naturjoghurt in ein Einmachglas geben,

die warme Milch durch ein Sieb dazu geben. Achtung: die Milch darf nicht zu warm sein, sonst tötest du die guten Milchsäurebakterien im Joghurt.

4. Mit einem Schneebesen alles gut verrühren.

5. Das Glas schließen und für mindestens 8, eher 12-14 Stunden in ein Handtuch eingewickelt an einem warmen Ort (z.B. an der Heizung) aufbewahren.

6. Bei Bedarf die Molke etwas abgießen, oder noch besser: wieder unterrühren.

7. Je länger der Joghurt steht, desto fester wird er.

Getränke

Infused Water

Egal, ob stilles oder sprudelndes Wasser: mit Früchten und frischen Kräutern lassen sich überaus leckere alkohol- und zuckerfreie Getränke herstellen. Am besten füllst du alles am Abend in eine verschließbare Karaffe und lässt die Früchte und Gewürze über Nacht im Kühlschrank ziehen. Je länger das Wasser steht, desto mehr Geschmack bekommt es. Die reguläre Ziehzeit sind 8 Stunden. Achtung: Sprudelwasser bleibt natürlich nur sprudelig, wenn das Gefäß verschlossen ist.

Nachfolgend findest du ein paar Anregungen für leckere Wasser mit Geschmack. Alle Angaben beziehen sich auf 1 Liter Wasser. Probiere es einfach aus. Du kannst die Früchte bis zu 2 Mal neu aufgießen bevor sie ihren Geschmack verlieren.

Alle Früchte sollten gut gewaschen werden, vor allem, wenn du konventionelle, mit Pestiziden behandelte, Früchte kaufst. Im Zweifel schäle sie.

Rosmarin-Zitronen-Soda
- 1 unbehandelte oder gut gewaschene Zitrone
- zwei Zweige frischen Rosmarin

Apfel-Zimt-Wasser
- 1 süßlichen Apfel gewaschen, ohne Kerngehäuse, in dünne Scheiben geschnitten
- 1 Stange Zimt

Orange-Zitrone-Limetten-Wasser
- 1/2 Orange
- 1/2 Zitrone
- 1 Limette

Sommer-Sonne-Wassermelone
- so viel Wassermelone ohne Schale wie du möchtest
- 1 Handvoll Erdbeeren

Gurke-Minz-Wasser
- 1/2 Gurke
- 2 Zweige Minze

Orange-Ingwer-Infusion
- 1/2 Orange
- 1 daumendickes Stück Ingwer

Ingwer schälen und in kleine Stücke schneiden. Für extra Ingwer-Power den Ingwer auskochen, abkühlen lassen und dann mit den Orangenscheiben ansetzen.

Weitere leckere Kombinationen
- Wassermelone und Rosmarin
- Zitrone und Ingwer
- Himbeeren und Limetten
- Limetten und Gurke
- Ananas und Minze
- Erdbeere und Orange
- Blutorange/Grapefruit und Mango
- Kiwi und Limette
- Schwarze Johannisbeere und Basilikum

Grüne Smoothies

Smoothies sind eine super Ergänzung, wenn es dir aktuell noch schwer fällt deine Ernährung wirklich auf Gemüse aufzubauen. Für viele Menschen sind sie ein sehr einfacher Einstieg, der viele Vorteile bietet. Smoothies sind nicht nur blitzschnell zubereitet, sondern liefern auch wichtige Vitamine, Aminosäuren, Fettsäuren und Chlorophyll in einer leicht verdaulichen Form. Außerdem mindert der Smoothie gerade am Anfang Gelüste auf Ungesundes, denn je besser wir unseren Körper mit allen nötigen Nährstoffen versorgen, desto weniger versucht er die Lücken mit Fast Food und Schokolade zu schließen.

Folgendes solltest du beachten, wenn das Thema grüne Smoothies neu für dich ist:

Smoothies kauen

Smoothies werden nicht getrunken, sondern gekaut. Das Einspeicheln von Nahrung ist ein wichtiger Schritt der Verdauung und sollte nicht übersprungen werden. Solltest du es doch einmal vergessen, wirst du es spüren, denn dann fängt dein Magen an zu "blubbern".

Abwechslung

Der Mensch ist ein Gewohnheitstier, vor allem, wenn es schmeckt. Bei grünen Smoothies ist es besonders wichtig, dass du das Blattgrün stetig abwechselst, da sich sonst Abwehrstoffe der Pflanzen in deinem Körper ansammeln, die zu unangenehmen Nebenwirkungen führen können. Das heißt nicht, dass du jeden Tag wechseln musst, aber wenn ein Salat oder grünes Gemüse aufgebraucht ist, kommt ein neues in den Mixer.

Weniger ist mehr

Viel hilft auch beim grünen Smoothie nicht viel. Je nach Wassermenge, solltest du nicht mehr als einen halben bis einen Liter am Tag trinken. Ebenfalls ist es nicht notwendig viele verschiedene Zutaten zu verwenden. Die nachfolgenden Rezepte zeigen, dass 4 bis maximal 5 Zutaten ausreichend sind. Sonst schmeckt es nicht.

Grüne Smoothies für Kinder

Natürlich ist der grüne Smoothie auch etwas für Kinder! Die meisten lehnen ihn aber aufgrund der Farbe zunächst ab. Sobald sie ihn auch nur einmal probiert haben, finden sie ihn aber meist ganz lecker, vor allem, wenn süße Früchte, wie Banane oder auch eine schöne reife Ananas (nicht aus der Dose!) darin sind. Im Sommer kann der Smoothie auch in eine Eisform gegossen werden und bietet so eine leckere und gesunde Erfrischung.

Wildkräuter kennen lernen

Wildkräuter sind die Heilkräfte der Natur. Seit vielen tausend Jahren werden sie für die Erhaltung unserer Gesundheit genutzt. Sie ergänzen den Smoothie von Frühjahr bis Herbst einfach perfekt. Wenn du dich nicht gut auskennst, findest du im Internet viele Anbieter für Wildkräuter-Touren. Für wenig Geld kannst du so mit der ganzen Familie einen schönen Ausflug machen und die Kräuter kennenlernen. Im Internet kannst du bei der Wilden Sieben Wildkräuter bestellen.

Popeyes Favorit

- 2-3 Handvoll Spinat
- 2 aromatische Äpfel
- 1/4 reife Avocado
- Saft von 1/2 Zitrone

* Wasser nach Geschmack

Petersiliengrün

* 1 Bund Petersilie
* 1 Gurke
* 1 Teelöffel Gerstengras
* 2 aromatische Äpfel
* Wasser nach Geschmack

Bärig frisch

* 2 Handvoll Kopfsalat
* 1 Handvoll Wildkräuter + essbare Blüten
* 1 Handvoll Brombeeren
* 1 Handvoll Himbeeren
* Wasser nach Geschmack

Kale Explosion

* 2 Handvoll Grünkohl
* 1 Handvoll Petersilie
* 2 kleine, süß-saure Äpfel
* 1 getrocknete Dattel
* eine Prise Vanille
* eine Prise Chili oder Cayennepfeffer
* Wasser nach Geschmack

Winter Delight

* 1 Handvoll Grün- od. Schwarzkohl o. Wirsing
* 1 kleine ganze Gurke
* 1 kleiner aromatischer Apfel
* 1 kleine Orange oder Grapefruit
* Wasser nach Geschmack

Mandelmilch

Für 1 Liter

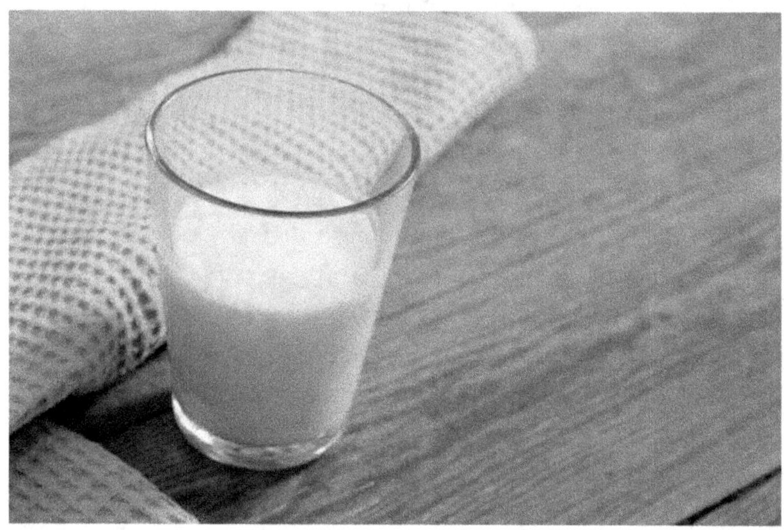

Zutaten
- 200g ganze Mandeln
- 1 Liter stilles Wasser

Zubereitung
1. Mandeln in ein großes Schraubglas oder eine Karaffe geben und über Nacht im Wasser einweichen lassen.
2. Das Wasser abgießen und die Mandeln in einem Sieb kurz abspülen.
3. Zusammen mit 1 Liter Wasser in einen Mixer geben und ca. 2 Minuten aufmixen.
4. Die Flüssigkeit durch ein Sieb mit einem Baumwolltuch oder ein Teesieb abgießen und die Mandelreste ausdrücken.
5. Die Reste kannst du zum Backen nutzen.

Kokosmilch

Zutaten

* 200g Kokosraspeln
* 1 Liter stilles Wasser

Zubereitung

1. Das Wasser zusammen mit den Kokosraspeln zum kochen bringen.
2. Die Hitze abdrehen und den Topf eine Stunde abgedeckt stehen lassen.
3. Alles in den Mixer geben und ca. 2 Minuten gut durchmixen.
4. Lege ein Küchenhandtuch in ein Sieb und beides über eine Schüssel, die groß genug ist.
5. Gieße die Flüssigkeit durch das Küchentuch langsam ab, binde das Küchentuch zusammen und drück die Kokosnussreste gut aus.
6. Die Kokosmilch hält sich im Kühlschrank rund 2 Wochen und lässt sich auch einfrieren.

Nachwort

Liebe Leserin, lieber Leser,

Hut ab, wenn du es bis hierher durch dieses umfangreiche Buch geschafft hast. Ich danke dir sehr für dein Interesse an diesem Thema und hoffe, dass du etwas gelernt hast, das du für dich oder im Dienste deiner Patienten einsetzen kannst.

Solltest du Anregungen oder Kritik haben, würde ich mich über eine E-Mail von dir sehr freuen. Ich schätze es sehr, wenn wir voneinander lernen können.

Ich plane mich in Zukunft weiter mit diesem Thema zu befassen, es in die Welt zu tragen und auch auf meinem Blog Beiträge dazu zu veröffentlichen. Sofern du Interesse an meiner Arbeit hast, würde ich mich freuen, wenn du meinen Newsletter abonnierst. So verpasst du keine Neuigkeiten und machmal gibt es auch etwas geschenkt.

Ich wünsche dir auf deinem Weg alles Gute und jederzeit beste Gesundheit.

Deine
Nadja Polzin

Anhang

Die Parameter der Stuhlprobe

Leitkeime

In den gängigen Laboruntersuchungen wird deine Stuhlprobe auf zwei Gruppen von Leitkeimen untersucht. Zum einen die anaeroben Leitkeime, zum anderen die aeroben Leitkeime. Sie liegen beim gesunden Menschen in einem charakteristischen Verhältnis vor. Verschiebt sich dieses charakteristische Verhältnis, verändert sich das Milieu und damit der pH-Wert im Darm. Dies kann zu einer zusätzlichen Belastung der Leber und anderer Organsysteme beitragen. Es ist also durchaus von Bedeutung ein ausgeglichenes Milieu wiederherzustellen.

Aerobe Leitkeime

Aerobe Bakterien sind solche, die Sauerstoff benötigen und eher im oberen Teil unseres Verdauungstraktes zu finden sind. Sie haben nützliche Eigenschaften, können aber auch entarten und zusammen mit anderen Bakterien Fäulniskeime bilden.

Die wichtigsten aeroben Leitkeime sind Colibakterien und Enterococcen.

Colibakterien (Escherichia coli) leben vor allem im Dickdarm, versorgen die Schleimhaut mit wichtigen Fettsäuren und bilden eine gute Grundlage für die Ansiedlung von anaeroben Bakterien. Leider sind Colibakterien auch diejenigen, die zusammen mit Clostridien ein ungünstiges Fäulnismilieu erzeugen können oder als Durchfallkeim bekannt, zu allerlei Darmbeschwerden führen können. Da Colibakterien nicht nur positive Eigenschaften haben, trainieren sie aber auch unser Immunsystem und sind für dieses ein wichtiger Partner.

Enterococcen leben hingegen vorwiegend im Dünndarm und spalten dort Kohlenhydrate und Eiweiße.

Eine Verschiebung der aeroben Leitkeime gehört zu den am häufigsten vorkommenden Veränderungen der Darmflora. Bei dieser Veränderung überwiegen aerobe Leitkeime der Kategorie E.Coli, Citrobacter, Klebsiella etc., die in deinem Befundbericht sämtlich einzeln aufgeführt werden. Sie können Teil der "schlechten" Bakterien sein, die normalerweise durch die "guten" anaeroben Leitkeime in Schach gehalten werden.

Eine Vermehrung dieser Bakterien geht meist mit einer Verminderung der Bifidobakterien aus der Gruppe der anaeroben Leitkeime einher.

Anaerobe Leitkeime
Anaerobe Leitkeime bilden den überwiegenden Teil unseres Mikrobioms. Sie sind die Bakterienarten, die nur ohne Sauerstoffzufuhr überleben können. Zu ihnen gehören die bekannten Lactobacillen (Milchsäurebakterien) und Bifidobakterien. Sie verwerten beide ausschließlich Kohlenhydrate. Lactobacillen schützen den Dünn- und den Dickdarm durch eine Ansäuerung des Darmmilieus. Bifidobakterien leben überwiegend im Dickdarm und verwerten ebenfalls komplexe Kohlenhydrate und Ballaststoffe zu kurzkettigen Fettsäuren, wie Milch-, Butter- und Essigsäure, die die Darmschleimhaut schützen. Eine Verminderung dieser Bakterien kann durch Antibiotika, Durchfälle, Bestrahlung

aber auch Fehlernährung eintreten.

Zu dieser Bakteriengruppe gehören auch die überwiegend schädlichen Clostridien (Clostridium difficile) und die Bacteroides. Die Überwucherung durch Clostridium difficile, der zu schweren Durchfällen und Verdauungsbeschwerden führen kann, wird in der Stuhluntersuchung im Bereich der anaeroben Leitkeime aufgeführt.

Biomarker im Stuhl

Je nach Labor finden sich im Stuhl nur einer oder zwei der drei aktuell etablierten Biomarker zur Diagnostik einer erhöhten Durchlässigkeit der Darmschleimhaut. Einige Labors bieten im Stuhl nur den Biomarker alpha-1-Antitrypsin und Calprotectin, während andere auch auf Zonulin im Stuhl zurückgreifen.

Alle hier genannten Normwerte können abhängig vom Labor auch niedriger oder höher liegen.

Zonulin

Zonulin ist das Protein, das an der Regulation der Kittleisten, also der Verbindungen zwischen den Zellen der Darmschleimhaut, wesentlich beteiligt ist. Bindet Zonulin an die Zellen der Darmschleimhaut, wird eine biochemische Reaktion in Gang gesetzt, die zu einer Öffnung der Kittleisten führt. Diese Reaktion findet zum Beispiel bei jedem Menschen bei der Verdauung von Gluten, dem Klebereiweiß in Getreide, statt. Neben Gluten können auch Bakterien im Dünndarm die Ausschüttung von Zonulin hervorrufen. Man geht derzeit davon aus, dass dies einen Teil unseres angeborenen Immunsystems darstellt, der den Dünndarm vor Fehlbesiedlungen schützt.

Erhöhte Zonulin-Werte führen dazu, dass die Kittleisten dauerhaft geöffnet bleiben. Sie deuten auf eine chronisch-entzündliche Darmerkrankung, wie beispielsweise Zöliakie hin, können aber auch einer Autoimmunerkrankung, wie Typ-1-Diabetes, Multiple Sklerose oder einer rheumatoiden Arthritis vorausgehen. Auch eine Antibiotika-Therapie oder eine Allergie kann unter Umständen zu erhöhten Zonulin-Werten führen.

Normwerte:
- im Stuhl bis 78 ng/ml
- im Blut bis 48 ng/ml

In den aktuell gängigen Stuhlanalysen ist der Zonulinwert nicht in allen Laboren enthalten.

Entzündungsmarker

Neben Zonulin liefert der Stuhl auch über andere Biomarker wichtige weitere Hinweise auf Entzündungsaktivitäten im Darm. Dazu gehören alpha-1-Antitrypsin, Calprotecin, Lysozym und das sekretorische IgA. Alle vier Werte sind in den gängigen Laboruntersuchungen auf Wunsch enthalten.

alpha-1-Antitrypsin

alpha-1-Antitrypsin ist ein Eiweiß, das in der Leber und in der Schleimhaut des Dünndarms gebildet wird. Es gilt in allen gängigen Labors als Marker für die erhöhte Durchlässigkeit der Darmschleimhaut.

Ein erhöhter Wert spricht für eine erhöhte Durchlässigkeit, gibt Hinweise auf IgE- und IgG-vermittelte Nahrungsmittelallergien und -unverträglichkeiten, eine vorliegende

Histaminose oder Veränderungen der Darmschleimhaut durch den Einfluss von Gluten (z.B. Zöliakie oder NZGS). Je nach Symptomlage kann alpha-1-Antitrypsin auch auf einen Keimbefall, eine bakteriell oder viral bedingte Entzündung des Dünn- und Dickdarms oder Autoimmunerkrankungen wie Morbus Crohn und Colitis Ulcerosa hindeuten.

Normwerte:
- im Stuhl bis 27,5 U/ml

Calprotectin

Calprotectin ist ein Marker, der auf ein erhöhtes Entzündungsgeschehen an der Darmschleimhaut hindeutet. Dieser Marker kann damit auch ein Hinweis für eine notwendige Differentialdiagnose sein. So zeigen sich beispielsweise bei aktiven Schüben von Morbus Crohn oder Colitis ulcerosa besonders hohe Calprotectin-Werte, wohingegen bei den klassischen Unverträglichkeiten oft keine erhöhten Werte vorliegen. Calprotectin wird also bestimmt, um solche entzündlichen Darmerkrankungen auszuschließen.

Normale Werte sind zu sehen bei:
- Zöliakie
- Laktoseintoleranz
- Exokriner Pankreasinsuffizienz
- Lebensmittelunverträglichkeiten
- Reizdarmsyndrom

Erhöhte Werte sind vorzufinden bei:
- Bakteriellen Besiedlungen, z.B. mit Clostridium difficile
- Noroviren
- cystischer Fibrose

- Veränderungen durch dauerhafte Einnahme von nicht-steroidalen Antirheumatika (z.B. Ibuprofen)

Normwerte:

- im Stuhl bis 50 mg/kg

Schleimhautimmunität

Neben den gängigen Entzündungsmarkern, die Aufschluss darüber geben, ob die Darmschleimhaut beschädigt ist, geben die Marker der Schleimhautimmunität Hinweise darauf, wie aktiv die darmeigene Immunabwehr ist.

Lysozym

Lysozym gibt Auskunft über die Immunfunktion der Darmschleimhaut und weniger über ihre Durchlässigkeit. Es ist kein notwendiger Parameter, ergänzt aber die Marker alpha-1-Antitrypsin und Calprotectin. Durch das Enzym Lysozym werden vor allem die Zellwände grampositiver Bakterien (überwiegend Firmicutes), wie Streptococcus, Enterococcus, Staphylococcus, Listeria, Bacillus, Clostridium und Lactobacillus, zerstört.

Sekretorisches IgA (sIgA)

Sekretorisches IgA ist in nahezu allen Körpersäften des Menschen zu finden und gehört zur ersten Abwehrlinie gegenüber Eindringlingen und Pathogenen. Es ist ein Immunglobulin, das der Abwehr und der Neutralisation von Mikroben, Antigenen und Toxinen dient, die in den Darm gelangen. Über das sekretorische IgA können so Rückschlüsse auf den Zustand der Darmschleimhaut gezogen werden. Erhöhte sIgA-Wert deuten auf eine erhöhte Abwehrreaktion, z.B. gegen Mikroben, Antigene oder Toxine und damit auf Entzündungsgeschehen auf der Darmschleimhaut hin.

Erniedrigte Werte zeigen, dass das Immunsystem der Darmschleimhaut nicht ausreichend aktiv ist, d.h. der Darm nicht regulär funktioniert und eine erhöhte Durchlässigkeit der Darmschleimhaut vorliegen kann. Sie bedeuten auch, dass die Darmschleimhaut vermehrt mit Allergenen in Kontakt kommt, was zu einer vermehrten Produktion von IgE- und IgG-Antikörpern führen kann.

Normwerte:
- im Stuhl bis 510 - 2040 µg/ml

Weitere Marker

Weitere Marker, die zur Bestimmung des Entzündungs- oder Immunstatus im Darm herangezogen werden können, sind das eosinophile Protein X im Stuhl (EPX) und Beta-Defensin-2.

Leicht erhöhte EPX-Werte sprechen für eine Reizung der Darmschleimhaut durch Antigene in der Nahrung; stark erhöhte Werte deuten hingegen auf eine stärkere Reizung, z.B. in Form eines Parasitenbefalls oder einer IgE- bzw. IgG4-vermittelten Nahrungsmittelallergie oder -unverträglichkeit hin.

Beta-Defensin-2 ist Teil des unspezifischen Immunsystems und dient der breiten Abwehr mikrobieller Erreger und Toxine. Den Defensinen wird ein modulierender Effekt auf die Histaminfreisetzung aus den Mastzellen der Darmschleimhaut zugeschrieben. Sie bewirken eine Freisetzung von Histamin, wenn zu wenig vorhanden ist und haben einen hemmenden Effekt, wenn zu viel bzw. ausreichend

Histamin im Darm vorhanden ist. Niedrige Werte sprechen für eine veränderte Konzentration von Histamin im Darmraum. Sind die Werte hingegen erhöht, spricht das für eine stärkere Abwehrreaktion auf Antigene oder Mikroben.

Verdauungsrückstände und Maldigestion

Die unzureichende Verdauung von Kohlenhydraten, Eiweißen und Fetten im Verdauungstrakt, wird dir im Abschnitt "Nachweis Verdauungsrückstände" und "Maldigestion" dargestellt.

Die Verdauungsrückstände geben zuerst einen Hinweis darauf, welche Makro-Nährstoffe nicht richtig verdaut werden. Verbleibt zum Beispiel zu viel Fett im Stuhl, ist das ein Hinweis auf zu wenig Gallensäure und damit eine schwache Leber. Der Wert zur Gallensäure im Stuhl gibt einen Hinweis auf die Fähigkeit des Dünndarms die Gallensäure aus der Leber wiederaufzunehmen und in der Leber wieder für die Fettverdauung aufzubereiten. Funktioniert dieser Kreislauf nicht, deutet das auf eine Entzündung des Dünndarms oder eine bakterielle Überwucherung desselben hin.

Der Wassergehalt im Stuhl weist auf die Fähigkeit zur Rückresorption von Wasser im Dickdarm hin. Sehr wässrige Stühle führen oft zu einer Verringerung der Laktobazillen und der Bifidobakterien sowie in der Folge zu einer Verschiebung des sauren Darmmilieus in den basischen Bereich. Ähnliches ist bei sehr festen Stühlen zu beobachten.

Eiweiß und Stärke verbleiben ebenfalls im Stuhl, wenn die entsprechende Enzymaktivität gering ist. Die Pankreaselastase gibt einen Hinweis auf die Leistungsfähigkeit der Bauchspeicheldrüse, die für wesentliche Enzyme in der Eiweiß- und Kohlenhydratverdauung zuständig ist. Verbleibt viel Eiweiß im Stuhl kann das zu einer Fäulnisflora führen, wobei biogene Amine, wie u.a. Histamin, vermehrt gebildet werden.

Das Gegenteil ist bei Rückständen von Stärke oder Zucker im Stuhl der Fall. Hier verschiebt sich das Darmmilieu in den sauren Bereich, was ein Gärungsmilieu fördert. Kohlenhydrate sind vor allem für Pilze wie Candida, Enterokokken, Lakto- und Bifidobakterien interessant. Je mehr Kohlenhydrate ihnen zur Verfügung stehen, desto besser vermehren sie sich. Das kann zu Gasbildung und damit zu Blähungen und Flatulenzen führen.

Referenzen

Einleitung

Haftenberger, M. Et al. (2013). Prävalenz von Sensibilisie-
rungen gegen Inhalations- und Nahrungsmittelallergene
Ergebnisse der Studie zur Gesundheit Erwachsener in
Deutschland (DEGS1). *Bundesgesundheitsbl*, *56*, 687–697.
https://doi.org/10.1007/s00103-012-1658-1

Weber, N. (2014). Gluten, Laktose, Histamin: 23
Prozent klagen über Unverträglichkeiten - SPIEGEL ON-
LINE. Retrieved July 26, 2017, from http://
www.spiegel.de/gesundheit/ernaehrung/gluten-laktose-
histamin-23-prozent-klagen-ueber-unvertraeglichkeiten-
a-975015.html

Viele Beschwerden, eine Ursache

Arvonen, M., Lauri, J., Virta, Pokka, T., Kröger, L., &
Vähäsalo, P. (2017). Cow's milk allergy in infancy and later
development of juvenile idiopathic arthritis: A register-
based case-control study. American Journal of Epidemiolo-
gy. https://doi.org/10.1093/aje/kwx060

Hall, K. (1976). Allergy of the nervous system: a review.
Annals of Allergy, 36(1), 49–64. Retrieved from http://
www.ncbi.nlm.nih.gov/pubmed/1108712

Hoobler, B. E. (1916). Some early symptoms suggesting
protein sensitization in infancy. American Journal of Diseases of Children, 12(2), 129–135. https://doi.org/10.1001/

archpedi.1916.04110140022003

Isasi, C., Colmenero, I., Casco, F., Tejerina, E., Fernandez, N., Serrano-Vela, J. I., ... Villa, L. F. (2014). Fibromyalgia and non-celiac gluten sensitivity: a description with remission of fibromyalgia. Rheumatology International, 34(11), 1607–1612. https://doi.org/10.1007/s00296-014-2990-6

Isasi, C., Tejerina, E., & Morán, L. M. (2016). Sensibilidad al gluten no celíaca y enfermedades reumatológicas. Reumatología Clínica, 12(1), 4–10. https://doi.org/10.1016/j.reuma.2015.03.001

Mansfield, L. E. (1988). Food allergy and headache. Whom to evaluate and how to treat. Postgraduate Medicine, 83(7), 46–51, 55. Retrieved from http://www.ncbi.nlm.nih.gov/pubmed/3368422

Mingomataj, E. C., Gjata, E., Bakiri, A., Xhixha, F., Hyso, E., & Ibranji, A. (2011). Gliadin allergy manifested with chronic urticaria, headache and amenorrhea. Case Reports, 2011(dec02 1), bcr1020114907-bcr1020114907. https://doi.org/10.1136/bcr.10.2011.4907

Slim, M., Calandre, E. P., & Rico-Villademoros, F. (2015). An insight into the gastrointestinal component of fibromyalgia: clinical manifestations and potential underlying mechanisms. Rheumatology International, 35(3), 433–444. https://doi.org/10.1007/s00296-014-3109-9

Speer, F. (1958). The allergic tension-fatigue syndrome in children. International Archives of Allergy and Applied Immunology, 12(3–4), 207–14. Retrieved from http://www.ncbi.nlm.nih.gov/pubmed/13574926

Stejskal, V. (2014). Metals as a common trigger of inflammation resulting in non-specific symptoms: diagnosis and treatment. The Israel Medical Association Journal : IMAJ, 16(12), 753–8. Retrieved from http://www.ncbi.nlm.nih.gov/pubmed/25630203

Stevenson, L. D., & Alvord, E. C. (1947). Allergy in the nervous system. The American Journal of Medicine, 3(5), 614–620. https://doi.org/10.1016/0002-9343(47)90206-4 Tollefsen, E., Langhammer, A., Bjermer, L., Romundstad, P., & Holmen, T. L. (2008). Allergy: a systemic disease? The HUNT and Young-HUNT study, Norway. Pediatric Allergy and Immunology, 19(8), 730–736. https://doi.org/10.1111/j.1399-3038.2008.00732.x

Ursinus, L. (2015). *Mein Blut sagt mir … Labor ganzheitlich* (1. Auflage). Darmstadt: Schirner Verlag.

Wantke, F., Götz, M., & Jarisch, R. (1993). Histamine-free diet: treatment of choice for histamine-induced food intolerance and supporting treatment for chronic headaches. Clinical and Experimental Allergy : Journal of the British Society for Allergy and Clinical Immunology, 23(12), 982–5. Retrieved from http://www.ncbi.nlm.nih.gov/pubmed/10779289

Weinberg, E. G., & Tuchinda, M. (1973). Allergic tension-fatigue syndrome. Annals of Allergy, 31(4), 209–11. Retrieved from http://www.ncbi.nlm.nih.gov/pubmed/4739573

Das Immunsystem

Arck PC, Slominski A, Theoharides TC, Peters EMJ, Paus R. Neuroimmunology of stress: skin takes center stage. J Invest Dermatol [Internet]. 2006 Aug [cited 2016 Oct 24]; 126(8):1697–704. Available from: http://www.ncbi.nlm.nih.gov/pubmed/16845409

Azad, M. B., Konya, T., Guttman, D. S., Field, C. J., Sears, M. R., HayGlass, K. T., ... CHILD Study Investigators. (2015). Infant gut microbiota and food sensitization: associations in the first year of life. Clinical & Experimental Allergy, 45(3), 632–643. https://doi.org/10.1111/cea.12487

Azad, M. B., Konya, T., Guttman, D. S., Field, C. J., Sears, M. R., HayGlass, K. T., ... CHILD Study Investigators. (2015). Infant gut microbiota and food sensitization: associations in the first year of life. Clinical & Experimental Allergy, 45(3), 632–643. https://doi.org/10.1111/cea.12487

Blázquez, A. B., & Berin, M. C. (2017). Microbiome and food allergy. Translational Research, 179, 199–203. https://doi.org/10.1016/j.trsl.2016.09.003

Breuer K, Kapp A, Werfel T. [The impact of food allergy in patients with atopic dermatitis]. Hautarzt [Internet]. 2003 Feb [cited 2015 Feb 21];54(2):121–9. Available from: http://www.ncbi.nlm.nih.gov/pubmed/12691082

Burokas A, Moloney RD, Dinan TG, Cryan JF. Microbiota regulation of the Mammalian gut-brain axis. Adv Appl Microbiol [Internet]. 2015 [cited 2016 Oct 5];91:1–62. Available from: http://www.ncbi.nlm.nih.gov/pubmed/

Referenzen

25911232

Clarke G, Stilling RM, Kennedy PJ, Stanton C, Cryan JF, Dinan TG. Minireview: Gut microbiota: the neglected endocrine organ. Mol Endocrinol [Internet]. 2014 Aug [cited 2016 Oct 5];28(8):1221–38. Available from: http://www.ncbi.nlm.nih.gov/pubmed/24892638

Cryan JF, Dinan TG. Mind-altering microorganisms: the impact of the gut microbiota on brain and behaviour. Nat Rev Neurosci [Internet]. 2012 Oct [cited 2016 Oct 5]; 13(10):701–12. Available from: http://www.ncbi.nlm.nih.gov/pubmed/22968153

Foster JA, McVey Neufeld K-A. Gut-brain axis: how the microbiome influences anxiety and depression. Trends Neurosci [Internet]. 2013 May [cited 2016 Oct 5];36(5): 305–12. Available from: http://www.ncbi.nlm.nih.gov/pubmed/23384445

Gebhardt, U. (2014). Das Organ der Superlative. Retrieved June 27, 2017, from http://www.spektrum.de/news/das-organ-der-superlative/1301070

Hoare C, Li Wan Po a., Williams H. Systematic review of treatments for atopic eczema. Health Technol Assess (Rockv). 2000;4(37).

Jimenez, F. (2017, June 26). Angriff auf den eigenen Körper. Die Welt Kompakt, p. 28. Hamburg.

Kharrazian D. Why isn't my brain working? 1. Auflage. Carlsbad, CA: Elephant Press LP; 2013.

Kim J, Kwon J, Noh G, Lee SS. The effects of elimination diet on nutritional status in subjects with atopic dermatitis. Nutr Res Pract [Internet]. 2013 Dec [cited 2015 Feb 21];

7(6):488–94. Available from: http://www.pubmedcentral.-
nih.gov/articlerender.fcgi?
artid=3865272&tool=pmcentrez&rendertype=abstract

Kwon J, Kim J, Cho S, Noh G, Lee SS. Characterization of
food allergies in patients with atopic dermatitis. Nutr Res
Pract [Internet]. 2013 Apr [cited 2015 Feb 21];7(2):115–21.
Available from: http://www.pubmedcentral.nih.gov/article-
render.fcgi?
artid=3627928&tool=pmcentrez&rendertype=abstract

Kwon JA, Park E-C, Lee M, Yoo K-B, Park S. Does stress
increase the risk of atopic dermatitis in adolescents? results
of the Korea Youth Risk Behavior Web-based Survey
(KYRBWS-VI). PLoS One [Internet]. 2013 Jan [cited 2015
Feb 22];8(8):e67890. Available from: http://www.pubmed-
central.nih.gov/articlerender.fcgi?
artid=3734187&tool=pmcentrez&rendertype=abstract

Li Y, Owyang C. Musings on the Wanderer: What's New
in Our Understanding of Vago-Vagal Reflexes? V. Remo-
deling of vagus and enteric neural circuitry after vagal
injury. Am J Physiol - Gastrointest Liver Physiol [Internet].
2003 Sep [cited 2016 Oct 5];285(3):G461–9. Available
from: http://ajpgi.physiology.org/lookup/doi/10.1152/ajpgi.
00119.2003

Ling, Z., Li, Z., Liu, X., Cheng, Y., Luo, Y., Tong, X., …
Xiang, C. (2014). Altered Fecal Microbiota Composition
Associated with Food Allergy in Infants. Applied and
Environmental Microbiology, 80(8), 2546–2554. https://
doi.org/10.1128/AEM.00003-14

Lunnon K, Teeling JL, Tutt AL, Cragg MS, Glennie MJ,
Perry VH. Systemic inflammation modulates Fc receptor
expression on microglia during chronic neurodegeneration.

J Immunol [Internet]. 2011 Jun 15 [cited 2016 Oct 5]; 186(12):7215–24. Available from: http://www.ncbi.nlm.nih.gov/pubmed/21572034

Martinucci I, Blandizzi C, de Bortoli N, Bellini M, Antonioli L, Tuccori M, et al. Genetics and pharmacogenetics of aminergic transmitter pathways in functional gastrointestinal disorders. Pharmacogenomics [Internet]. 2015 [cited 2016 Oct 5];16(5):523–39. Available from: http://www.ncbi.nlm.nih.gov/pubmed/25916523

Ohnmacht, C., Park, J.-H., Cording, S., Wing, J. B., Atarashi, K., Obata, Y., ... Eberl, G. (2015). The microbiota regulates type 2 immunity through ROR t+ T cells. Science, 349(6251), 989–993. https://doi.org/10.1126/science.aac4263

Pasricha PJ. Stanford Hospital: Brain in the Gut - Your Health [Internet]. [cited 2016 Oct 5]. Available from: http://www.youtube.com/watch?v=UXx4WTVU34Y

Perry VH. Contribution of systemic inflammation to chronic neurodegeneration. Acta Neuropathol [Internet]. 2010 Sep [cited 2016 Oct 5];120(3):277–86. Available from: http://www.ncbi.nlm.nih.gov/pubmed/20644946

Perry VH. The influence of systemic inflammation on inflammation in the brain: implications for chronic neurodegenerative disease. Brain Behav Immun [Internet]. 2004 Sep [cited 2016 Oct 5];18(5):407–13. Available from: http://www.ncbi.nlm.nih.gov/pubmed/15265532

Quigley EMM. Gut bacteria in health and disease. Gastroenterol Hepatol (N Y) [Internet]. 2013 Sep [cited 2016 Oct 5];9(9):560–9. Available from: http://www.ncbi.nlm.nih.gov/pubmed/24729765

Qin J et al. A human gut microbial gene catalogue established by metagenomic sequencing. Nature. 2010 Mar 4;464(7285):59-65.

Rasul A, El-Nour H, Lonne-Rahm S-B, Fransson O, Johansson C, Johansson B, et al. Serotonergic Markers in Atopic Dermatitis. Acta Derm Venereol [Internet]. 2016 Feb 2 [cited 2016 Mar 12]; Available from: http://www.ncbi.nlm.nih.gov/pubmed/26831833

Röckmann H, van Geel MJ, Knulst AC, Huiskes J, Bruijnzeel-Koomen CA, de Bruin-Weller MS. Food allergen sensitization pattern in adults in relation to severity of atopic dermatitis. Clin Transl Allergy [Internet]. 2014 Jan [cited 2015 Feb 21];4(1):9. Available from: http://www.pubmedcentral.nih.gov/articlerender.fcgi?artid=4022323&tool=pmcentrez&rendertype=abstract

Schütt, C., & Bröker, B. (2011). Grundwissen Immunologie. Spektrum Akademischer Verlag.

Shen S, Wong CH. Bugging inflammation: role of the gut microbiota. Clin Transl Immunol [Internet]. 2016 Apr [cited 2016 Oct 5];5(4):e72. Available from: http://www.ncbi.nlm.nih.gov/pubmed/27195115

Shen, N., & Clemente, J. C. (2015). Engineering the Microbiome: a Novel Approach to Immunotherapy for Allergic and Immune Diseases. Current Allergy and Asthma Reports, 15(7), 39. https://doi.org/10.1007/s11882-015-0538-9

Strachan, D. P. (1989). Hay fever, hygiene, and household size. BMJ (Clinical Research Ed.), 299(6710), 1259–60. Retrieved from http://www.ncbi.nlm.nih.gov/pubmed/2513902

Thiele S. Warum Adele und Prinz Harry jetzt weniger

duschen – Cleansing Reduction | Mikrobenzirkus [Internet]. Mikrobenzirkus.com. 2016 [cited 2016 Sep 19]. Available from: https://mikrobenzirkus.com/2016/09/18/warum-adele-und-prinz-harry-jetzt-weniger-duschen-cleansing-reduction/

Thursby, E., & Juge, N. (2017). Introduction to the human gut microbiota. Biochemical Journal, 474(11), 1823–1836. https://doi.org/10.1042/BCJ20160510

Ursinus L. Mein Blut sagt mir ... Labor ganzheitlich. 1. Auflage. Darmstadt: Schirner Verlag; 2015 [cited 2015 Nov 3]. 304 p.

Werfel T, Schwerk N, Hansen G, Kapp A. The diagnosis and graded therapy of atopic dermatitis. Dtsch Arztebl Int [Internet]. 2014 Jul 21 [cited 2015 Feb 22];111(29–30): 509–20, i. Available from: http://www.pubmedcentral.nih.gov/articlerender.fcgi?artid=4150028&tool=pmcentrez&rendertype=abstract

Willey JM, Sherwood L, Woolverton CJ. Prescott's microbiology. 9th ed. New York: McGraw Hill; 2013. 713-721 p.

Wie Allergien und Unverträglichkeiten entstehen

Bischoff, S. C., Barbara, G., Buurman, W., Ockhuizen, T., Schulzke, J.-D., Serino, M., ... Wells, J. M. (2014). Intestinal permeability--a new target for disease prevention and therapy. BMC Gastroenterology, 14, 189. http://doi.org/10.1186/s12876-014-0189-7

David Gulbransen, B., Tellez, G., MacNaughton, W., Clarke, G., Kelly, J. R., Kennedy, P. J., ... Hyland, N. P.

(2015). Breaking down the barriers: the gut microbiome, intestinal permeability and stress-related psychiatric disorders, 9. http://doi.org/10.3389/fncel.2015.00392

Doherty, M. (1981). Gluten-induced mucosal changes in subjects without overt small-bowel disease. The Lancet, 317(8219), 517–520. http://doi.org/10.1016/S0140-6736(81)92860-9

Drago S, Asmar R El, Pierro M Di, Clemente MG, Sapone ATA, Thakar M, et al. Gliadin, zonulin and gut permeability: Effects on celiac and non-celiac intestinal mucosa and intestinal cell lines. Informa UK Ltd UK; 2009 Aug 26 [cited 2015 Apr 14]; Available from: http://informahealthcare.com/doi/abs/10.1080/00365520500235334

Drago, S., Asmar, R. El, Pierro, M. Di, Clemente, M. G., Sapone, A. T. A., Thakar, M., … Fasano, A. (2009). Gliadin, zonulin and gut permeability: Effects on celiac and non-celiac intestinal mucosa and intestinal cell lines. Retrieved from http://informahealthcare.com/doi/abs/10.1080/00365520500235334

Fasano A. Intestinal permeability and its regulation by zonulin: diagnostic and therapeutic implications. Clin Gastroenterol Hepatol. United States; 2012 Oct;10(10): 1096–100.

Freed, D. L. (1999). Do dietary lectins cause disease? BMJ (Clinical Research Ed.), 318(7190), 1023–4. Retrieved from http://www.pubmedcentral.nih.gov/articlerender.fcgi?artid=1115436&tool=pmcentrez&rendertype=abstract

Keshavarzian, A., Holmes, E. W., Patel, M., Iber, F.,

Fields, J. Z., & Pethkar, S. (1999). Leaky gut in alcoholic cirrhosis: a possible mechanism for alcohol-induced liver damage. The American Journal of Gastroenterology, 94(1), 200–7. http://doi.org/10.1111/j.1572-0241.1999.00797.x

Kirkamm R, Martin M. Spezielle Labordiagnostik in der naturheilkundlichen Praxis. 1. Auflage. München: Elsevier GmbH; 2014.

Leclercq, S., Matamoros, S., Cani, P. D., Neyrinck, A. M., Jamar, F., Stärkel, P., ... Delzenne, N. M. (2014). Intestinal permeability, gut-bacterial dysbiosis, and behavioral markers of alcohol-dependence severity. Proceedings of the National Academy of Sciences of the United States of America, 111(42), E4485-93. http://doi.org/10.1073/pnas. 1415174111

Li, X., Kan, E. M., Lu, J., Cao, Y., Wong, R. K., Keshavarzian, A., & Wilder-Smith, C. H. (2013). Combat-training increases intestinal permeability, immune activation and gastrointestinal symptoms in soldiers. Alimentary Pharmacology & Therapeutics, 37(8), 799–809. http://doi.org/ 10.1111/apt.12269

Purohit, V., Bode, J. C., Bode, C., Brenner, D. A., Choudhry, M. A., Hamilton, F., ... Turner, J. R. (2008). Alcohol, intestinal bacterial growth, intestinal permeability to endotoxin, and medical consequences: Summary of a symposium. Alcohol, 42(5), 349–361. http://doi.org/ 10.1016/j.alcohol.2008.03.131

Raßdorfer RD med. Intestinale Permeabilität (LEAKY GUT) [Internet]. München; 2006 [cited 2016 Sep 20]. Available from: http://www.labor-muenchen-zentrum.de/

fileadmin/user_upload/Spezielle_Chemie/05-IntestinPermeb_0602.pdf

Reckel J., Bauer W. Darm krank – alles krank, Hilfe mit ganzheitlicher Therapie, 1. Auflage. Wien: Verlagshaus der Ärzte, 2016

Smecuol, E., Bai, J. C., Sugai, E., Vazquez, H., Niveloni, S., Pedreira, S., ... Meddings, J. (2001). Acute gastrointestinal permeability responses to different non-steroidal anti-inflammatory drugs. Gut, 49(5), 650–5. Retrieved from http://www.pubmedcentral.nih.gov/articlerender.fcgi?artid=1728510&tool=pmcentrez&rendertype=abstract

University of Rochester Medical Center. Major shift in understanding how eczema develops. [Internet]. Major shift in understanding how eczema develops. 2010 [cited 2015 Feb 20]. Available from: www.sciencedaily.com/releases/2010/12/101217145920.htm

Ying, W., Jing, T., Bing, C., Baifang, W., Dai, Z., & Bingyuan, W. (2014). Effects of alcohol on intestinal epithelial barrier permeability and expression of tight junction-associated proteins. Molecular Medicine Reports. http://doi.org/10.3892/mmr.2014.2126

Ziegler, J.U., Steiner, D., C.F.H., L., Würschum, T., R.M., S., & Carle, R. (2016). Wheat and the irritable bowel syndrome – FODMAP levels of modern and ancient species and their retention during bread making. Journal of Functional Foods, 25, 257–266. http://doi.org/10.1016/j.jff.2016.05.019.

Die häufigsten Allergien und Unverträglichkeiten

Zöliakie

Elli, L., Branchi, F., Tomba, C., Villalta, D., Norsa, L., Ferretti, F., ... Bardella, M. T. (2015). Diagnosis of gluten related disorders: Celiac disease, wheat allergy and non-celiac gluten sensitivity. World Journal of Gastroenterology, 21(23), 7110–9. https://doi.org/10.3748/wjg.v21.i23.7110

Hallert, C., Grant, C., Grehn, S., Granno, C., Hulten, S., Midhagen, G., ... Valdimarsson, T. (2002). Evidence of poor vitamin status in coeliac patients on a gluten-free diet for 10 years. Alimentary Pharmacology and Therapeutics, 16(7), 1333–1339. https://doi.org/10.1046/j. 1365-2036.2002.01283.x

Holmes, G. K., Prior, P., Lane, M. R., Pope, D., & Allan, R. N. (1989). Malignancy in coeliac disease--effect of a gluten free diet. Gut, 30(3), 333–8. Retrieved from http://www.ncbi.nlm.nih.gov/pubmed/2707633

Lanzini, A., Lanzarotto, F., Villanacci, V., Mora, A., Bertolazzi, S., Turini, D., ... C., R. (2009). Complete recovery of intestinal mucosa occurs very rarely in adult coeliac patients despite adherence to gluten-free diet. Alimentary Pharmacology & Therapeutics, 29(12), 1299–1308. https://doi.org/10.1111/j.1365-2036.2009.03992.x

Rubio-Tapia, A., Rahim, M. W., See, J. A., Lahr, B. D., Wu, T.-T., & Murray, J. A. (2010). Mucosal Recovery and Mortality in Adults With Celiac Disease After Treatment With a Gluten-Free Diet. The American Journal of Gastroenterology, 105(6), 1412–1420. https://doi.org/10.1038/ajg.2010.10

Theethira, T. G., & Dennis, M. (2015). Celiac Disease and the Gluten-Free Diet: Consequences and Recommendations for Improvement. Digestive Diseases, 33(2), 175–182. https://doi.org/10.1159/000369504

Valente, F. X., Campos, T. do N., Moraes, L. F. de S., Hermsdorff, H. H. M., Cardoso, L. de M., Pinheiro-Sant'Ana, H. M., … Peluzio, M. do C. G. (2015). B vitamins related to homocysteine metabolism in adults celiac disease patients: a cross-sectional study. Nutrition Journal, 14(1), 110. https://doi.org/10.1186/s12937-015-0099-8

Nicht-Zöliakie-Glutensensitivität

Biesiekierski, J. R., Newnham, E. D., Irving, P. M., Barrett, J. S., Haines, M., Doecke, J. D., … Gibson, P. R. (2011). Gluten causes gastrointestinal symptoms in subjects without celiac disease: a double-blind randomized placebo-controlled trial. The American Journal of Gastroenterology, 106(3), 508–14; quiz 515. https://doi.org/10.1038/ajg. 2010.487

Bressan, P., & Kramer, P. (2016). Bread and other edible agents of mental disease. *Frontiers in Human Neuroscience*, *10*(130). https://doi.org/10.3389/fnhum. 2016.00130

Catassi C, Bai JC, Bonaz B, Bouma G, Calabro A, Carroccio A, et al. Non-Celiac Gluten sensitivity: the new frontier of gluten related disorders. Nutrients. Switzerland; 2013 Oct;5(10):3839–53.

Neuer Haupttäter - Weizen-Unverträglichkeit durch Zucker

möglich [Internet]. 2015 [cited 2016 Sep 13]. Available from: https://www.3sat.de/page/?source=/nano/medizin/160354/index.html

Zevallos, V. F., Raker, V., Tenzer, S., Jimenez-Calvente, C., Ashfaq-Khan, M., Rüssel, N., ... Schuppan, D. (2017). Nutritional Wheat Amylase-Trypsin Inhibitors Promote Intestinal Inflammation via Activation of Myeloid Cells. *Gastroenterology*, *152*(5), 1100–1113.e12. https://doi.org/10.1053/j.gastro.2016.12.006

Laktoseintoleranz

Deng Y, Misselwitz B, Dai N, Fox M. Lactose Intolerance in Adults: Biological Mechanism and Dietary Management. Nutrients [Internet]. Multidisciplinary Digital Publishing Institute; 2015 Sep 18 [cited 2016 Sep 13];7(9):8020–35. Available from: http://www.mdpi.com/2072-6643/7/9/5380/

Martin M. Allergo-Screen-Konzept - Diagnostische Möglichkeiten zur Abklärung von Nahrungsmittelunverträglichkeiten [Internet]. Mainz; Report No.: 0103. Available from: ganzimmun.de

Fruktosemalabsorption

Barrett JS, Gibson PR. Clinical Ramification of Malabsorption of Fructose and Other Short-Chain Carbohydrates. Pract Gastroenterol. 2007;53:51–65.

Sarah Ballantyne. Die Paläo-Therapie - Stoppen Sie Autoimmunerkrankungen. 1. Auflage. Riva; 2015.

Histaminintoleranz

Möllers, M. (2014). CVUA Karlsruhe | Überwachung gesundheitsschädlicher Histamingehalte in Thunfisch aus der Gastronomie. Retrieved July 29, 2017, from http://www.cvuas.de/pub/beitrag.asp?subid=2&Thema_ID=2&ID=2006&lang=DE&Pdf=No

Sattler, J., & Lorenz, W. (1990). Intestinal diamine oxidases and enteral-induced histaminosis: studies on three prognostic variables in an epidemiological model. *Journal of Neural Transmission. Supplementum*, *32*, 291–314. Retrieved from http://www.ncbi.nlm.nih.gov/pubmed/2128501

Shih, J. C., Chen, K., & Ridd, M. J. (1999). MONOAMINE OXIDASE: From Genes to Behavior. *Annual Review of Neuroscience*, *22*(1), 197–217. https://doi.org/10.1146/annurev.neuro.22.1.197

Gardner, D. M., Shulman, K. I., Walker, S. E., & Tailor, S. A. (1996). The making of a user friendly MAOI diet. *The Journal of Clinical Psychiatry*, *57*(3), 99–104. Retrieved from http://www.ncbi.nlm.nih.gov/pubmed/8617704

Burns, J. J., & Conney, A. H. (1965). Enzyme stimulation and inhibition in the metabolism of drugs. *Proceedings of the Royal Society of Medicine*, *58*(11 Part 2), 955–60. Retrieved from http://www.ncbi.nlm.nih.gov/pubmed/4159124

Reckel JD med., Bauer WM. Darm krank - alles krank. 1. Auflage. Wien: Verlagshaus der Ärzte; 2016.

Salicylatintoleranz

Referenzen

Anon. (2013). Gibt es einen Bluttest zur Diagnose von Salicylsäure-Intoleranz? | Samter-Trias. Retrieved July 29, 2017, from http://samter-trias.de/bluttest-diagnose-salicyl-saeure-intoleranz/

Baenkler, H.-W. (2008). Salicylatintoleranz - Pathophysiologie, klinisches Spektrum, Diagnostik und Therapie. *Deutsches Ärzteblatt*, *105*(8), 137–42. https://doi.org/10.3238/arztebl.2008.0137

Die Anti-Allergie-Diät

Cordain, L., & Eaton, S. (2005). Origins and evolution of the Western diet: health implications for the 21st century. *The American Journal* .... Retrieved from http://ajcn.nutrition.org/content/81/2/341.short

Cordain, L., Miller, J., & Eaton, S. (2000). Plant-animal subsistence ratios and macronutrient energy estimations in worldwide hunter-gatherer diets. *The American Journal* .... Retrieved from http://ajcn.nutrition.org/content/71/3/682.short

Kreuz, A., & Terberger, T. (2014). Von Hirsch und Hasel zu Kuh und Korn. *Archäologie in Deutschland*, *5*(Sonderheft 05/2014 "Vom Jäger und Sammler zum Bauern”), 87–97.

Price, W. (1940). Nutrition and Physical Degeneration. *Canadian Medical Association Journal*, *42*(2), 208. https://doi.org/10.2105/AJPH.29.12.1358

Stefansson, V. (1960). *The Fat of the Land (Enlarged*

Edition of Not by Bread Alone). New York. Retrieved from http://highsteaks.com/the-fat-of-the-land-not-by-bread-alone-vilhjalmur-stefansson.pdf

Ströhle, A., Wolters, M., & Hahn, A. (2009). [Human nutrition in the context of evolutionary medicine]. *Wiener Klinische Wochenschrift*, *121*(5–6), 173–87. https://doi.org/10.1007/s00508-009-1139-1

Gemüse

Kharrazian D. Why isn't my brain working? 1. Auflage. Carlsbad, CA: Elephant Press LP; 2013.

Kräuter und ihre Inhaltsstoffe - Ein Überblick [Internet]. kraeuter-buch.de. 2013 [cited 2016 Oct 5]. Available from: http://www.kraeuter-buch.de/magazin/kraeuter-und-ihre-inhaltsstoffe-ein-ueberblick-13.html

Plant Flavonoid In Celery And Green Peppers Found To Reduce Inflammatory Response In The Brain -- Science-Daily [Internet]. Available from: https://www.sciencedaily.com/releases/2008/05/080520094115.htm

Souza CS, Paulsen BS, Devalle S, Lima Costa S, Borges HL, Rehen SK. Commitment of human pluripotent stem cells to a neural lineage is induced by the pro-estrogenic flavonoid apigenin. Adv Regen Biol [Internet]. 2015 Dec 10 [cited 2016 Oct 5];2(0). Available from: http://www.regenerativebiology.net/index.php/arb/article/view/29244

Omega-3

Anderson, B. M., & Ma, D. W. L. (2009). Are all n-3 poly-unsaturated fatty acids created equal? Lipids in Health and

Disease, 8(1), 33. https://doi.org/10.1186/1476-511X-8-33

Brenna, J. T. (2002). Efficiency of conversion of alpha-linolenic acid to long chain n-3 fatty acids in man. Current Opinion in Clinical Nutrition and Metabolic Care, 5(2), 127–32. Retrieved from http://www.ncbi.nlm.nih.gov/pubmed/11844977

Dennis, E. A., & Norris, P. C. (2015). Eicosanoid storm in infection and inflammation. Nature Reviews Immunology, 15(8), 511–523. https://doi.org/10.1038/nri3859

DiNicolantonio, J. J., Niazi, A. K., McCarty, M. F., O'Keefe, J. H., Meier, P., & Lavie, C. J. (2014). Omega-3s and cardiovascular health. The Ochsner Journal, 14(3), 399–412. Retrieved from http://www.pubmedcentral.nih.gov/articlerender.fcgi?artid=4171799&tool=pmcentrez&rendertype=abstract

Gibson, R. A., Muhlhausler, B., & Makrides, M. (2011). Conversion of linoleic acid and alpha-linolenic acid to long-chain polyunsaturated fatty acids (LCPUFAs), with a focus on pregnancy, lactation and the first 2 years of life. Maternal & Child Nutrition, 7 Suppl 2, 17–26. https://doi.org/10.1111/j.1740-8709.2011.00299.x

Henn, J., & Ludwig, M. (2014). Klinische Relevanz eines optimierten Fettsäurestatus durch natürliches Fischöl- / Olivenölgemisch, 1–80.

Kellmann, R. M. (2014). The microbiome diet (1. Auflage). Boston: Da Capo Press.

Miles, E. A., & Calder, P. C. (2014). Omega-6 and omega-3 polyunsaturated fatty acids and allergic diseases in infancy and childhood. Current Pharmaceutical Design, 20(6), 946–53. Retrieved from http://www.ncbi.nlm.nih.gov/pubmed/23701554

Miyata, J., & Arita, M. (2015). Role of omega-3 fatty acids and their metabolites in asthma and allergic diseases. Allergology International, 64(1), 27–34. https://doi.org/10.1016/j.alit.2014.08.003

Peet, M., Brind, J., Ramchand, C. N., Shah, S., & Vankar, G. K. (2001). Two double-blind placebo-controlled pilot studies of eicosapentaenoic acid in the treatment of schizophrenia. Schizophrenia Research, 49(3), 243–51. Retrieved from http://www.ncbi.nlm.nih.gov/pubmed/11356585

Ramsden, C. E., Zamora, D., Leelarthaepin, B., Majchrzak-Hong, S. F., Faurot, K. R., Suchindran, C. M., ... Hibbeln, J. R. (2013). Use of dietary linoleic acid for secondary prevention of coronary heart disease and death: evaluation of recovered data from the Sydney Diet Heart Study and updated meta-analysis. BMJ (Clinical Research Ed.), 346, e8707. Retrieved from http://www.ncbi.nlm.nih.gov/pubmed/23386268

Salem, N., & Eggersdorfer, M. (2015). Is the world supply of omega-3 fatty acids adequate for optimal human nutrition? Current Opinion in Clinical Nutrition and Metabolic Care, 18(2), 147–54. https://doi.org/10.1097/MCO.0000000000000145

Simopoulos, A. (1999). Essential fatty acids in health and chronic disease. The American Journal of Clinical Nutrition. Retrieved from http://ajcn.nutrition.org/content/70/3/560s.short

Simopoulos, A. (2004). Omega-6/omega-3 essential fatty acid ratio and chronic diseases. Food Reviews International. Retrieved from http://www.tandfonline.com/

doi/abs/10.1081/FRI-120028831

Simopoulos, A. (2006). Evolutionary aspects of diet, the omega-6/omega-3 ratio and genetic variation: nutritional implications for chronic diseases. Biomedicine & Pharmacotherapy. Retrieved from http://www.sciencedirect.com/science/article/pii/S0753332206002435

Song, C., & Zhao, S. (2007). Omega-3 fatty acid eicosapentaenoic acid. A new treatment for psychiatric and neurodegenerative diseases: a review of clinical investigations. Expert Opinion on Investigational Drugs, 16(10), 1627–38. https://doi.org/10.1517/13543784.16.10.1627

Milchprodukte

Bressan, P., & Kramer, P. (2016). Bread and other edible agents of mental disease. Frontiers in Human Neuroscience, 10(130). https://doi.org/10.3389/fnhum.2016.00130

Deth, R., Clarke, A., Ni, J., & Trivedi, M. (2015). Clinical evaluation of glutathione concentrations after consumption of milk containing different subtypes of?-casein: results from a randomized, cross-over clinical trial. Nutrition Journal, 15(1), 82. https://doi.org/10.1186/s12937-016-0201-x

Dohan, F. C. (1988). Genetic hypothesis of idiopathic schizophrenia: its exorphin connection. *Schizophrenia Bulletin*, *14*(4), 489–94. Retrieved from http://www.ncbi.nlm.nih.gov/pubmed/2851166

Dohan, F. C., Harper, E. H., Clark, M. H., Rodrigue, R. B., & Zigas, V. (1984). Is schizophrenia rare if grain is rare? *Biological Psychiatry*, *19*(3), 385–99. Retrieved from http://www.ncbi.nlm.nih.gov/pubmed/6609726

Kresser, C. (2011). Dairy: food of the Gods or neolithic agent of disease? Retrieved June 30, 2017, from https://chriskresser.com/dairy-food-of-the-gods-or-neolithic-agent-of-disease/

Loss, G., Apprich, S., Waser, M., Kneifel, W., Genuneit, J., Büchele, G., ... GABRIELA study group. (2011). The protective effect of farm milk consumption on childhood asthma and atopy: The GABRIELA study. Journal of Allergy and Clinical Immunology, 128(4), 766–773.e4. https://doi.org/10.1016/j.jaci.2011.07.048

Miller, J. D. (2014). An evolutionary perspective on intestinal lymphatic fat absorption, the industrialization of food, and allergy. Annals of Allergy, Asthma & Immunology, 113(4), 339–342. https://doi.org/10.1016/j.anai.2014.07.026

Miller, J. D., Sasieni, P., Toit, G. du, Syed, H., Lack, G., & Eckhardt, E. (2013). Absence of homogenization might explain the benefits of raw cow's milk. The Journal of Allergy and Clinical Immunology, 131(3), 927. https://doi.org/10.1016/j.jaci.2012.11.042

Tulipan, J. (2016). Milch und Milchprodukte – machen sie krank oder sind sie gesund? | Julia Tulipan | Paleo Low Carb. Retrieved June 30, 2017, from https://paleolowcarb.de/milch-und-milchprodukte-machen-sie-krank-oder-sind-sie-gesund/

van Neerven, R. J. J., Knol, E. F., Heck, J. M. L., & Savelkoul, H. F. J. (2012). Which factors in raw cow's milk contribute to protection against allergies? Journal of Allergy and Clinical Immunology, 130(4), 853–858. https://

Referenzen

doi.org/10.1016/j.jaci.2012.06.050

Wadley, G., & Martin, A. (1993). The origins of agriculture: a biological perspective and a new hypothesis. *Australian Biologist*, *6*, 96–105. Retrieved from http://www.ranprieur.com/readings/origins.html

Fermente

Chilton, S., Burton, J., & Reid, G. (2015). Inclusion of Fermented Foods in Food Guides around the World. Nutrients, 7(1), 390–404. https://doi.org/10.3390/nu7010390

Grosu-Tudor, S. S., & Zamfir, M. (2013). Functional Properties of Lactic Acid Bacteria Isolated from Romanian Fermented Vegetables. Food Biotechnology, 27(3), 235–248. https://doi.org/10.1080/08905436.2013.811082

Lee, H., Yoon, H., Ji, Y., Kim, H., Park, H., Lee, J., ... Holzapfel, W. (2011). Functional properties of Lactobacillus strains isolated from kimchi. International Journal of Food Microbiology, 145(1), 155–161. https://doi.org/10.1016/j.ijfoodmicro.2010.12.003

Nair, M. R. B., Chouhan, D., Sen Gupta, S., & Chattopadhyay, S. (2016). Fermented Foods: Are They Tasty Medicines for Helicobacter pylori Associated Peptic Ulcer and Gastric Cancer? Frontiers in Microbiology, 7, 1148. https://doi.org/10.3389/fmicb.2016.01148

Omolara, B. O. (2011). Cyanide Content of Commercial Gari from Different Areas of Ekiti State, Nigeria. Journal of Natural Sciences Research (Vol. 4). International Institute for Science, Technology and Education (IISTE). Retrieved from http://www.iiste.org/Journals/index.php/JNSR/article/

view/17666

Sanders, M. E., Guarner, F., Guerrant, R., Holt, P. R., Quigley, E. M., Sartor, R. B., ... Mayer, E. A. (2013). An update on the use and investigation of probiotics in health and disease. Gut, 62(5), 787–796. https://doi.org/10.1136/gutjnl-2012-302504

Tamang, J. P., Shin, D.-H., Jung, S.-J., & Chae, S.-W. (2016). Functional Properties of Microorganisms in Fermented Foods. Frontiers in Microbiology, 7, 578. https://doi.org/10.3389/fmicb.2016.00578

Zusatz- und Konservierungsstoffe

Campbell-McBride, N. D. (2010). *GAPS - Gut and Psychology Syndrome* (2. Auflage). Amersham, Buckinghamshire.

Runow K-D. Der Darm denkt mit. 1. Auflage. Südwest Verlag, editor. München: Random House GmbH; 2011. 89 p.

Prof. Dr. Nolting, S. (1995). *Mykosen des Verdauungstraktes* (2. Auflage). Hamburg: medizinisch-wissenschaftlicher Mediendienst Dr. Bernd Guzek.

Ursinus, L. (n.d.). Heilpraktiker Hamburg» Neurodermitis» Naturheilzentrum Alstertal. Retrieved July 31, 2017, from http://www.naturheilzentrum-alstertal.de/informationen/neurodermitis/

Fasten

Dorff, T. B., Groshen, S., Garcia, A., Shah, M., Tsao-Wei, D., Pham, H., ... Quinn, D. I. (2016). Safety and feasibility of fasting in combination with platinum-based chemotherapy. BMC Cancer, 16, 360. https://doi.org/10.1186/s12885-016-2370-6

Françoise Wilhelmi de Toledo (2006), Buchinger-Heilfasten: ein Erlebnis für Körper und Geist, Trias Verlag

Hussin NM, Shahar S, Teng NI, Ngah WZ, Das SK. Efficacy of fasting and calorie restriction (FCR) on mood and depression among ageing men. J Nutr Health Aging. 2013;17(8):674-80. doi: 10.1007/s12603-013-0344-9. PubMed PMID: 24097021.

Longo, V. D., & Mattson, M. P. (2014). Fasting: molecular mechanisms and clinical applications. Cell Metabolism, 19(2), 181–92. https://doi.org/10.1016/j.cmet.2013.12.008

Lützner, H. (2009), Fasten- und Ernährungstherapie: 40 Jahre Erfahrung, Books on Demand, Lützner.

Mariño, G., Niso-Santano, M., Baehrecke, E. H., & Kroemer, G. (2014). Self-consumption: the interplay of autophagy and apoptosis. Nature Reviews. Molecular Cell Biology, 15(2), 81–94. https://doi.org/10.1038/nrm3735

Safdie, F. M., Dorff, T., Quinn, D., Fontana, L., Wei, M., Lee, C., ... Longo, V. D. (2009). Fasting and cancer treatment in humans: A case series report. Aging, 1(12), 988–1007. https://doi.org/10.18632/aging.100114

Shibutani, S. T., & Yoshimori, T. (2014). A current perspective of autophagosome biogenesis. Cell Research, 24(1), 58–68. https://doi.org/10.1038/cr.2013.159

FODMAP-Ernährung

Gibson PR, Shepherd SJ. Evidence-based dietary management of functional gastrointestinal symptoms: The FODMAP approach. J Gastroenterol Hepatol [Internet]. 2010 Feb [cited 2015 Feb 9];25(2):252–8. Available from: http://www.ncbi.nlm.nih.gov/pubmed/20136989

Psychosomatik

Kneipp, S. (1889). *So sollt ihr leben*. Wörishofen. Retrieved from https://www.kneipp.com/fileadmin/PDF/So-sollt-ihr-leben_Sebastian-Kneipp.pdf

Dröge, A. (2014). Psychosomatik (5): Allergien aus psychosomatischer Sicht | Sein.de. Retrieved July 18, 2017, from https://www.sein.de/psychosomatik-5-allergien-aus-psychosomatischer-sicht/

Rudolph, I. (2013). *Ich will ja loslassen, doch woran halte ich mich dann fest?* Arkana.

Depner, D. med. M. (n.d.). Abwehrmechanismen / Psychoanalyse. Retrieved July 18, 2017, from http://www.seele-und-gesundheit.de/psycho/abwehrmechanismus.html#proj

Dröge, A. (2014). Psychosomatik (5): Allergien aus psychosomatischer Sicht | Sein.de. Retrieved July 18, 2017, from https://www.sein.de/psychosomatik-5-allergien-aus-psychosomatischer-sicht/

Yoga

Kiecolt-Glaser, J. K., Christian, L., Preston, H., Houts, C. R., Malarkey, W. B., Emery, C. F., & Glaser, R. (2010). Stress, inflammation, and yoga practice. *Psychosomatic*

Medicine, 72(2), 113–21. https://doi.org/10.1097/PSY. 0b013e3181cb9377

Thirthalli, J., Naveen, G. H., Rao, M. G., Varambally, S., Christopher, R., & Gangadhar, B. N. (2013). Cortisol and antidepressant effects of yoga. *Indian Journal of Psychiatry*, 55(Suppl 3), S405-8. https://doi.org/ 10.4103/0019-5545.116315

Duan-Porter, W., Coeytaux, R. R., McDuffie, J., Goode, A., Sharma, P., Mennella, H., ... Williams, J. W. (2015). Evidence Map of Yoga for Depression, Anxiety and Post-traumatic Stress Disorder. *Journal of Physical Activity & Health*. https://doi.org/10.1123/jpah.2015-0027

Gard, T., Noggle, J. J., Park, C. L., Vago, D. R., & Wilson, A. (2014). Potential self-regulatory mechanisms of yoga for psychological health. *Frontiers in Human Neuroscience*, 8, 770. https://doi.org/10.3389/fnhum.2014.00770

Naturerlebnisse

Bernjus, A. (n.d.). Shinrin-yoku - Waldbaden im Taunus - Shinrin-yoku Waldbaden. Retrieved July 19, 2017, from https://www.waldbaden.com/waldbaden/

Li, Q. (2010). Effect of forest bathing trips on human immune function. *Environmental Health and Preventive Medicine*, 15(1), 9–17. https://doi.org/10.1007/ s12199-008-0068-3

Li, Q., Morimoto, K., Nakadai, A., Inagaki, H., Katsumata, M., Shimizu, T., ... Kawada, T. (2007). Forest Bathing Enhances Human Natural Killer Activity and Expression of Anti-Cancer Proteins. *International Journal of Immunopathology and Pharmacology*, 20(2_suppl), 3–8. https://

doi.org/10.1177/03946320070200S202

Bewegung

Cooney, G. M., Dwan, K., Greig, C. A., Lawlor, D. A., Rimer, J., Waugh, F. R., ... Mead, G. E. (2013). Exercise for depression. *The Cochrane Database of Systematic Reviews*, (9), CD004366. https://doi.org/10.1002/14651858.CD004366.pub6

Medizin aus der Natur für ein gesundes Immunsystem

Mikronährstoff-Therapie

Bone, K., & Mills, S. (2013). Principles and Practice of Phytotherapy: Modern Herbal Medicine. Elsevier Health Sciences. Retrieved from https://books.google.com/books?id=Ca3QAQAAQBAJ&pgis=1

Capozzi, V., Russo, P., Ladero, V., Fernández, M., Fiocco, D., Alvarez, M. A., ... Spano, G. (2012). Biogenic Amines Degradation by Lactobacillus plantarum: Toward a Potential Application in Wine. Frontiers in Microbiology, 3, 122. https://doi.org/10.3389/fmicb.2012.00122

Deepika Priyadarshani, W. M., & Rakshit, S. K. (2011). Screening selected strains of probiotic lactic acid bacteria for their ability to produce biogenic amines (histamine and tyramine). International Journal of Food Science & Technology, 46(10), 2062–2069. https://doi.org/10.1111/j.1365-2621.2011.02717.x

Dr. Schmidbauer (Hrsg.) C. (2015). Mikronährstoffcoach - das große Biogena-Kompendium der Mikronährstoffe. 1.

Referenzen

Auflage. Wien: Biogena Naturprodukte GmbH & Co. KG.

McFarland, L. V. (2010). Systematic review and meta-analysis of Saccharomyces boulardii in adult patients. World Journal of Gastroenterology, 16(18), 2202–22. Retrieved from http://www.ncbi.nlm.nih.gov/pubmed/20458757

Oksaharju, A., Kankainen, M., Kekkonen, R. A., Lindstedt, K. A., Kovanen, P. T., Korpela, R., & Miettinen, M. (2011). Probiotic Lactobacillus rhamnosus downregulates FCER1 and HRH4 expression in human mast cells. World Journal of Gastroenterology, 17(6), 750–9. https://doi.org/10.3748/wjg.v17.i6.750

Thomas, C. M., Hong, T., van Pijkeren, J. P., Hemarajata, P., Trinh, D. V, Hu, W., ... Versalovic, J. (2012). Histamine derived from probiotic Lactobacillus reuteri suppresses TNF via modulation of PKA and ERK signaling. PloS One, 7(2), e31951. https://doi.org/10.1371/journal.pone.0031951

West, N. P., Pyne, D. B., Cripps, A. W., Christophersen, C. T., Conlon, M. A., & Fricker, P. A. (2012). Gut Balance, a synbiotic supplement, increases fecal Lactobacillus paracasei but has little effect on immunity in healthy physically active individuals. Gut Microbes, 3(3), 221–7. https://doi.org/10.4161/gmic.19579

Tees

Bode, A. M., & Dong, Z. (2011). *The Amazing and Mighty Ginger*. *Herbal Medicine:*

Chandrashekhar, V. M., Halagali, K. S., Nidavani, R. B., Shalavadi, M. H., Biradar, B. S., Biswas, D., & Muchchandi, I. S. (2011). Anti-allergic activity of German chamomile (Matricaria recutita L.) in mast cell mediated allergy model. *Journal of Ethnopharmacology*, *137*(1), 336–340. https://doi.org/10.1016/j.jep.2011.05.029

Maltsev I. (2011). Heilende Kräuter und Tees. Köln: Anaconda Verlag GmbH.

Biomolecular and Clinical Aspects. CRC Press/Taylor & Francis. Retrieved from http://www.ncbi.nlm.nih.gov/pubmed/22593941

Yasmine Ykelenstam. (2012). Anti-inflammatory Holy Basil as effective as H2 blocker zantac | THE LOW HIST-AMINE CHEF. Retrieved September 20, 2016, from http://thelowhistaminechef.com/holy-basil-the-anti-inflammatory-anti-histamine-superstar/

Ätherische Öle

Cappello, G., Spezzaferro, M., Grossi, L., Manzoli, L., & Marzio, L. (2007). Peppermint oil (Mintoil) in the treatment of irritable bowel syndrome: a prospective double blind placebo-controlled randomized trial. *Digestive and Liver Disease: Official Journal of the Italian Society of Gastroenterology and the Italian Association for the Study of the Liver*, *39*(6), 530–6. https://doi.org/10.1016/j.dld.2007.02.006

Göbel, H., Heinze, A., Heinze-Kuhn, K., Göbel, A., & Göbel, C. (2016). Oleum menthae piperitae (Pfefferminzöl) in der Akuttherapie des Kopfschmerzes vom Spannungstyp. *Der Schmerz*, *30*(3), 295–310. https://doi.org/10.1007/s00482-016-0109-6

Referenzen

Göbel, H., Schmidt, G., Dworschak, M., Stolze, H., & Heuss, D. (1995). Essential plant oils and headache mechanisms. *Phytomedicine: International Journal of Phytotherapy and Phytopharmacology*, 2(2), 93–102. https://doi.org/10.1016/S0944-7113(11)80053-X

Hawrelak, J. A., Cattley, T., & Myers, S. P. (2009). Essential oils in the treatment of intestinal dysbiosis: A preliminary in vitro study. *Alternative Medicine Review: A Journal of Clinical Therapeutic*, 14(4), 380–4. Retrieved from http://www.ncbi.nlm.nih.gov/pubmed/20030464

Kalemba, D., & Kunicka, A. (2003). Antibacterial and antifungal properties of essential oils. *Current Medicinal Chemistry*, 10(10), 813–29. Retrieved from http://www.ncbi.nlm.nih.gov/pubmed/12678685

Kettenring, Maria M. (2015). Hausapotheke Ätherische Öle - schnelle Hilfe für jeden Tag, Oy-Mittenberg: Joy Verlag.

Kligler, B., & Chaudhary, S. (2007). Peppermint oil. *American Family Physician*, 75(7), 1027–30. Retrieved from http://www.aafp.org/afp/2007/0401/p1027.html

Laird, K., Armitage, D., & Phillips, C. (2012). Reduction of surface contamination and biofilms of Enterococcus sp. and Staphylococcus aureus using a citrus-based vapour. *The Journal of Hospital Infection*, 80(1), 61–6. https://doi.org/10.1016/j.jhin.2011.04.008

Luqman, S., Dwivedi, G. R., Darokar, M. P., Kalra, A., & Khanuja, S. P. S. (n.d.). Potential of rosemary oil to be used in drug-resistant infections. *Alternative Therapies in Health and Medicine*, 13(5), 54–9. Retrieved from http://www.ncbi.nlm.nih.gov/pubmed/17900043

Lytle, J., Mwatha, C., & Davis, K. K. (2014). Effect of lavender aromatherapy on vital signs and perceived quality of sleep in the intermediate care unit: a pilot study. *American Journal of Critical Care: An Official Publication, American Association of Critical-Care Nurses*, *23*(1), 24–9. https://doi.org/10.4037/ajcc2014958

Miraj, S., & Alesaeidi, S. (2016). A systematic review study of therapeutic effects of Matricaria recuitta chamomile (chamomile). *Electronic Physician*, *8*(9), 3024–3031. https://doi.org/10.19082/3024

Sienkiewicz, M., Łysakowska, M., Pastuszka, M., Bienias, W., & Kowalczyk, E. (2013). The potential of use basil and rosemary essential oils as effective antibacterial agents. *Molecules (Basel, Switzerland)*, *18*(8), 9334–51. https://doi.org/10.3390/molecules18089334

Toda, M., & Morimoto, K. (2008). Effect of lavender aroma on salivary endocrinological stress markers. *Archives of Oral Biology*, *53*(10), 964–968. https://doi.org/10.1016/j.archoralbio.2008.04.002

Wollner, F., & Wollner, I. (2010). *Der neue Duftführer*. Oy-Mittenberg: Primavera.

Bildnachweise

110417841 - Healthy small intestine and stomach, bright anatomy illustration, white background - © reineg
104942645 - Intestinal villi and microvilli detailed anatomy on a white background - © reineg
134515245 - Kale sweet potato chicken stew - © nata_vku-sidey
100876966 - Milch Eis verschiedene Sorten - © fredograf
70766429 - Homemade bread - © airborne77
118603620 - Bunter Frühstückstisch mit Käseröllchen und weiterer reichlicher Auswahl vor blauem Himmel - Outside served colorful breakfast with a large selection of food and a cup of cappuccino - © kab-vision
100041811 - Top view of breakfast - © exclusive-design
94463893 - Laboratory research - © lily
95958902 - Sauerkraut - © Daniel Vincek
62173863 - Coconut oil. - © Eskymaks
111493886 - Arbeiter in der Lebensmittelproduktion an einer Maschine // workers in the food production on a machine - © industrieblick
91361370 - cave paintings of primitive man - © zatvornik-nik
100335039 - Eggs on wooden background - © motorolka
95881865 - steak on slate - © Pavlo Kucherov
115264493 - Fresh dorado fish on yellow plate with tomatoes on blue table. Top view, copy space. - © Laima
74930991 - nuts - © zb89v
116345719 - bowl of juicy ripe summer berries - © tashka2000
116660734 - Carrots with herbs on wooden table - © Africa Studio
92921842 - So much pain - © koszivu
86913208 - Mother holding a baby bottle with breast milk for breastfeeding at foreground, mothers breast milk is the most healthy food for newborn baby - © petunyia

116652457 - Bowl of fresh fruit. Healthy breakfast. - © adrian_am13
76702078 - Sourdough starter - © arinahabich
84475280 - Group Of Friends Enjoying Drink At Outdoor Rooftop Bar - © Monkey Business
77967351 - Paleo diet products - © Mara Zemgaliete
115807731 - vaccine drogs and injection - © georgeoprea9
42477007 - Räucherfisch im Räucherofen. - © Rico K.
108549998 - Regentonne im Garten - © schulzie
113669439 - Beautiful woman shopping in supermarket - © nd3000
48945999 - Bergkäse - © HLPhoto
77893397 - Getreide Körner - © photocrew
61598582 - Arzt tropft Allergietest Pricktest auf Unterarm - © Gerhard Seybert
105823730 - Spring table setting with rosemary and yellow napkin - © anaumenko
91361370 - cave paintings of primitive man - © zatvornik-nik

Verbleibende Bilder - © Nadja Polzin

Allergiefrei!

Weitere Bücher

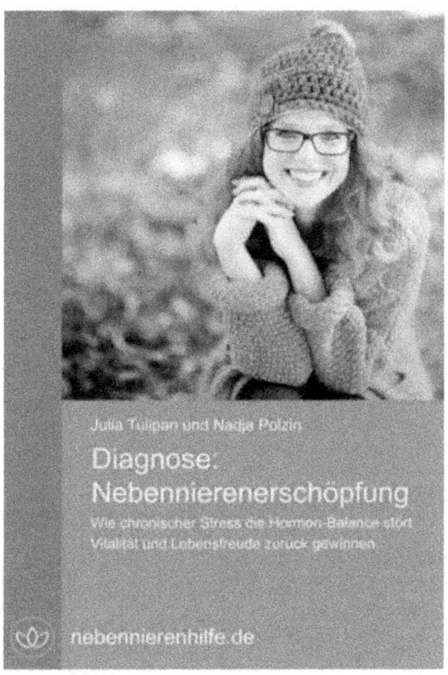

Julia Tulipan und Nadja Polzin

Diagnose: Nebennierenerschöpfung
Wie chronischer Stress die Hormon-Balance stört
Vitalität und Lebensfreude zurück gewinnen

ISBN: 9-781540-439383

Weitere Informationen auf www.nebennierenhilfe.de